Ping Liong Tjoa

Grundlagen des Taijiquan und des daoistischen Qigong

2. Auflage 2010
Verlag der IIDA (International IDOGO Association)

Idee und Konzeption: Ping Liong Tjoa
Text und Zeichnungen: Mathias Nölting

Die Übungsanweisungen und Ratschläge in diesem Buch sind vom Autor selbst in über dreizig Jahren Unterrichtspraxis entwickelt und geprüft worden. Dennoch kann eine Garantie nicht übernommen werden. Eine Haftung des Autors oder des Verlags für Personen-, Sach- und Vermögensschäden ist ausgeschlossen.
Dieses Buch ist keine Anleitung zur Selbstbehandlung von Krankheiten oder Leiden. Es wird ausdrücklich darauf hingewiesen, dass in diesem Buch enthaltene Ratschläge keine ärztliche Behandlung ersetzen können.

Ping Liong Tjoa

Grundlagen des Taijiquan und des daoistischen Qigong

氣

Eine Synthese von östlich-energetischer und westlich-anatomischer Betrachtungsweise des menschlichen Körpers

IDOGO Verlag – Verlag der IIDA
(International IDOGO Association)

Inhaltsverzeichnis

Danksagung

Mein Dank gilt an erster Stelle meinem ehemaligen Lehrer Chu King-Hung.

Master Chu ist der dritte und letzte Meisterschüler von Großmeister Yang Sau Chung, dem die geheimen Lehren des Yang-Stils lückenlos weitergegeben wurden. Es war ein unbeschreibliches Glück für mich, als sein Schüler von diesem Wissensschatz profitieren zu dürfen. Ohne seinen Unterricht und seine geduldige Hilfestellung wäre es mir weder gelungen, mein Verständnis der chinesischen Bewegungskünste Taijiquan und Qigong so zu vertiefen, noch hätte meine eigene Qi-Entwicklung solche Fortschritte gemacht, wie es der Fall ist.

Dank schulde ich aber nicht nur meinem Lehrer, sondern auch meinen vielen Schülern, die mich durch Fleiß, Wissensdurst und Hingabe immer wieder gezwungen haben, mein Verständnis des Qigong zu überprüfen und meine Kenntnisse zu erweitern.

Auch dieses Buch wäre nicht möglich gewesen ohne die Mitarbeit eines meiner Schüler. Ich befasse mich schon seit Jahren mit dem Gedanken, ein Buch zu schreiben, die Ausführung scheiterte aber jedesmal an meinen „literarischen Fähigkeiten“ und den Unwegsamkeiten der deutschen Sprache. Bei der Durchsicht der Protokolle der Lehrerausbildung 1993/1994 stieß ich auf meinen „Co-Autor“. Mathias Nölting lernt seit 1988 bei mir und ist hauptberuflich Kunst- und Deutschlehrer. Er hat das Manuskript für dieses Buch geschrieben, die Zeichnungen erstellt und meine gesammelte Erfahrung, meine Ideen und Anweisungen in Wort und Bild umgesetzt.

Über den Autor

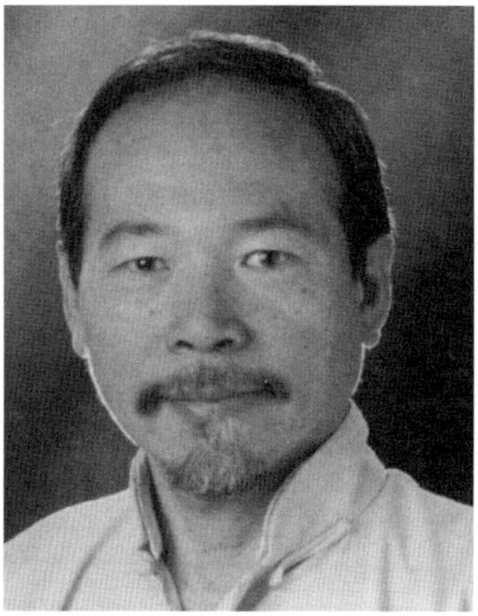

Ping Liong Tjoa wurde 1943 in Klaten (Mittel-Java/Indonesien) geboren. Im Alter von zwölf Jahren begann er, externes Gongfu zu erlernen. Als nach acht Jahren intensivem Training die Fortschritte in der Selbstverteidigung zu stagnieren begannen, beschäftigte er sich mit Taiji als Körperübungsform und Kampfkunst, um die innere Energie zu entwickeln und zu nutzen. Im Alter von 20 Jahren lernte er den Wu-Stil des Taijiquan und begegnete das erste Mal klassischen Qigong-Übungen. Später lernte er auch die Beijing-Form und die 108 Bewegungen der langen Yang-Form. In dieser Zeit stand für ihn beim täglichen Üben vor allem der Aspekt der Kampfkunst im Vordergrund.

Ping Liong Tjoa ist von seiner beruflichen Ausbildung her Maschinenbauingenieur, arbeitete jedoch vor allem im Informatikbereich. Er siedelte mit seiner Familie 1966 aus beruflichen Gründen nach Deutschland über. Als Computerfachmann wurde er bei einer der größten Firmen im DV-Bereich in verschiedenen Projekten eingesetzt. Als ein Projekt zu scheitern drohte und drei Monate bis zu 18 Stunden am Tag an diesem Projekt gearbeitet wurde, litt er in der Folgezeit unter Schlaflosigkeit als Folgeerscheinung des beruflichen Stresses. Aufgrund seiner langjährigen Erfahrung mit asiatischen Bewegungskünsten probierte er verschiedene Entspannungstechniken wie Yoga, Meditation oder statisches Qigong aus, um den ruhelosen Geist wieder mit dem Körper in Einklang zu bringen. Was letztendlich half, war die Taiji-Form. Durch dieses Erlebnis wandelte sich die Bedeutung, die Taiji für Ping Liong Tjoa gehabt hatte. Lag der Schwerpunkt seiner Übungspraxis bisher auf der Selbstverteidigung, rückten nun die Aspekte der Gesundheitspflege, der Stressbewältigung und der Harmonisierung der Persönlichkeit in den Vordergrund.

Die Entdeckung der Bedeutung, die Taiji und Qigong für die Verbesserung der Lebensqualität der Menschen in den westlichen Industriegesellschaften haben können, veranlassten ihn 1976, zum ersten Mal selber zu unterrichten, zuerst innerhalb der eigenen Firma für Kollegen und ein Jahr später aufgrund des großen Zuspruchs an der Volkshochschule.

1980, im Alter von 37 Jahren, traf er durch die Vermittlung von Frieder Anders in Frankfurt auf Master Chu King-Hung, der die International Taijiquan Association (ITCCA) in Europa leitet. Das Taiji und das Qigong, das Master Chu unterrichtete, hatte die Qualität, die Ping Liong Tjoa schon fast 20 Jahre vorher veranlasst hatte, Taiji zur Weiterentwicklung seiner Fähigkeiten in der Selbstverteidigung zu erlernen. Erst als Schüler von Master Chu lernte er die Prinzipien der Qi-Entwicklung und ihre Anwendbarkeit für Bewegung und Kampfkunst vollständig verstehen und übertrug diese Prinzipien auch auf andere, schon früher erlernte Formen des Qigong, z.B. auf die Acht Brokatübungen oder die 18 Taiji-Qigong.

Als Lehrbeauftragter der ITCCA gründete Ping Liong Tjoa 1981 seine erste Schule in Tübingen, der 1984 eine weitere Schule in Stuttgart folgte. 1990 entschloss sich Ping Liong Tjoa, seinen Beruf als Computerfachmann aufzugeben und hauptberuflich als Taiji- und Qigong-Lehrer zu arbeiten. Ping Liong Tjoa kann heute auf über 50 Jahre Übungspraxis in chinesischen Bewegungskünsten und 30 Jahre Unterrichtserfahrung zurückblicken. Seit 1994 werden auch Qigong-Ausbildungen speziell für therapeutisch arbeitende Berufsgruppen angeboten. Seine Schule befindet sich heute in Stuttgart-West in der Böheimstraße.

Anfang 1997 veröffentlichte Ping Liong Tjoa das „IDOGO-Übungssystem", zu dem auch spezielle Qigong-Übungen zählen. Dieses IDOGO-Übungssystem und das dazugehörende Übungsgerät – der IDOGO-Stab – wurden von Ping Liong Tjoa über zehn Jahre hinweg auf der Grundlage der Bewegungsprinzipien des weichen Aufbau-Qigongs, wie es in diesem Buch beschrieben wird, aus der Kombination von traditionellen Qigong-Übungsgeräten entwickelt. Gleichzeitig gründete Ping Liong Tjoa die IIDA (International IDOGO Association), in der die von ihm ausgebildeten und betreuten Qigong-Lehrer zusammengefasst sind.

Schüler von Ping Liong Tjoa leiten – vor allem im süddeutschen Raum – eigene Taiji- und Qigong-Schulen. Die Lehrbeauftragten dieser Schulen sind in Lehrerfortbildungsgruppen unter der Leitung von Herrn Tjoa organisiert, so dass ein gutes Unterrichtsniveau an diesen Schulen gewährleistet ist. Sollten Sie sich für Qigong- oder Taiji-Unterricht nach den in diesem Buch beschriebenen Prinzipien interessieren, geben wir Ihnen gerne Auskunft über Taiji- und Qigong-Schulen in der Nähe Ihres Wohnortes. Wenden Sie sich an:

Ping Liong Tjoa
Vicky-Baum-Weg 82
71116 Gärtringen
Tel: 07034/26034
Fax: 07034/20443

Vorwort

Der Beweggrund, dieses Buch zu schreiben, war vor allem der Umstand, dass es meines Wissens noch kein Buch über Qigong gibt, in dem exakte und eindeutige Bewegungskriterien zur Ausführung der beschriebenen Qigong-Übungen enthalten sind. Meistens werden allgemeine Anweisungen gegeben, wie z.B., dass die Bewegungen entspannt ausgeführt werden sollen; genaue Erklärungen, wie die Entspannung erreicht werden kann, welche Dynamik Körperhaltung und Bewegung enthalten müssen, habe ich in den seltensten Fällen gefunden.

Es ging mir in meiner eigenen Übungspraxis und bei meiner Unterrichtstätigkeit schon immer darum, Methoden und Wege herauszufinden, „wie es gemacht wird", wie das angestrebte Ziel der Qigong-Praxis, die Qi-Entwicklung, objektiv erarbeitet werden kann. Dabei habe ich die Erfahrung gemacht, dass allgemeine Anweisungen wie „Stehen Sie gerade" oder „Bewegen Sie sich entspannt" zwar geeignet sind, um subjektive Empfindungen von Aufgerichtetsein oder Entspannung hervorzurufen, nicht aber, um objektive Fortschritte bei der Fähigkeit, Qi zu entwickeln und zu nutzen, zu erreichen. Wenn Sie zehn Anfängern im Qigong sagen, sie sollen sich mit einer in sich geraden und senkrechten Wirbelsäule entspannt hinstellen, bekommen Sie fast ebenso viele unterschiedliche Ergebnisse. Der erste hält den Kopf etwas schief, fühlt sich aber gerade, der zweite hängt nach vorne oder lehnt nach hinten, der dritte schließlich lässt die Schultern so weit nach vorne hängen, dass er die gesamte Atmung blockiert, fühlt sich aber dabei vollkommen entspannt. Hier ist der erfahrene Lehrer gefragt, der seine Schüler korrigiert, unabhängig davon, ob der Schüler nach der Korrektur das Gefühl von Gerade-Stehen hat oder nicht. Der Schüler kann sich nun das Körpergefühl nach der Korrektur merken und versuchen, es in seiner täglichen Übungspraxis wiederzufinden. Es geht letztendlich um die Vermittlung von Haltungs- und Bewegungsprinzipien, die zwar anhand von bestimmten festgelegten Bewegungsfolgen geübt werden, die aber auch losgelöst von den Qigong-Übungen auf Alltagsbewegungen übertragbar sind.

Dieses Buch kann die persönliche Korrektur durch einen guten Lehrer nicht ersetzen, aber es kann die Prinzipien der Körperhaltung und Bewegung beschreiben, die letztendlich zur Steigerung der körpereigenen Vitalkräfte führen. Die Beschreibung dieser Prinzipien mag nicht nur für Menschen nützlich sein, die sich für Qigong und Taiji interessieren, aber noch nicht mit der in diesem Buch beschriebenen Methode vertraut sind; ich hoffe, dass auch meine eigenen Schüler entsprechenden Nutzen daraus ziehen. Seit über dreizig Jahren unterrichte ich nun nach der in diesem Buch beschriebenen Methode, indem ich die Prinzipien mündlich und praktisch vermittle. Die Erfahrung zeigt, dass sich das Verständnis der Schüler, sobald laufende Korrekturen fehlen, in vielen Fällen verselbständigt, da meine Anweisungen mit anderen Informationen vermischt werden. Somit soll dieses Buch auch für all diejenigen als Nachschlagewerk dienen, die bei mir oder einem meiner Lehrbeauftragten Unterricht genossen haben.

Das Buch ist in zwei Teile aufgeteilt. Der erste Teil beschäftigt sich mit den theoretischen Grundlagen des Qigong. Hier werden vor allem Bezüge zur chinesischen Kultur, ihrem traditionellen medizinischen System und ihrer Philosophie geklärt, sowie ein Überblick über verschiedene Arten und Auswirkungen von Qigong gegeben. Der erste Teil bezieht sich also nicht nur auf die Art von Qigong, die an meiner Schule unterrichtet wird.

Im zweiten Teil werden die Grundprinzipien der Übungspraxis beschrieben, wie sie speziell für unsere Schule gelten. Der zweite Teil erhebt im Gegensatz zum ersten nicht den Anspruch auf Allgemeingültigkeit. In ihm soll durch eine Synthese der östlich-energetischen und der westlich-anatomischen Betrachtungsweise ein Einblick in die anatomisch-strukturellen Voraussetzungen für den Energiefluss im Taiji und Qigong gegeben werden.

Der Schwerpunkt dieses Buches liegt auf der Statik der Körperhaltung. Zum Zeitpunkt der Überarbeitung dieses Buches – zehn Jahre nach seinem ersten Erscheinen – plane ich, einen weiteren Band folgen zu lassen, in dem die dynamische Entwicklung von Qi in der Bewegung beschrieben wird. In diesem Buch sollen grundlegende Prinzipien des Taijiquan wie die Yin-Yang-Dynamik, die Qi-Spiralen, die Zentrumsbewegung oder die Verwurzelung erklärt und an Übungsbeispielen veranschaulicht werden.

Gärtringen, im Februar 2009

Ping Liong TJOA

Teil 1: Allgemeine theoretische Grundlagen des Qigong

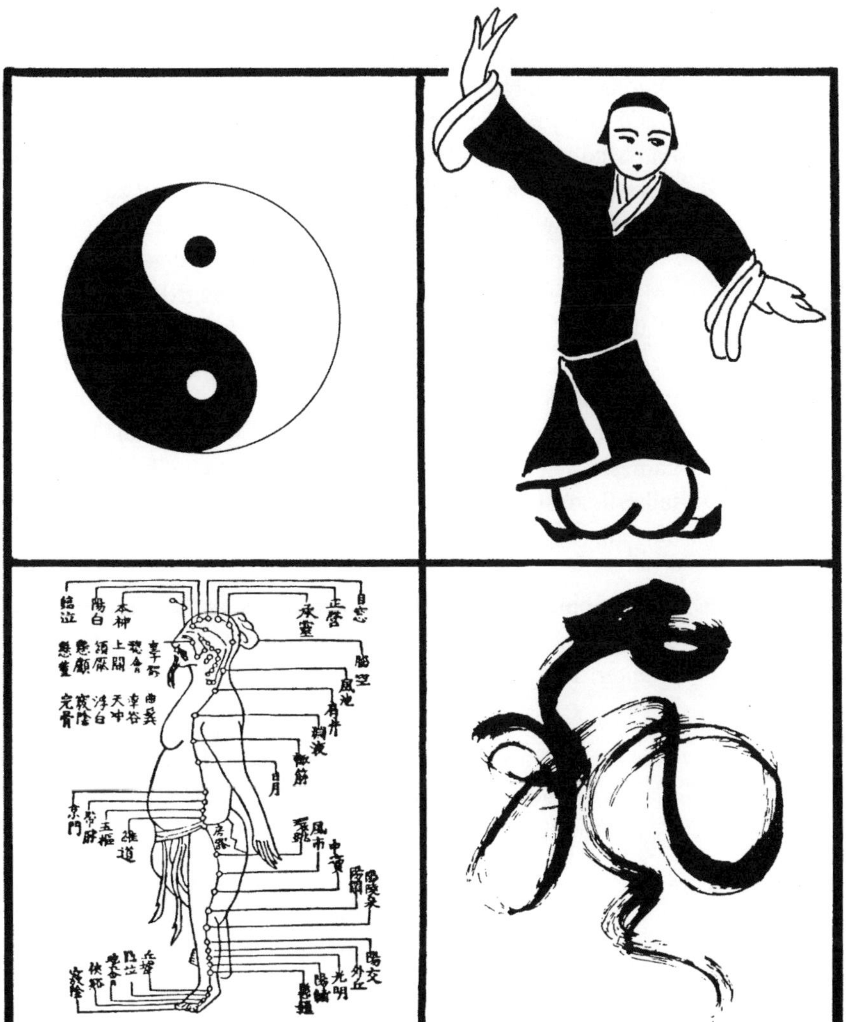

Einführung: Was ist Qigong?

Erläuterung des Begriffes Qigong

Der erste Teil dieses Buches beschäftigt sich mit den theoretischen Grundlagen des Qigong. Dabei soll zunächst von der Frage ausgegangen werden, wie man den Begriff Qigong hinsichtlich der Vielzahl an Bewegungsformen, die unter diesem Namen angeboten werden, definieren kann und welche Verbindungen zum chinesischen Kulturkreis, vor allem zu seiner Philosophie und seinem medizinischen System bestehen.

Durch die nähere Betrachtung der beiden Bestandteile des Begriffes Qigong gelingt es, seine Bedeutung zu verstehen.

„Qi" ist einer der zentralen Begriffe in der chinesischen Philosophie und Medizin. Er wird normalerweise mit Energie im Sinne von körpereigener Vitalkraft übersetzt, hat aber, wie noch zu zeigen sein wird, ein äußerst weites Spektrum von Anwendungs- und Bezugsmöglichkeiten.

„Gong" bedeutet gemeinhin die Tätigkeit des Übens, des Sich-Vervollkommnens und des Entwickelns. Der Begriff „Gong" kann auch mit „Fähigkeit" übersetzt werden, steht aber immer in Verbindung mit einer Zeitspanne; er bezeichnet die Zeitdauer, die zur Entwicklung der jeweiligen Fähigkeit notwendig ist, mit.

Unter Qigong versteht man also im weitesten Sinne Übungen aus dem chinesischen Kulturkreis, die darauf abzielen, Qi, die körpereigene Vitalkraft, zu stärken, und die dazu einer regelmäßigen Übungspraxis bedürfen.

Zum Aufbau des ersten Teiles

Um für einen westlich denkenden Menschen das theoretische Konzept des Qigong deutlich zu machen, müssen vor allem zwei Aspekte näher erläutert werden.

1. Was beinhaltet der für westliche, ans konkret Fassbare gewöhnte Ohren so schwammige Begriff des Qi, der körpereigenen Vitalkraft? Das erste Kapitel versucht, diesen Begriff näher zu erläutern.

2. Wie ist es möglich, Qi im Körper anzusammeln, indem man Bewegungsübungen durchführt? Dieser Frage geht das zweite Kapitel nach, indem es Zusammenhänge aufzeigt zwischen dem Qigong und dem Energiehaushalt des Menschen, wie ihn die Traditionelle Chinesische Medizin beschreibt.

Darauf aufbauend runden die weiteren Kapitel dieses ersten Teils die Darstellung eines allgemeingültigen Konzepts des Qigong ab, indem im dritten Kapitel Möglichkeiten zur Kategorisierung und Unterscheidung unterschiedlicher Qigong-Arten genannt werden, im vierten Kapitel dem Qigong zugeschriebene Heilwirkungen besprochen werden und im fünften Kapitel die geschichtliche Entwicklung des Qigong bis zum heutigen Stand in der westlichen Welt beschrieben wird.

Kapitel 6 beschreibt schließlich das von mir entwickelte IDOGO-Übungssystem als Weiterentwicklung des traditionellen Qigong und als Brücke zu westlichen Übungsformen. Das 6. Kapitel ist insofern auch eine Überleitung zum zweiten Teil, da dem IDOGO-Übungssystem die im zweiten Teil besprochenen Bewegungsprinzipien zugrunde liegen.

Kapitel 1: Was ist Qi?

Der Gebrauch des Begriffes Qi ist in der chinesischen Medizin und Philosophie breit gefächert. Dementsprechend vielfältig sind auch die Übersetzungen, die im westlichen Sprachraum anzutreffen sind. Qi wird benannt als Luft, Dunst, Gas, Äther, Atem, Wesen, Lebenskraft, lebensspendendes Prinzip oder meistens einfach als Energie.

Universalität des Begriffes Qi

Die primäre Schwierigkeit, den Begriff Qi zu verstehen, die sich für das westliche Denken stellt, liegt denn auch in seiner Universalität. Im weitesten Sinne verfügt alles, was man mit den Sinnen wahrnehmen kann, über ein gewisses Maß an Qi, d.h. über eine gewisse energetische Qualität. Jede Pflanze, jeder Mensch, jedes Lebewesen hat genauso „sein Qi" wie ein Raum oder eine Bewegung. Auch Gedanken und Gefühle haben ihr eigenes Qi, ebenso wie die universellen Bewegungen des Weltalls.

1.1 Qi als natürliche Energie

Um die Weitläufigkeit des Begriffes Qi besser erklären zu können, mag eine Parallele zur Physik hilfreich sein. Hier ist der Energieerhaltungssatz seit langem bekannt. Er besagt, dass Energie nie verlorengeht, sondern immer nur in andere Formen von Energie umgewandelt werden kann. So wird z.B. im Herd elektrische Energie in Wärmeenergie umgewandelt. Außerdem geht die Physik auch davon aus, dass Energie gespeichert werden kann. So erhält z.B. ein Stein, den man anhebt, Lageenergie, während eine Batterie eine Speicherform von elektrischer Energie ist.

Qi als umwandelnde Kraft

Die Beschreibung von Gesetzmäßigkeiten der Energie, wie sie im chinesischen Kulturkreis schon vor langer Zeit vorgenommen wurde, bezieht sich natürlich weniger auf „technische" Formen der Energie wie Elektrizität, sondern auf natürlich vorkommende Energiemuster in der Natur oder dem Menschen. Trotzdem gelten für diese Energiemuster ähnliche Regeln.

So ist Qi eine Kraft, die Umwandlungen in Gang setzt und sich dabei selbst von einer Form in eine andere umwandeln kann. Genauso kann auch Qi als energetisches Potential in entsprechenden Formen gespeichert werden. Um diese Funktionen wahrnehmen zu können, muss sich Qi innerhalb bestimmter Systeme und Strukturen bewegen und wirken können. Diese Systeme sind innerhalb der Natur zumeist in Form von Kreisläufen oder dynamischen Gleichgewichten organisiert. Qi braucht zwei Pole, zwischen denen eine gewisse Spannung herrscht und zwischen denen es fließen kann. Auch in einem Stromkreis kann sich die elektrische Energie erst bewegen, wenn erstens zwei Pole (+ und -) vorhanden sind und wenn zweitens der Kreislauf geschlossen ist.

Es ist für ein dynamisches Gleichgewichtssystem charakteristisch, dass zwei Pole existieren und dass innerhalb dieses Systems unentwegt Prozesse ablaufen, die zwar ein Schwanken des Systems in die eine oder andere Richtung nicht ausschließen, die aber grundsätzlich darum bemüht sind, das System im Gleichgewicht zu halten. Die treibende Kraft, die diese Prozesse in Gang hält, ist Qi.

Materielle und immaterielle Aspekte von Qi

Qi hat also einerseits einen sehr materiellen und sichtbaren Aspekt, weil es sich andauernd in konkreten Formen, Strukturen und Wirkungen manifestiert, und andererseits einen immateriellen, unsichtbaren Aspekt, weil es selbst als greifbare Form nicht existiert.

Auch hier ist eine Parallele zur modernen Physik interessant. Die Sonne ist für die Erde einer der größten Energielieferanten überhaupt. Die Physik hat nachgewiesen, dass Energieformen wie Licht oder elektromagnetische Strahlung je nach Versuchsanordnung als Teilchen, d.h. als ein auf kleinsten Raum beschränktes materielles Gebilde, oder als Welle, d.h. als immaterielles Schwingungsmuster, auftreten können. Man kann also in Grenzsituationen die übliche Unterscheidung zwischen körperhaft greifbar und energetisch ungreifbar nicht mehr aufrechterhalten. Materie kann sich in Energie umwandeln, und Energie kann sich in Materie manifestieren. Diesen Zusammenhang drückte Einstein in seiner Relativitätstheorie durch die Formel aus: $E = mc^2$. Energie ist demnach eine Art Schnittstelle zwischen Form (m = Masse) und Bewegung (c = Lichtgeschwindigkeit).

Qi als verbindende Kraft

Qi kann also beschrieben werden als Kraft, die vereint und verbindet und wirksam wird, wenn sich Materie in Energie umwandelt oder sich Energie materialisiert.

> Qi verbindet – ausgedrückt mit den Worten der Physik – räumlich begrenzte Materie mit einem unendlich fortsetzbaren, immateriellen Schwingungs- oder Bewegungsmuster.
>
> Qi verbindet – ausgedrückt mit den Worten der Medizin – eine körperliche Struktur mit ihrer Funktion.
>
> Qi verbindet – ausgedrückt mit den Worten der chinesischen Philosophie – Yin und Yang.

Yin und Yang sind allgemeine Bezeichnungen für die zwei Pole des dynamischen Gleichgewichtssystems, die durch Qi in eine Verbindung treten und erst so ein Ganzes ergeben.

Vielleicht liegt hier die Schwierigkeit, die dieses Konzept dem westlichen Denken bereitet. Das westliche Denken ist es gewohnt, in Schubladen zu denken und die darin abgelegten Begriffe fein säuberlich zu trennen. Der Unterschied zur asiatischen Sichtweise besteht nicht darin, dass der Osten keine unterschiedlichen Begriffe hätte, die er voneinander trennen würde. Der Unterschied besteht darin, dass die Chinesen erkannt haben, dass in der Natur die Wand, die zwei Kästchen trennt, das ist, was beide Kästchen gemeinsam haben. Es ist nur eine andere Sichtweise der Dinge, die den Zusammenhang und die gegenseitige Abhängigkeit von Dingen betont. Die zwei Pole Yin und Yang sind nicht unabhängig voneinander. Alleine können sie nicht existieren, erst wenn sie in Beziehung treten, können sie ihre Aufgaben wahrnehmen.

Dieser Zusammenhang zeigt sich auch in den chinesischen Bewegungskünsten. Wer eine Zeit lang Qigong oder Taiji geübt hat, wird feststellen, dass eine Bewegung, die nur Yang hat, genauso leer und unökonomisch ist wie eine Bewegung, die nur Yin hat. Selbst wenn Yin und Yang in einer Bewegung gleichzeitig auftauchen, ist dies noch keine Garantie für eine im Sinne der Bewegungskunst gelungene Bewegung; Yin und Yang müssen in einer bestimmten Beziehung zueinander stehen. Erst dadurch wird der Qi-Fluss ermöglicht, so dass für die Bewegung nutzbare Energie zur Verfügung steht. Das ist im Prinzip wie bei der Elektrizität. Auch hier nützen die stärksten Spannungspotentiale und die größten Batterien nichts, wenn man kein taugliches Kabel hat, durch das die Energie fließen kann.

Allgemeine Definition von Qi

Qi ist also allgemein formuliert eine Kraft, die verbindet und aktiviert und so Umwandlungsprozesse möglich macht, wobei die Ergebnisse dieser Umwandlungsprozesse als Manifestation des Qi betrachtet werden.

Deshalb spielt bei der Betrachtung des Menschen Qi überall dort eine hervorragende Rolle, wo es um Bewegung oder Umwandlungsprozesse geht. In der Traditionellen Chinesischen Medizin werden dem Qi fünf Hauptfunktionen zugewiesen[1]:

Funktionen des Qi im menschlichen Körper

Qi ist die Quelle aller Bewegung im Körper und begleitet jede Bewegung: Diese allgemeine Funktion beinhaltet Bewegung im weitesten Sinne. Bewegungen, die von Qi abhängen, sind sowohl physische Aktivitäten – als willentliche Aktionen (Gehen, Tanzen, Essen, Sprechen) oder unwillkürliche Körpervorgänge (Atmen, Herzschlag) – als auch geistige Tätigkeiten (Träumen, Denken, Emotionen) sowie die Steuerung von Lebensprozessen im Allgemeinen (Geburt, Altern, Reife, Tod). Qi ist dabei nicht als die Ursache dieser Bewegung zu verstehen, sondern als energetische Qualität der Bewegung. Somit ist Qi nicht von der Bewegung selbst und ihrer Manifestation trennbar. Qi ist für die Traditionelle Chinesische Medizin keine Metapher, sondern eine objektiv nachprüfbare Realität. Es gibt bestimmte Methoden, um die Stärke und den Fluss des Qi sowie dessen Disharmonien bei einem Menschen festzustellen. Die folgenden vier Punkte differenzieren die Aufgabe von Qi im menschlichen Körper.

Qi schützt den Körper: Qi wehrt pathologische Umwelteinflüsse ab (Wind, Kälte, usw.) und verhindert ihr Eindringen in den Körper. Ein gesundes Qi geht also einher mit einem gesunden Immunsystem.

Qi ist die Quelle harmonischer Transformationen: Die transformatorische Funktion des Qi ist dafür verantwortlich, dass aufgenommene Nahrung in körpereigene Substanzen umgewandelt wird (Blut, Tränen, Schweiß, Urin und in Qi selbst). In Begriffen der westlichen Medizin ausgedrückt ist ein frei fließendes Qi also Voraussetzung für einen gut funktionierenden Stoffwechsel.

Qi regelt die Bewahrung von Körpersubstanzen und Organen: Auch diese Funktion lässt sich dem Stoffwechsel zuordnen, wobei es hier nicht um den erzeugenden Aspekt geht, sondern um den kontrollierenden. Mit anderen Worten, Qi hält alles in Ordnung und verhindert übermäßige Aktivität im Körperhaushalt.

Qi wärmt den Körper: Das Aufrechterhalten der normalen Körpertemperatur im gesamten Körper hängt von der wärmenden Funktion des Qi ab.

Nachdem nun der Begriff „Qi" von unterschiedlichen Seiten beleuchtet wurde, kann man die Ergebnisse wie folgt zusammenfassen:

Definition von Qi für Qigong

Der Begriff Qi ist sehr weit gefasst und vielfach differenziert. Eine Definition von Qi, die zum Verständnis von Qigong hilfreich ist, umfasst folgende Aspekte:

- Qi ist das energetische Potential eines Menschen, das zur Aufrechterhaltung von Körperfunktionen und für Bewegungen aller Art genutzt wird und das dem Menschen zur Verfügung steht, um das dynamische Gleichgewichtssystem des Organismus in jeder Hinsicht zu regulieren und auszugleichen.
- Dieses energetische Potential ist nicht statisch. Ständig findet sowohl ein Energiefluss im Inneren als auch ein Energieaustausch mit der Außenwelt statt. Verbrauchte Energie wird abgegeben und neue, unverbrauchte wieder aufgenommen.
- Qi bewegt sich im menschlichen Körper innerhalb von bestimmten Strukturen, die einerseits zwei Pole aufweisen und andererseits als Kreislaufsystem organisiert sind. (Beide Bedingungen erfüllt das Meridiansystem, das im zweiten Kapitel beschrieben wird.)
- Dieses energetische Potential kann in bestimmten Formen im Körper gespeichert werden.

Somit erscheint der Begriff „Vitale Lebenskraft" für den Bereich der Medizin und den des Qigong als eine brauchbare Übersetzung.

1.2 Die Theorie von Yin und Yang

Yin und Yang als zwei Pole

Nachdem im ersten Abschnitt dieses Kapitels die unterschiedlichen Aspekte des chinesischen Energiebegriffes Qi untersucht wurden, soll in diesem zweiten Abschnitt ein Ausflug in die chinesische Philosophie unternommen werden, um die dialektische Logik, die der chinesischen Naturauffassung zugrunde liegt, zu beschreiben. Das daoistische Gedankengut des alten China bezeichnet mit den Begriffen Yin und Yang[2] die beiden Pole dieser Dialektik, welche Beziehungen, Veränderungen und Muster innerhalb natürlich ablaufender Prozesse zu beschreiben.

Die beiden Begriffe Yin und Yang bezeichnen von der ursprünglichen Bedeutung der chinesischen Schriftzeichen her nichts anderes als die Schatten- und die Sonnenseite einer Mauer oder eines Berges. Yin und Yang sind also zwei gegensätzliche Aspekte einer Einheit. Sie lassen sich nicht voneinander trennen, sondern hängen in ihrem Auftreten und in ihrer Wirkungsweise voneinander ab. Sie repräsentieren die Beziehung zwischen unterschiedlichen Erscheinungsformen dergestalt, dass sie für die gegensätzlichen Pole oder Zustände stehen, die diese Erscheinungsformen annehmen können. Ein treffendes Bild dafür mag das Meer sein. Das Meer ist die Eins, die Einheit, das Dao. Um das Meer beschreiben zu können, braucht man aber mindestens zwei Begriffe. So können z.B. die entstehenden Wellen des Meeres betrachtet werden. Die Wellenberge sind Yang, die Wellentäler Yin, trotzdem gehören beide weiterhin der gleichen Einheit an, stehen in Beziehung zueinander, verwandeln sich ineinander, bringen sich gegenseitig hervor und kontrollieren einander.

Die Begriffe Yin und Yang beschreiben Beziehungen

Die Begriffe Yin und Yang können also zuerst einmal als nützliche Bezeichnungen betrachtet werden, die dazu dienen, die Beziehungen der Dinge zueinander und zum Universum zu beschreiben. In diesem Sinne kann man Yin als Zusammenhang all derjenigen Kräfte verstehen, die von der Erde zum Kosmos ausstrahlen. Wenn die Schattenseite eines Berges als bildliche Darstellung für Yin betrachtet wird, so erscheint es einleuchtend, dass Yin meistens mit Attributen wie kühl, feucht, die Quelle, bewahrend, regenerierend, dunkel, innen, Substanz, Potential, usw. versehen wird. Begriffe wie Funktion, aktiv, sich verausgabend, geistig, hell, warm, trocken, außen, repräsentieren das Bild der Sonnenseite des Berges und werden meist mit Yang in Verbindung gebracht, das den Zusammenhang derjenigen Kräfte darstellt, die vom Kosmos auf die Erde einwirken. Diese Art der Zuordnung lässt zwar eine Einordnung sämtlicher wahrnehmbarer Phänomene in die Yin-Yang-Theorie zu, birgt aber die Gefahr, zu übersehen, dass die Zuordnung einer Erscheinung zu Yin oder Yang niemals eine absolute sein kann, sondern von seiner Beziehung zu anderen Phänomenen und zum Gesamtzusammenhang abhängt.

Yin und Yang als Struktur und Funktion

Diese gegenseitige Bedingtheit und Wandelbarkeit wird deutlich, wenn das Yin-Yang Paar als Bezeichnung für materielle Struktur einerseits und immaterielle Funktion oder Potential andererseits verstanden wird, wie es schon im ersten Abschnitt bei der Beschreibung des Begriffes Qi geschehen ist. Schon Lao zi, der bedeutendste Philosoph des Daoismus, beschreibt im elften Vers seines Daodejing[3] den Zusammenhang zwischen Material und Funktion eines Gegenstandes.

Dreißig Speichen umgeben eine Nabe:
eben dort, wo nichts ist,
liegt des Rades Brauchbarkeit.
Man knetet Ton zurecht, so dass ein Topf entsteht:
eben dort, wo nichts ist,
liegt des Topfes Brauchbarkeit.
Man meißelt Tür und Fenster aus,
so dass ein Haus entsteht:
eben dort, wo nichts ist,
liegt des Hauses Brauchbarkeit.

Die Aussage dieses Spruches liegt klar auf der Hand. Eine Teetasse besteht in ihrer materiellen Struktur aus gebranntem Ton. Ihre potentielle Funktion, als Trinkgefäß zu dienen, erhält sie aber erst durch den hohlen Innenraum, der letztendlich mit Tee gefüllt werden kann. Was ist jetzt aber als Yin und was als Yang zu bezeichnen? Von einem Standpunkt, der die Dynamik des Geschehens betont, wäre die Tonform als Yin zu bezeichnen, da sie die Basis für die Funktion ist. Von einem statisch-materiellen Standpunkt aus wäre aber der leere Innenraum als Yin zu bezeichnen, weil die Leere im Vergleich zur Fülle des Tons eindeutig eine Yin-Eigenschaft ist.

Hier zeigt sich, dass nicht nur der Bezug der betrachteten Dinge bei der Kategorisierung und Benennung eine Rolle spielt, sondern der Betrachterstandpunkt selbst darüber entscheiden kann, was als Yin und was als Yang bezeichnet wird.

Die Begriffe Yin und Yang drücken aber nicht nur universelle Zusammenhänge aus, sie repräsentieren ebenso eine Weise des Denkens, bei dem alle Dinge als Teile eines Ganzen gesehen werden. Ein einzelnes Phänomen kann niemals von seiner Beziehung zu anderen Phänomenen getrennt werden, und kein Ding kann allein für sich existieren oder beschrieben werden. Es gibt nichts Absolutes; alles ist relativ und beinhaltet in sich selbst die Möglichkeit des Gegensatzes und der Veränderung. Die medizinische Tradition hat die Gesetzmäßigkeiten von Yin und Yang übersichtlich schematisiert und spricht von den fünf Prinzipien von Yin und Yang[4]:

Die fünf Prinzipien von Yin und Yang

Alle Dinge haben zwei Aspekte; einen Yin-Aspekt und einen Yang-Aspekt. Deshalb kann die Zeit in Tag und Nacht oder in Zukunft und Vergangenheit unterteilt werden, der Raum in Erde und Himmel oder in links und rechts, die Jahreszeiten in aktive (Frühling und Sommer) und inaktive (Herbst und Winter), Lebewesen in männlich und weiblich, das Gewicht in leicht und schwer. Auch die Beschreibung des menschlichen Körpers ist durch diese Yin-Yang-Kategorien möglich. So ist die Körpervorderseite Yin, die Rückseite Yang, äußere Teile wie die Haut sind eher Yang im Gegensatz zu den inneren Organen, die eher Yin sind. Bei der Beschreibung von Bewegung ist ein belastetes Standbein Yang, das unbelastete Spielbein aber Yin; eine Hand, die in der Kampfkunst einen Angriff ausführt, ist Yang, während die Abwehr Yin ist. Alle diese Eigenschaften bilden Gegensätze, doch beschreiben sie tatsächlich zwei unterschiedliche Aspekte des gleichen Phänomens, die relativ sind. Yin und Yang existieren nur in Relation zueinander.

Jeder Yin- und jeder Yang-Aspekt kann wiederum in Yin und Yang unterteilt werden. Das bedeutet im Prinzip nichts anderes, als dass die Regel, nach der alles sein Yin und sein Yang hat, auch für Dinge gilt, die schon einmal als Yin oder Yang bezeichnet wurden. Die Logik der Yin-Yang-Theorie erlaubt also eine immer fortschreitendere Differenzierung anhand gleichbleibender Begrifflichkeiten, indem sie Beziehungen definiert. So kann Temperatur in kalt = Yin und heiß = Yang unterteilt werden und kalt wieder in eiskalt = Yin und mäßig kalt = Yang. Die Körpervorderseite ist zwar Yin, lässt sich aber unterteilen in den Brustbereich, der eher Yang ist, und den Bauchbereich, der eher Yin ist. Die angreifende Hand eines Gongfu-Meisters ist als ganzes gesehen Yang, lässt sich aber unterteilen in z.B. die Hälfte, der die Handkante angehört, die den Gegner trifft (Yang), und die Hälfte mit dem Daumen, der zum eigenen Körper zeigt und somit Yin ist. Hier wird deutlich, dass die Festlegung, ob etwas als Yin oder als Yang zu bezeichnen ist, nicht von der Sache selbst abhängt, sondern einzig und allein von seiner Beziehung zu anderen Dingen.

Yin und Yang bedingen einander. Zwar sind Yin und Yang unterscheidbar, getrennt werden können sie nicht. Yin und Yang definieren sich also gegenseitig. So kann nicht von Temperatur gesprochen werden, ohne ihre Yin- und Yang-Aspekte in die Beschreibung mit einzubeziehen, ohne also die Temperatur als kalt oder als warm zu bezeichnen. Genausowenig ist es möglich, von Höhe sprechen, gäbe es keine Tiefe. Die Verwendung des Begriffes hell wäre unsinnig, wenn man nichts wahrnehmen könnte, was als dunkel bezeichnet werden kann. Die polaren und gegensätzlichen Aspekte einer Sache, die mit den Begriffen Yin und Yang beschrieben werden, hängen voneinander ab. Als weiteres Beispiel mag die Beziehung eines Paares dienen, in der der eine Partner nur relativ passiv (Yin) sein kann, wenn der andere relativ aktiv (Yang) ist. Passivität und Aktivität können nur im Vergleich zueinander gemessen und beschrieben werden. Sie bedingen einander, wie beide Teil eines Yin-Yang-Paares sich gegenseitig bedingen.

Als Veranschaulichung mag hier ein Auszug aus dem zweiten Vers des Daodejing dienen:

Wenn jeder weiß, das Schöne ist schön,
schon ist das Hässliche da.
Wenn jeder weiß, das Gute ist gut,
schon ist das Böse da.
Denn:
Sein und Nichtsein erzeugen einander,
Schwer und Leicht bedingen einander,
Lang und Kurz vermessen einander,
Hoch und Tief entstreben einander,
Ton und Stimme sich fügen einander,
Vorher und Nachher folgen einander.

Yin und Yang kontrollieren sich gegenseitig. Wenn das Yin im Übermaß vorhanden ist, wird das Yang schwach sein. Ist z.B. die Temperatur weder zu kalt noch zu heiß, halten sich Yin- und Yang-Aspekte gegenseitig unter Kontrolle. Yin und Yang gleichen sich gegenseitig aus, denn ist es zu heiß, dann ist nicht genügend Kälte vorhanden, und umgekehrt. In dem obigen Beispiel von der Beziehung eines Paares hängt das Ausmaß der Aktivität des einen Partners von der Passivität des anderen ab. Jeder Teil eines Yin-Yang-Gleichgewichts kann diesen Zustand durch eine Veränderung beeinflussen, und diese Beeinflussung bedeutet immer auch eine Beeinflussung des Yin-Yang-Partners im Sinne einer Waagschale, bei der sich auch nicht nur eine Seite allein bewegen kann.

Yin und Yang verwandeln sich ineinander. Diese Aussage scheint logisch, wenn man beim Bild der Waagschale bleibt und sich vor Augen führt, dass sehr wohl die Seite der Waagschale, die in einem Augenblick noch unten war, im nächsten nach oben kommen kann. Dieses fünfte Prinzip beinhaltet aber noch mehr; es stellt eine Formel dar, welche die Natur organischer Prozesse beschreibt. Da sich Yin und Yang sogar in den stabilsten Bewegungen hervorbringen, findet dauernd eine subtile Verwandlung von einem ins andere statt. Diese ständige Transformation ist die Quelle aller Veränderung, ein ständiges Geben und Nehmen, welches das Leben an sich kennzeichnet. So folgt z.B. auf die Einatmung die Ausatmung; Zeiten der Aktivität, des Schaffens und der Verausgabung müssen zwangsläufig mit Zeiten der Ruhe, der Erholung und des Schlafes abwechseln. Im Idealfall laufen solche Transformationen auf eine sanfte Art und Weise ab und erhalten so die gesunde Balance zwischen Yin und Yang. Diese Transformationen können auch sehr rasch ablaufen. Solche Zustände sind in der Medizin bekannt; wenn z.B. ein Patient mit hohem Fieber viel schwitzt (großes Übermaß an Feuer und Yang), besteht die Gefahr, dass er plötzlich in einen Schock verfällt (einen extremen Yin- oder Kältezustand), und zwar weil Yang in einer solch extremen Relation zu Yin nicht existieren kann, ohne dass eine Transformation in Form einer Heilung (sanfter Ausgleich von Yin und Yang) oder eines Schockes (radikale Veränderung) auftritt. Auch der erfahrene Kampfkünstler wird sich diese Gesetzmäßigkeit von Yin und Yang zunutze machen, weiß er doch, dass jeder noch so starke Angriff seines Gegners (Yang) zwangsläufig an den Punkt gerät, wo sich das Yang des Angriffs in Yin wandeln muss, und dass dieser Punkt der Moment ist, in dem sich die eigene Abwehr (Yin) automatisch in einen Angriff (Yang) wandelt. Man kann die eine Seite des Yin-Yang-Paares nicht nutzen, ohne die andere zuzulassen.

Lao zi beschreibt diesen Zusammenhang im Daodejing folgendermaßen (Auszug aus Vers 36):

Was man zusammendrücken will,
muss sich erst richtig ausdehnen.
Was man schwächen will,
muss man erst richtig stark werden lassen.
Was man beseitigen will,
muss sich erst richtig erheben.
Wo man nehmen will,
muss man erst richtig geben.

Dieser Vers von Lao zi ist hinsichtlich seiner Bedeutung für die Dynamik von Yin-Yang allerdings leicht misszuverstehen. Er zeigt zwar deutlich, dass sich Yin und Yang ineinander verwandeln, doch diese Verwandlung findet nicht zeitlich getrennt und nacheinander statt, sondern stetig fließend und gegenseitig. Während Yin sich kontinuierlich in Yang verwandelt, verwandelt sich sein Yang-Partner kontinuierlich in Yin.

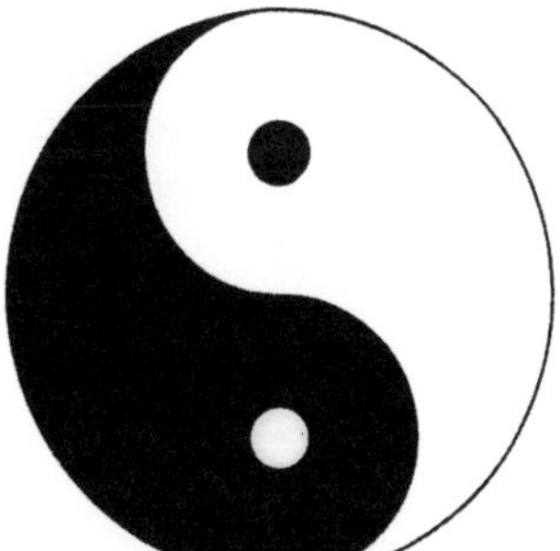

Die Taijii-Monade symbolisiert den harmonischen Wandel zwischen Yin und Yang

Beschreibung der Taiji-Monade

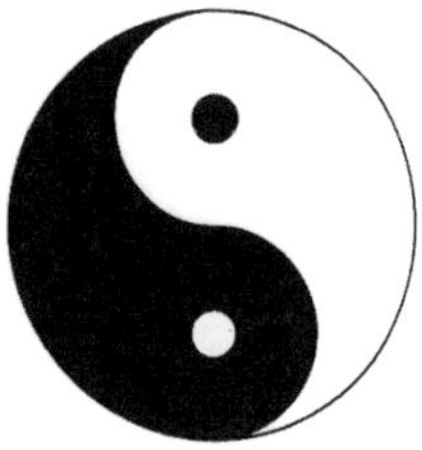

Das traditionelle daoistische Symbol, die Taiji-Monade, veranschaulicht diesen stetigen Wandel und die eben beschriebene Theorie von Yin und Yang auf sehr deutliche Weise. Der Kreis, der das Yin-Yang-Zeichen umschließt, symbolisiert die grundlegende Einheit und die Tatsache, dass Yin und Yang als zwei Aspekte dieser Einheit aufzufassen sind. Innerhalb des Kreises wird Yin durch den dunklen, schwarzen Teil repräsentiert, während der helle, weiße Teil für Yang steht. Yin und Yang halten sich von ihren Anteilen her die Waage, womit der angestrebte Gleichgewichtszustand zwischen Yin und Yang verdeutlicht wird. Dass dieses Gleichgewicht nicht statisch sein kann, sondern dynamisch, legt die geschwungene Linie nahe, die die beiden Bereiche trennt.

Legt man eine gerade Linie, z.B. ein Lineal, waagrecht an das untere Ende der Taiji-Monade und fährt damit langsam nach oben, wird deutlich, in welchem dynamischen Verhältnis Yin und Yang zueinander stehen. Genau in dem Maße, in dem sich der Anteil von Yang auf unserem Lineal verringert, steigt der Anteil von Yin und umgekehrt.

Jeweils an der Stelle, an der die Ausdehnung von Yin bzw. Yang ihre maximale Breite erreicht hat, erscheint in der Fläche ein kleiner Punkt in der Farbe des Partners. Damit soll gezeigt werden, dass die Geburt von Yang schon in Yin angelegt ist und umgekehrt. Sobald einer der beiden seine maximale Fülle erlangt hat, wird der andere wieder geboren, denn jetzt muss der, der voll ist, abnehmen, und der andere kann wachsen. Diese kleinen Punkte im Feld des Partners geben uns auch einen Hinweis darauf, dass jegliche Erscheinungsform unvollkommen ist. Es gibt kein absolutes Yin und kein absolutes Yang. Alles, auch wenn es mit einem der beiden Begriffe Yin oder Yang bezeichnet wird, enthält zumindest ansatzweise auch das Gegenteil. Dies erscheint auch als Gesetzmäßigkeit des Lebens überhaupt. Es gibt nichts, was bedingungslos nur einer Kategorie zugeordnet werden könnte. So gibt es z.B. keine absolut bösen Menschen; ein Mensch hat immer die Fähigkeit, Gutes zu tun, auch wenn er üblicherweise bösartig handelt. Umgekehrt haben auch sehr tugendhafte Menschen das Potential zu einer Untat oder eine bestimmte „Macke".

Diese Theorie von Yin und Yang hat das chinesische Denken fast vollständig durchdrungen. Nach dieser Vorstellung entfalten sich die Phänomene und Ereignisse nach einer Art spontaner Kooperation, einer inneren Dynamik, die in der Natur der Dinge liegt. Darum liegt die Betonung der daoistischen Philosophie auch auf dem Sich-Einpassen in diese natürliche Dynamik der Dinge.

Ursache und Wirkung oder vernetzter Wandel

Die Vorstellung von Ursache und Wirkung, dem Mittelpunkt des westlichen Denkens, ist im chinesischen Denken kaum ausgeprägt. Aristoteles (Aristoteles lebte 384-322 v.Chr. und war somit ein Zeitgenosse von Lao zi) definierte schon in seinem Werk „Physik“ die westliche Betrachtungsweise treffend mit folgenden Worten: „Die Menschen glauben nicht, dass sie ein Ding kennen, solange sie nicht sein „Warum“ begriffen haben.“ Dagegen ist für den daoistisch denkenden Chinesen die Frage nach dem Warum recht sekundär. Was für ihn interessant ist, ist die Frage des Wie. Wie tritt das Phänomen in Erscheinung? Wie kann ich damit umgehen? Wie kann ich es nutzbar machen? Mit der Yin-Yang-Theorie hängt eine Wahrnehmung der Welt zusammen, die nicht so sehr von eindimensionalen, kausalen Zusammenhängen ausgeht, sondern die Welt in Mustern beschreibt, als mehrdimensionales Netz, wobei keine Notwendigkeit besteht, nach dem Schöpfer des Netzes zu suchen.

Kapitel 2: Qigong und TCM

2.1 Die Bedeutung von Qi für den menschlichen Organismus

氣 *Das chinesische Schriftzeichen für Qi*

气 *= Dampf, Luft, Nebel*

米 *= Reispflanze*

Das alte chinesische Schriftzeichen für Qi gliedert sich in zwei Teile. Der obere Teil steht für Luft, Dampf oder Nebel. Der untere Teil steht für einen im Wachsen begriffenen Reissetzling. Diese Zweiteilung des Schriftzeichens für Qi in die beiden Komponenten Luft und Reis weist auf seinen Bezug zum menschlichen Körper hin. Der obere Teil des Schriftzeichens steht für den Atem, den der Mensch zum Leben braucht, während der Reis allgemein die Nahrung symbolisiert, die er zu sich nehmen muss.

Tatsächlich stellen die Atmung und die Nahrungsaufnahme in der Traditionellen Chinesischen Medizin, im Folgenden kurz TCM genannt, die beiden wichtigsten Energiequellen des Menschen dar. Der Prozess der Energiegewinnung wird oft mit dem Vorgang des Feuermachens verglichen. Die aufgenommene Nahrung wird dabei durch das Holz, das Brennmaterial also, symbolisiert, während die eingeatmete Luft den zur Verbrennung nötigen Sauerstoff liefert. Beides ist zum Entfachen des Feuers, zur Energiebeschaffung also, nötig. Aus „Nahrungs-Qi" (= gu-qi) und „Atmungs-Qi" (= kong-qi) entsteht das „nachgeburtliche Qi" (= zong-qi)[5]; das ist das Qi, das der Mensch während seines Lebens aus der Umwelt aufnimmt und das ihm somit zur Verfügung steht.

Arten von Qi im menschlichen Körper

Die dritte wichtige Energiequelle ist das sogenannte „vorgeburtliche Qi" (= yuan-qi), auch Ursprungs-Qi genannt. Es repräsentiert die von den Eltern ererbte energetische Grundkonstitution des Individuums und wird nach chinesischer Vorstellung in der Niere gespeichert.

„Vorgeburtliches Qi" und „nachgeburtliches Qi" ergeben zusammen das „Wahre Qi" (= zhen-qi, auch „rechtes" oder „normales Qi" genannt); damit ist der zim jeweiligen Zeitpunkt gegebene individuelle energetische Zustand eines Menschen gemeint, also das energetische Potential in seiner Gesamtheit, das dem Menschen im Augenblick zur Verfügung steht. Das „Wahre Qi" erfüllt den ganzen Körper; es gibt keinen Ort, an dem es nicht existiert, und keinen Ort, zu dem es nicht vordringt.

Dieses „Wahre Qi" wiederum manifestiert sich im Körper auf vielfältige Weise. An dieser Stelle sollen nur die grundlegenden Erscheinungsformen des „Wahren Qi" genannt werden. Einerseits erscheint es als „Abwehr-Qi" (= wei-qi), das mehr an der Körperoberfläche zu lokalisieren ist und dessen Aufgabe es ist, äußere, krankheitsverursachende Einflüsse abzuwehren, also das Immunsystem zu stärken. Andererseits tritt es als „Leitbahnen-Qi" (= jing-luo-zhi-qi) in Erscheinung, das in den als Meridiane bezeichneten Energieleitbahnen im Körperinneren in Form von Energiekreisläufen zirkuliert und sämtliche

Organe sowie Muskeln, Bänder, Sehnen und andere funktionelle Systeme mit der Energie versorgt, die diese Systeme brauchen, um ihre Aufgaben im Körper reibungslos wahrnehmen zu können. „Leitbahnen-Qi" ist also derjenige Anteil des „Wahren Qi", der auf den Leitbahnen fließt und sich in den einzelnen, den Leitbahnen zugeordneten Organen als den Organfunktionen entsprechendes Organ-Qi (= zang-fu-zhi-qi) manifestiert. Das „Leitbahnen-Qi" ist so gesehen vor allem für einen reibungslosen Stoffwechsel verantwortlich.

Die Qualität des Leitbahnen-Qi wirkt im Zusammenhang mit der Qualität des Qi der einzelnen Organe wiederum auf deren Fähigkeit ein, ihre Aufgabe wahrzunehmen. Es bestimmt also auch mit, in welchem Umfang und in welcher Qualität die Organkreise der Niere, Lunge und der Milz die Qi-Gewinnung des „nachgeburtlichen Qi", bzw. die Speicherung des „vorgeburtlichen Qi" leisten können.

Zusammenfassung

Im System der TCM besitzt also jeder Mensch eine ererbte energetische Konstitution, die zwar seinen Energiehaushalt entscheidend mitbestimmt, die aber nicht unbedingt für sein ganzes Leben und Dasein prägend sein muss. Das „vorgeburtliche Qi", die genetische Veranlagung, ist wie der Same einer Pflanze. Gedüngt und zum Wachsen gebracht wird das „vorgeburtliche Qi" von Atmung und Nahrungsaufnahme, wie die Pflanze durch Wasser, Luft und Sonne wächst. Wenn alle Komponenten stimmen, wenn der Same gesund ist und die äußeren Wachstumsbedingungen optimal, wird eine gesunde und kräftige Pflanze entstehen, ein starkes „Wahres Qi". Die momentane energetische Situation – das „Wahre Qi" – mit allen aus ihr resultierenden körperlichen und seelischen Befindlichkeiten ist also beeinflussbar, indem an anderen Punkten in das oben dargestellte Energiesystem eingegriffen wird, um das „Wahre Qi" zu verbessern oder zu pflegen.

2.2 Methoden der Beeinflussung des Qi

Die chinesische Medizin kennt nun vielfältige Möglichkeiten, das „Wahre Qi" positiv zu beeinflussen.

Man kann zuerst einmal die Grundbedingungen für das „Wahre Qi" beeinflussen, also das „Atmungs-Qi" und das „Nahrungs-Qi".

Verbesserung des Atmungs-Qi

Die Qualität des Atmungs-Qi verbessert sich einerseits durch eine Optimierung des Atemvorgangs, was eines der vorrangigsten Ziele der Qigong-Praxis ist. Wie die Verbesserung des „Atmungs-Qi" durch Qigong-Übungen konkret aussehen kann, wird in Kapitel 3.5 des ersten Teils und in Kapitel 3 des zweiten Teils beschrieben. Bei der Verbesserung des Atmungs-Qi spielt aber nicht nur die Atemweise selbst eine Rolle, sondern auch die Qualität der aufgenommenen Luft. Es wurden schon öfter Untersuchungen angestellt über Menschen, die ein hohes

Umwandlung von Qi im menschlichen Körper

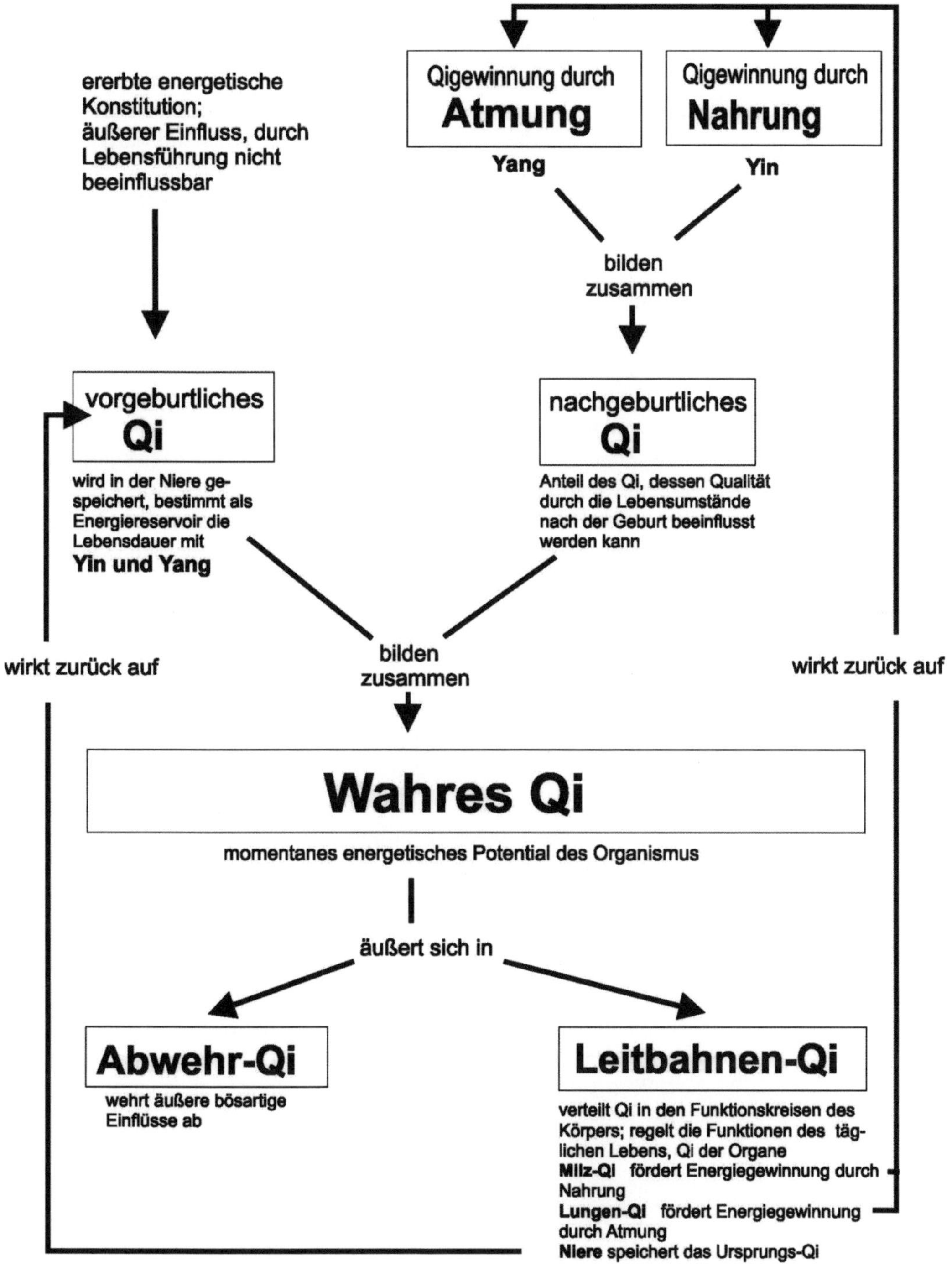

Alter erreichen und sich dabei noch bester Gesundheit erfreuen. Eine fast durchgängige Gemeinsamkeit dieser Menschen ist die Tatsache, dass sie Zeit ihres Lebens in ländlichen Gebieten an der frischen Luft gelebt und gearbeitet haben. Deshalb wird Qigong auch gerne im Freien an der frischen Luft praktiziert oder, wo dies nicht möglich ist, wenigstens in gut gelüftcten Räumen[6].

Verbesserung des Nahrungs-Qi

Eine andere Möglichkeit, das „Wahre Qi" zu verbessern, stellt die Aufnahme qualitativ hochwertiger Nahrung dar. Auch auf diesem Gebiet verfügt die TCM über ein fundiertes Wissen. Die chinesischen Heilpflanzenbücher sind mit die umfassendsten der ganzen Welt. Eine Besonderheit dieser Zusammenstellungen ist, dass in ihnen nicht nur Heilpflanzen im engeren Sinne katalogisiert und beschrieben sind, sondern auch alle gängigen Lebensmittel. Diese Listen werden auch heute noch ständig erweitert, so dass mit der Zeit auch typisch europäische Nahrungsmittel in sie aufgenommen wurden und noch werden, die in China zunehmend Einzug halten.

Die chinesische Ernährungslehre

Die Lebensmittel werden nicht in ihrer chemischen Zusammensetzung beschrieben, sondern vielmehr in ihrer energetischen Wirkung auf den Körper. So wird z.B. der Apfel in seiner thermischen Wirkung auf den Körper als kühlend beschrieben; er gehört dem Element Erde an und hat somit zumeist einen süßen Geschmack (außer, wenn er noch unreif ist, dann gehört er noch zum Element Holz, das das Wachsen symbolisiert und mit dem sauren Geschmack in Verbindung gebracht wird). Die Wirkungen des Apfels werden wie folgt beschrieben: Er tonisiert Qi und Blut, kühlt Hitze im Körperinneren, lindert Sommerhitze, sediert Yang, erzeugt Flüssigkeiten, befeuchtet die Lunge und lindert Depressionen[7].

In diesem Buch ist nicht der Platz, das chinesische Ernährungssystem auch nur annähernd erschöpfend zu behandeln, aber es sollte klar geworden sein, dass es sich in seiner Konzeption nahtlos in das Grundgebäude der chinesischen Medizin einfügt. Die TCM trennt die Einflussnahme, die durch Nahrung auf das energetische Gesamtsystem ausgeübt werden kann, weder vom Gesamtsystem selbst, noch von anderen Möglichkeiten der Beeinflussung. So gilt der Grundsatz aller westlichen Ernährungssysteme, „Du bist, was Du isst", in der chinesischen Ernährungslehre nur bedingt. Natürlich stimmt es, dass der Körper die Bestandteile, die er zum Aufbau von Strukturen benötigt, aus der Nahrung entnimmt. Die Qualität der Nahrung ist aber nur ein Faktor, der diese Aufnahme bestimmt. Der andere, mindestens genauso wichtige Faktor ist ein intakter Stoffwechsel. Um es etwas platt auszudrücken, könnte man sagen: Ein gesunder, gut funktionierender Organismus holt aus einem Rindersteak mit Bratkartoffeln genauso viel wertvolle Aufbaustoffe heraus, wie ein schlecht funktionierender Organismus aus dem besten Vollwertmüsli. Damit soll nicht behauptet werden, dass es egal ist, was man isst; im Gegenteil, eine vollwertige und ausgewogene Ernährung ist sicherlich eines der besten Dinge, die man für seinen Körper tun kann. Aber eine vollwertige Ernährung kann nie der alleinige Schlüssel zu einer guten Gesundheit, zu einem starken „Wahren Qi" sein. Eine Ausgewogenheit zwischen Yin-Qi (Nahrungsaufnahme) und Yang-Qi (Atem- und Bewegungsmuster, bzw. -übungen) ist genauso entscheidend wie die Ausgewogenheit der Nahrung selbst.

So weit zu den Möglichkeiten, das „Wahre Qi" durch Optimierung seiner Entstehungssubstanzen zu verbessern.

Verbesserung des Leitbahnen-Qi

Die im Westen weitaus bekanntere Art der Verbesserung des „Wahren Qi" besteht in einer Manipulation an den Leitbahnen, also an der Energieform, in der sich das „Wahre Qi" manifestiert. Hier ist allen voran die Akupunktur zu nennen, die den Qi-Fluss auf den Leitbahnen durch winzige Verletzungen (Nadeleinstiche) manipuliert. Nach dem gleichen Prinzip arbeiten Körpertherapieformen wie Akupressur, An-Mo oder das japanische Shiatsu, wobei hier, je nach Therapieform, einmal mehr einzelne Akupunkturpunkte und einmal mehr die Leitbahnen als ganzes im Vordergrund stehen.

Es wird deutlich, dass bei der Verbesserung der Grundbedingungen für das Entstehen des „Wahren Qi", also bei Betonung der richtigen Atmung/Bewegung und Ernährung, eher eine allgemeine Gesundheitsvorsorge im Vordergrund steht, während es sich bei der Manipulation an den Leitbahnen um Therapieformen handelt, die auch zur Heilung bestimmter Krankheiten eingesetzt werden.

Einordnung des Qigong

Qigong nimmt hier eine Zwischenstellung ein, da es einerseits hilft, Atmungsvorgänge zu optimieren, und somit zur Gesundheitsvorsorge beiträgt; andererseits werden durch Qigong-Übungen auch die Leitbahnen und der Fluss des Qi auf diesen beeinflusst. Es gibt eine ganze Reihe von Qigong-Übungen, bei denen dieser Aspekt im Vordergrund steht und die auch gezielt zur unterstützenden Behandlung spezieller Krankheiten „verordnet" und ausgeführt werden.

Bevor im vierten Kapitel die allgemeinen Heilwirkungen der Qigong-Übungen zur Sprache kommen, soll hier das Meridiansystem näher betrachtet werden, damit wir die Energiekreisläufe verstehen, die diese Meridiane im Körper beschreiben und die die Grundlage des dynamischen Gleichgewichtssystems des menschlichen Organismusses sind.

2.3 Was ist ein Meridian?

Wörtliche Bedeutung

Der chinesische Begriff „Jing-luo" wird üblicherweise mit Leitbahn oder Meridian übersetzt. Jing heißt wörtlich übersetzt „durchgehen" oder „der Faden eines Stoffes"; Luo bedeutet „etwas, das verbindet oder anknüpft" bzw. „ein Netz". Die Leitbahnen stellen also ein netzartiges Verbindungssystem dar, durch das Qi im Körper transportiert wird.

Das Nei Jing, der Klassiker der chinesischen Medizin, sagt über die Funktion dieser Leitbahnen: „Die Leitbahnen transportieren Qi und Blut, regulieren Yin und Yang, halten Sehnen und Knochen elastisch und fördern die Gelenke.“

Herkunft des Begriffs Meridian

Der im Westen übliche Begriff Meridian wurde von französischen Geografen geprägt, die im 18. Jhd. China bereisten, dort mit der Akupunktur in Berührung kamen und den Begriff Meridian für die Energieleitbahnen prägten, da diese den menschlichen Körper ähnlich wie die geografischen Meridiane die Erde überziehen.

Obwohl im Osten seit Jahrhunderten mit diesen Meridianen erfolgreich gearbeitet wird, ist es der westlichen Wissenschaft bis heute noch nicht gelungen, sie am menschlichen Körper anatomisch nachzuweisen. Man kann diese Energieleitbahnen zwar mit einiger Übung an sich selber und bei anderen Menschen durch Ertasten spüren, auch ohne übersinnliche Fähigkeiten zu haben, aber wissenschaftliche Geräte konnten sie bisher noch nicht aufspüren.

Akupunkturpunkte als Lücken im Schutzschild der Haut

Ein Teilerfolg wurde erzielt, als entdeckt wurde, dass Stellen an der Hautoberfläche, die fast keinen elektrischen Widerstand haben, in nahezu allen Fällen identisch sind mit chinesischen Akupunkturpunkten, die ja entlang der Meridiane liegen. Die in der TCM durch Erfahrungswerte lokalisierten Punkte sind also die Stellen des menschlichen Körpers, an denen der natürliche energetische Schutzschild der Haut eine Lücke hat. Es sind die Punkte der Haut, die ja die Begrenzung des anatomischen menschlichen Körpers darstellt, über die ein Energieaustausch zwischen Körperinnerem und Körperäußerem am leichtesten – nämlich ohne elektrischen Widerstand – zu bewerkstelligen ist. Auch weist die Oberflächenfaszie, die unseren Körper in Form von sich überlagernden, aus kollagenen Fasern bestehenden Schichten umhüllt, zumeist an den Stellen, die in der TCM als Akupunkturpunkte identifiziert sind, Lücken auf. Durch diese Lücken treten Gefäß-Nervenbündel hindurch. Diese anatomische Beobachtung legt es nahe, die Akupunkturpunkte als Stellen an der Oberfläche des menschlichen Körpers zu betrachten, an denen Information und Energie mit dem Körperinneren ausgetauscht wird. Auch wurde festgestellt, dass entlang der Meridiane Nervenenden besser entwickelt sind, als es sonst im Bereich der Haut üblich ist.

Leitbahnen als Wege des Qi

Obwohl die Leitbahnen an sich anatomisch nicht existent sind, gibt uns die anatomische Untersuchung des menschlichen Körpers doch einige Hinweise auf Strukturen, die mit ihnen in Zusammenhang stehen. Die in der TCM beschriebenen Energieleitbahnen sind aus der Sicht der westlichen, anatomisch ausgerichteten Medizin tatsächlich nicht fassbar und können nur als vorgegebene oder normale Wege des Qi begriffen werden. Die Meridiane werden als Energieleitbahnen also erst in dem Augenblick existent, in dem Energie auf dem von ihnen bezeichneten Weg fließt. Das ist vergleichbar mit einem Lichtstrahl, der ebenfalls ohne das Licht, das seinen Weg nimmt, nicht beschrieben werden könnte. Genauso, wie Licht und Lichtstrahl letztendlich identisch sind, sind auch Leitbahnen und Qi-Fluss nicht voneinander zu trennen. Die Leitbahnen können bei der Sektion von Leichen nicht gefunden werden, weil in einem Leichnam kein Qi mehr fließt. Nur ein lebendiger Mensch verfügt über Meridiane. Ein toter Körper hat genauso wenig Energieleitbahnen, wie er eine Seele oder eine Persönlichkeit hat.

Letztendlich kann man sich die Meridiane also als Leitbahnen im Sinne von vorgegebenen Wegen vorstellen, durch die Energie in unserem Körper transportiert wird. Der Energiefluss auf diesen Leitbahnen kann durch manipulative Eingriffe besonders an den Akupunkturpunkten verbessert werden, aber auch durch Beeinflussung der Leitbahnen als ganzes, z.B. durch Dehnung. Auch im oben angeführten Zitat aus dem Nei Jing werden die Leitbahnen mit der Flexibilität von Sehnen und Gelenken in Zusammenhang gebracht.

Somit ist Qigong auch eine Methode, die am Leitbahnen-Qi ansetzt und ihr primäres Ziel in einer Ausgewogenheit des Leitbahnen-Qi und somit einer Förderung des „Wahren Qi" hat, auch wenn sie natürlich ebenso direkte Auswirkungen auf strukturelle Gegebenheiten des Körpers hat, wie z.B. auf die Beweglichkeit der Gelenke oder die Geschmeidigkeit des Muskelapparats.

Das Meridiansystem der TCM

Das Meridiansystem der TCM umfasst im Wesentlichen 12 Hauptmeridiane und 8 Sondermeridiane. Die 12 Hauptmeridiane sind jeweils 12 Organ-Systemen zugeordnet, deshalb werden sie auch Organ-Meridiane genannt. Bei diesen Organ-Meridian-Zuordnungen ist zu beachten, dass die chinesische Vorstellung von einem Organ nicht der westlichen Vorstellung von einem lokal begrenzten, strukturellen Teil des Körpers entspricht, sondern die Funktionen des betreffenden Organs mit einschließt. In der TCM wird deshalb auch von Funktionskreisen gesprochen. So hat jeder Funktionskreis eines Meridians bestimmte Aufgaben, die er im Körper erfüllen muss. Auch dem einzelnen Organ werden somit Aufgaben und Funktionen zugeordnet, die aus der Sicht der Anatomie und Physiologie nicht immer sofort einsichtig sind. Dieser Begriff des Funktionskreises soll im Folgenden am Beispiel des Herz-Meridians erläutert werden.

Organe als Funktionskreise

In den klassischen Texten heißt es: „Das Herz regiert das Blut und die Blutbahnen" und „Das Herz speichert Shen (den Geist)". Tatsächlich ist es so, dass in der Akupunktur der Herzmeridian nicht nur bei funktionellen Herzerkrankungen herangezogen wird, sondern auch bei psychosomatischen und psychischen Erkrankungen, bei denen nach chinesischer Auffassung die Funktion des Herzens, den Geist zu speichern und seine Ausgeglichenheit zu gewährleisten, beeinträchtigt ist.

Entsprechend ist der Verlauf des Herzmeridians. Er beginnt in der Achselhöhle und verläuft an der Arminnenseite zum Handgelenk und zum kleinen Finger. Er verläuft also in solch einer Weise, dass er bei normaler Armhaltung des Menschen nicht sichtbar ist. Auch sein Verlauf entspricht also seiner Funktion, da er mit Bereichen zu tun hat, die wir nicht unbedingt preisgeben und deshalb gut geschützt wissen wollen.

2.4 Die Fünf Elemente

Wie weit dieses Netz von Zuordnungen, wie es bei dem Konzept der Funktionskreise anklingt, sich über alle wahrnehmbaren Phänomene erstreckt, zeigt die Theorie der Fünf Elemente.

Die Fünf Elemente sind ein wichtiger Aspekt der TCM und der chinesischen Philosophie im Allgemeinen. Die chinesische Philosophie geht von Fünf Elementen, bzw. energetischen Wandlungsphasen[8] aus. Diese sind: Wasser, Holz, Feuer, Erde und Metall.

Die 5 Elemente als Phasen des Wandels

Die östliche Vorstellung von den Elementen steht also im Gegensatz zur westlichen Tradition, die in der Regel von vier Elementen – Feuer, Erde, Luft und Wasser – ausgeht. In vielen esoterischen Traditionen symbolisiert die Zahl Fünf die rhythmische Bewegung und den dynamischen Austausch in der Natur oder die Gesetzmäßigkeiten der Natur und ihrer Prozesse selbst. Genau in diesem Sinne sind auch die Fünf Elemente zu verstehen, nämlich als Phasen des Wandels im Ablauf natürlicher Entwicklungsprozesse, wobei diese Prozesse auf allen Ebenen der Natur, des Kosmos und des menschlichen Individuums in Beziehung zueinander stehen. Diese vielschichtige Zuordnung von Begriffen aus den unterschiedlichsten Lebensbereichen schlägt sich in den weithin bekannten „Tafeln der Entsprechungen“ nieder. Im folgenden Schaubild sei ein Auszug der wichtigsten Entsprechungen zu den Fünf Elementen gezeigt[9].

Diese Tabellen haben zwar den Vorteil, dass sie die weitläufige Vernetzung von Prozessen in der Natur ein Stück weit nachvollziehbar machen, sie bergen aber auch die Gefahr, dass die einzelnen Elemente als statische und unveränderliche Manifestation von Materie verstanden werden, und nicht, wie schon oben erklärt, als Wandlungsphase. Der ursprüngliche chinesische Begriff „Wu Xing“ bringt diesen Gedanken zum Ausdruck. „Wu“ ist das Zahlwort für „Fünf“, und „Xing“ bedeutet „Gehen“ oder „Bewegen“.

Die unterschiedlichen Eigenschaften, die an den Fünf Elementen beschrieben werden, gelten immer als verschiedene Bewegungen eines Ganzen. Insofern stehen die einzelnen fünf Elemente auch stellvertretend für verschiedene Qualitäten von Yin und Yang. Im Folgenden sol-

Die Entsprechungen bei den Fünf Elementen

Element	**Wasser**	**Holz**	**Feuer**	**Erde**	**Metall**
Yin-Organ	Niere	Leber	Herz	Milz	Lunge
Yang-Organ	Blase	Gallenblase	Dünndarm	Magen	Dickdarm
Sinnesorgan	Ohren	Auge	Zunge	Mund	Nase
Sinn	hören	sehen	reden	schmecken	riechen
Körperschicht	Knochen	Muskeln	Blutgefäße	Bindegewebe	Haut
Jahreszeit	Winter	Frühling	Sommer	Spätsommer	Herbst
Tageszeit	Nacht	Morgen	Mittag	Nachmittag	Abend
Stunde	17-19 (15-17)	1-3 (23-1)	11-13 (13-15)	9-11 (7-9)	3-5 (5-7)
Klima	Kälte	Wind	Hitze	Feuchtigkeit	Trockenheit
Himmelsrichtung	Norden	Osten	Süden	Mitte/zentriert	Westen
Geschmack	salzig	sauer	bitter	süß	scharf
Farbe	schwarz	Grün	rot	gelb	weiß
Gefühl	Angst	Zorn	Freude	Sorge	Trauer
positive	Sanftheit	Freundlichkeit	Liebe	Ausgeglichenheit	Mut
Emotionen	Gelassenheit Wachheit/Stille Anpassungsgabe	Phantasie Tatkraft	Kreativität	Offenheit Respekt	Loslassen Mitgefühl
negative Emotionen	Furcht Stress	Ärger Wut Aggressivität	Ungeduld Launenhaftigkeit Arroganz	Grübeln Mitleidigkeit	Depression Kummer
geistige	Willenskraft	Seele	Geist	Vorstellungskraft	Körperseele
Anlage	(Zhi)	(Hun)	(Shen)	(Yi)	(Po)
Funktionen	Zeugung Überleben Antrieb	Wachstum Anpassung Spiritualität	Realisation Selbstreflexion Bewusstsein	Materialisation Nähren Intellekt	Interaktion Energieaustausch Vitalität
Regierung	ruhig	milde	belehrend	vorsichtig	energisch
Äußerung	stöhnen	rufen	lachen	singen	weinen
Grundeigenschaft	Flüssigkeit	Festigkeit	Verbrennung	Fruchtbarkeit	Schmelzbarkeit
zyklische Aktion	Stillstand/ Sammlung	Wachstum	Höhepunkt	Umwandlung	Verfall
Yin-Yang	großes Yin	kleines Yang	großes Yang	Gleichgewicht	kleines Yin

len nun die fünf einzelnen Elemente kurz charakterisiert werden, um dann – auf diesem Verständnis aufbauend – die Beziehung zwischen den Elementen näher zu beschreiben.

Das Element Wasser

水

Als Ausgangspunkt der Betrachtung soll das Element Wasser dienen, denn Wasser ist der Anfang des Lebens. Im menschlichen Körper entspricht dieser Beginn des Lebens der Essenz (Jing) und dem Ursprungs-Qi, das in den Nieren, dem zum Element Wasser gehörenden Yin-Organ, gespeichert wird. Den Nieren wird das Qi zugeordnet, das die Prozesse der Geburt, des Wachsens und der Fortpflanzung steuert und fördert. Die Nieren bringen somit auch den Willen zu sein und zu erschaffen hervor, unseren Überlebensinstinkt und den Zeugungstrieb. Wenn diese Grundlage der Existenz auf irgendeine Art und Weise bedroht ist, taucht Angst auf.

Die Nieren sind in der TCM eines der wichtigsten Organe, vielleicht das wichtigste überhaupt. Sie speichern nicht nur die Essenz, die Grundlage der Entwicklungsprozesse des Lebens, sie produzieren auch das Mark, ernähren das Gehirn und kontrollieren die Knochen, regulieren den Wasserhaushalt des gesamten Körpers und kontrollieren die Aufnahme des Qi, unterstützen also die Lunge, indem sie das von der Lunge aufgenommene und abwärts geleitete Atmungs-Qi ergreifen.

Die Jahreszeit, die dem Element Wasser zugeordnet wird, ist der Winter, eine Zeit, in der sich die Energie in einem schlafenden, treibenden Zustand befindet und in der die spätere Pflanze noch ein Samenkorn ist, das auf den Frühling wartet. Das Element Wasser besitzt Yin-Qualität.

Das Element Holz

木

In der Wandlungsphase des Holzes geht die rohe Kraft des Wassers in die organisierte Kraft des Holzes über. Wenn das Wasser für den Samen steht, also für potentielles Wachstum, so steht das Holz für die junge Pflanze und für reales Wachstum. Es kanalisiert somit die Triebkraft des Elementes Wasser und ermöglicht Verwirklichung und Entwicklung. Das Holz-Element entspricht dem jungen Yang und repräsentiert die aufsteigende Energie des Frühlings.

Das Yin-Organ des Elementes Holz ist die Leber, von der es im Nei Jing heißt, sie sei „wie der General, der eine Strategie entwickelt“. Die Leber macht die Kraft der Substanz/Essenz nutzbar und gibt ihr eine Richtung. Sie sorgt dafür, dass unsere Lebenskräfte harmonisch fließen und ist der Ursprung unserer Autorität und Entscheidungsfähigkeit. Dabei wird sie vom Yang-Organ des Elementes Holz, der Gallenblase, unterstützt. Die Gallenblase hat eine „mutige“ Natur und ist zuständig für Entschluss- und Durchsetzungskraft. So wird das Element Holz auch mit dem Morgen und dem In-Gang-Setzen einer Handlung assoziiert.

Während dem Wasser und den Nieren die Willenskraft „Zhi“ zugeordnet ist, die für Antrieb sorgt, wird der Leber als subtilste Funktion zugeschrieben, dass sie „Hun“, die ätherische Seele, beherbergt. Das Element des Holzes ist also auch eng verbunden mit der Entwicklung unserer Spiritualität und Menschlichkeit.

Das Element Feuer

火

Die aufsteigende Energie des Holzes schließlich gipfelt in der Expansion des Feuers. Das Aufwärtsstreben des Holzes führt zum Geist (Shen) des Feuerelementes. Wachstum führt zur Ganzheit, die durch das Feuer symbolisiert wird, da es von einem zentralen Punkt aus seine Umgebung in Licht hüllt. Freude und Liebe sind die Hauptemotionen, die dem Feuer zugeschrieben werden, da sie der natürliche Ausdruck des reinen Seins sind. Während der Wille im Element Wasser an der Basis entspringt, die Seele im Element Holz nach oben strebt, lässt sich der Geist im Element Feuer nieder.

Das Yin-Organ des Feuers ist das Herz, das zwei Hauptaufgaben hat. Einerseits regiert es das Blut und den Blutkreislauf, andererseits beherbergt es „Shen“, den Geist. Es gibt in der TCM fünf Hauptaspekte des Geistes: grundlegendes Bewusstsein, geistige Aktivität (einschließlich emotionaler Aktivität), Denken, Erinnerung und Schlaf. Wenn das Herz gesund ist und durch das Blut richtig genährt wird, ist das Bewusstsein klar, das Gedächtnis gut, das Gefühlsleben ausgeglichen, der Geist ruhig und friedlich und der Schlaf erholsam. Wenn das Herz nicht in ausreichendem Maße durch Blut und Yin genährt wird, verliert der Geist seine Erdung, er wird hyperaktiv, Gefühle werden intensiviert, der Mensch wird erregt und nervös[10].

Die Jahreszeit des Feuers ist der Sommer, die Jahreszeit, in der die Lebensprozesse in der Natur ihren Höhepunkt erreichen und sich die Yang-Energie der Sonne an ihrem Gipfelpunkt befindet.

Das Element Erde

土

Das Element Erde gibt dem Grundbewusstsein des Feuers Form. Es sorgt dafür, dass Ideen in die Tat umgesetzt werden können. Das Element Erde gibt so dem Feuer ein Werkzeug an die Hand, mit dessen Hilfe es sich auf einer praktischen Ebene selbst erforschen und ausdrücken kann. Die Natur des Elementes Erde ist es zu erhalten. Sein Platz unter den Fünf Elementen ist die Mitte, die Position, von der es die Verbindung mit den anderen Elementen am wirksamsten halten kann. Der Prozess, der für das Element Erde zentral ist, ist die Transformation. Um nähren zu können, muss zuerst etwas aufgenommen und – was am wichtigsten ist – umgewandelt werden.

Die Organe, die der Erde zugeordnet sind, sind die Milz (Yin-Organ) und der Magen (Yang-Organ). Hier wird die transformierende Wirkung des Elements Erde auch auf einer materiellen Ebene sichtbar. Aufgenommene Nahrung wird verdaut und schließlich von der Milz zu Blut und Substanz für den Aufbau des Körpers umgewandelt. In der transformatorischen Funktion auf geistiger Ebene kommt der mitfühlende

Charakter des Elements Erde zum Vorschein. Übermäßiges Denken oder Sorge, die Emotion des Elementes Erde, zeigen sich oft darin, dass man sich mit seinen Gedanken im Kreis bewegt, was die Energie daran hindert, zur Erde, zu dem Bereich, in dem gehandelt wird, hinabzusteigen. Wenn dem Denken keine Ergebnisse folgen und Ideen nicht in die Tat umgesetzt werden, führt dies wiederum zu Sorgen oder zu Verbissenheit. Schenkt man hingegen einem Menschen Sympathie und Mitgefühl, so besänftigt und beruhigt das die eigenen Gedanken und verhilft einem zu einem besseren Verständnis der Situation, indem diese gespiegelt wird und die Gedanken dadurch geerdet werden. Das Element Erde wird also auch mit dem Abnehmen von Aktivität in Verbindung gebracht, wie sie am späten Nachmittag oder im Spätsommer in der Natur zu beobachten ist.

Das Element Metall

金

Wenn das Element Erde das Bewusstsein auf der körperlichen Ebene verankert hat, kommt dem Element Metall die Aufgabe zu, die Erschaffung des Individuums zu vollenden, indem es ihm Grenzen setzt. Das mag sich im ersten Augenblick paradox anhören, aber schließlich ermöglicht uns erst die Tatsache, dass wir eine Grenze, eine Haut als Oberfläche haben, mit anderen Menschen und mit unserer Umgebung zu kommunizieren und zu interagieren. Die Haut ist Grenze und Kontaktpunkt zugleich; über sie können wir aufnehmen und abgeben. Das Element Metall steht für unser ständiges Teilnehmen am Leben und wird durch den Atem aktiv, der innere und äußere Energien miteinander verbindet und einen Austausch möglich macht. Es steht für unsere Fähigkeit, im Augenblick zu leben, uns der Gegenwart zu öffnen und die Vergangenheit loszulassen. Zustände, in denen uns diese Fähigkeit verloren geht, sind meistens Zustände der Trauer, wenn wir etwas oder jemand verloren haben, der oder das uns lieb und teuer war. Unser Geist konzentriert sich eine Zeitlang auf die Vergangenheit und trauert wegen des Verlustes. Dadurch geht uns zwar zeitweise der Kontakt mit der Gegenwart und der Aufgabe des Elementes Metall verloren, aber durch ein bewusstes Erleben und Durchleben der Trauer können wir lernen, loszulassen und Leben und Tod als zwei notwendige Pole eines natürlichen Zyklus zu begreifen. Dieses Begreifen ermöglicht es uns wieder, in die Gegenwart zurückzukehren. Wird dieser Prozess des Akzeptierens und Loslassens nicht zu Ende gebracht, vergräbt sich der Mensch immer mehr in Melancholie und Selbstmitleid und entfernt sich immer mehr von der gegenwärtigen Wirklichkeit.

Das zum Element Metall gehörende Yin-Organ ist die Lunge. Sie regiert nicht nur das Qi und die Atmung, sondern das Lungen-Qi bildet auch die Grundlage für das Atmungs-Qi und das Abwehr-Qi. Das Element Metall wird auch mit einem Gleichgewicht an Ruhe und Aktivität, mit dem Abend oder dem Herbst assoziiert. Es bezeichnet den Übergang, den Wechsel und den Austausch. Metall ist seiner Funktion nach schon Yin, da sich in seinem Zeichen die Energie sammelt und es als stabiler Punkt in der Bewegung fungiert und das Element des Wassers dadurch vorbereitet.

Der Schöpfungszyklus der Fünf Elemente

Die Fünf Elemente wurden in den vorangehenden Abschnitten so beschrieben, dass deutlich geworden ist, wie jeweils ein Element aus dem anderen hervorgeht. Diese Beziehung der Fünf Elemente untereinander wird als Schöpfungs- oder Hervorbringungszyklus bezeichnet. Sie lässt sich grafisch darstellen, wobei jede Stufe als „Mutter" der nachfolgenden in Erscheinung tritt und in ihr sozusagen ihr „Kind" erzeugt.
Auf den kürzesten Nenner gebracht, beinhaltet die Kreisbewegung des Schöpfungszyklus die folgenden fünf Wandlungen:

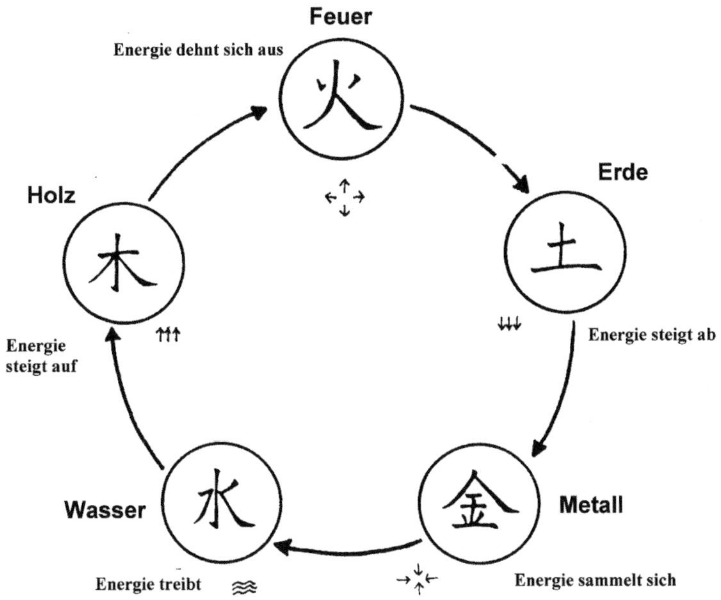

Wasser ernährt Holz (Pflanzen)
Holz nährt das Feuer
Die Asche des Feuers zersetzt sich und wird zu Erde
Die Erde enthält das Erz des Metalls
Metall kann zu Wasser schmelzen (dem flüssigen Zustand); außerdem zieht Metall in der Natur den Morgentau an, und zwar stärker als Blüten oder Holz, da es die Temperatur besser leitet und dadurch stärker auskühlt.

Neben diesem Schöpfungszyklus existiert eine zweite Gruppe von Beziehungen zwischen den Fünf Elementen, der sogenannte Kontrollzyklus oder Bezwingungszyklus.

Der Kontrollzyklus der Fünf Elemente

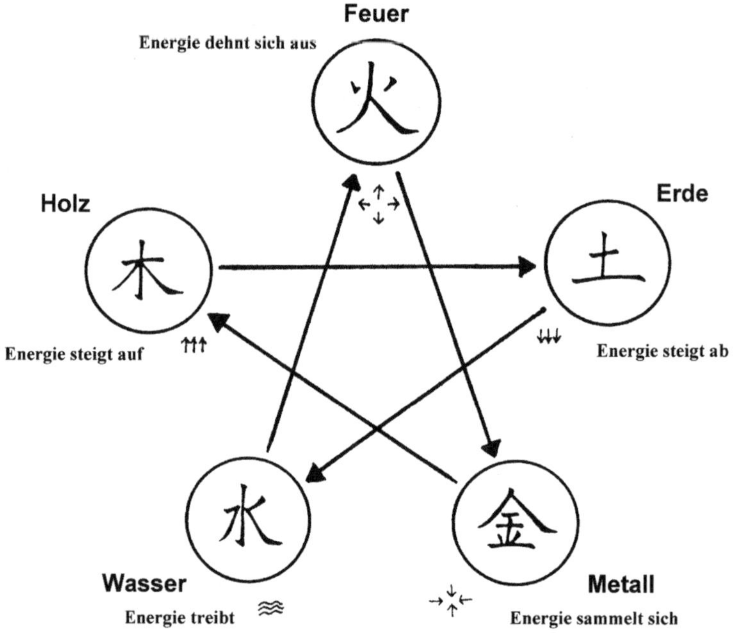

Der Kontrollzyklus lässt sich durch die folgenden, aus der Natur entlehnten Bilder beschreiben:

Wasser löscht das Feuer
Feuer schmilzt Metall
Metall zerschneidet Holz (in Form einer Axt)
Holz durchdringt die Erde (z.B. Wurzeln eines Baumes)
Erde dämmt Wasser ein und absorbiert es

Der Schöpfungs- und der Kontrollzyklus veranschaulichen zwei unterschiedliche „Bewegungen" der Fünf Elemente. Die Beziehungen des Schöpfungszyklus sind stärker Yin, da sie einander nähren und vereinigend wirken. Die Interaktion des Kontrollzykus ist stärker Yang. In ihm werden auch die gegensätzlichen Eigenschaften von einzelnen Elementen deutlich. Sie setzen sich gegenseitig Grenzen und geben einander Struktur.

Dass auch der Kontrollzykus Parallelen im medizinischen und metaphysischen Bereich hat, sei hier nur kurz angedeutet. So hat das Element Wasser dadurch, dass sein Yin-Organ Niere das Knochenmark produziert, zu dem nach chinesischer Vorstellung auch das Gehirn gehört, eine Kontrolle über das Feuer, das den Geist repräsentiert.

Allgemein lässt sich sagen, dass die beiden Zyklen der Fünf Elemente ein komplexes Gleichgewichtssystem innerhalb der Natur beschreiben. Dieses Gleichgewicht wird gestört, sobald ein Element zu stark oder zu schwach vertreten ist. So wird ein Element, das im Übermaß vorhanden ist, nicht nur die zu ihm gehörenden Symptome hervorrufen, sondern auch das nächste Element, sein Kind im Schöpfungszyklus, übermäßig fördern und das übernächste Element aufgrund des Kontrollzyklus übermäßig eindämmen und in seiner Funktion beschränken.

Die 5 Elemente in der Medizin

Aus diesem Grund wendet die TCM eine grundsätzlich andere Diagnosemethode an als die westliche Medizin. Während die westliche Medizin bei Symptomen an einem Organ, z.B. bei hohem Blutdruck, direkt die Symptome und das zugehörige Organsystem behandelt, sucht die chinesische Medizin die Krankheitsursache immer in einem Ungleichgewicht im Gesamtsystem, fragt also – in den Begriffen der Fünf Elemente ausgedrückt – nach, ob eine zu starke oder zu schwache Mutter im Schöpfungszyklus eine Über- oder Unterfunktion hervorruft, oder ob der entsprechende Organ-Funktionskreis durch die Beziehungen im Kontrollzyklus zu stark gedämpft wird. So wird in der TCM für das Symptom des Bluthochdrucks zumeist die Leber verantwortlich gemacht, die für den sanften Fluss des Blutes verantwortlich ist. Es ist das „Feuer der Leber", das nach chinesischer Vorstellung aufwärts lodert, da ihm die Sanftheit, eine Yin-Qualität des Holzes, fehlt. In die Behandlung wird aber nicht nur die Leber einbezogen, sondern meist auch der Funktionskreis der Niere, da das Nieren-Yin die Wurzel des Leber-Yin bildet.

Insgesamt bleibt die Theorie der Fünf Elemente trotz dieser Komplexität ein recht vereinfachendes Mittel, Naturgesetze darzustellen. Sie hat durchaus ihre Berechtigung, scheitert aber zumindest in Teilgebieten der TCM an bestimmten klinischen Realitäten, da die Beziehungen der Fünf Elemente manchmal keine sinnvolle Diagnose oder Therapie nahelegen. Was die Theorie der Fünf Elemente ohne Zweifel leistet, ist ein tieferes Verständnis für die chinesische Philosophie und ein umfassendes Modell zur Vernetzung von unterschiedlichsten Betrachtungsweisen und Manifestationen der Natur, das auch die Emotionalität des Menschen und seine Psyche miteinbezieht.

2.5 Der große Energiekreislauf

Die 12 Hauptmeridiane bestehen aus 6 Yin- und 6 Yang-Meridianen, die paarweise an der Körperoberfläche angeordnet sind, so dass jeweils ein Yin- und ein Yang-Meridian ein Paar ergeben.

Gesetzmäßigkeiten der Meridianverläufe

Yin-Meridiane ziehen dabei von unten nach oben und verlaufen an der Körpervorderseite oder innen, während Yang-Meridiane von oben nach unten verlaufen und an der Körperrückseite, bzw. außen zu finden sind. Die anatomische Grundhaltung zur Lokalisation der Meridiane nach dieser Regel ist ein Mensch, der seine Arme mit nach vorne gekehrten Handflächen über den Kopf hält (siehe auch die folgende Abbildung).

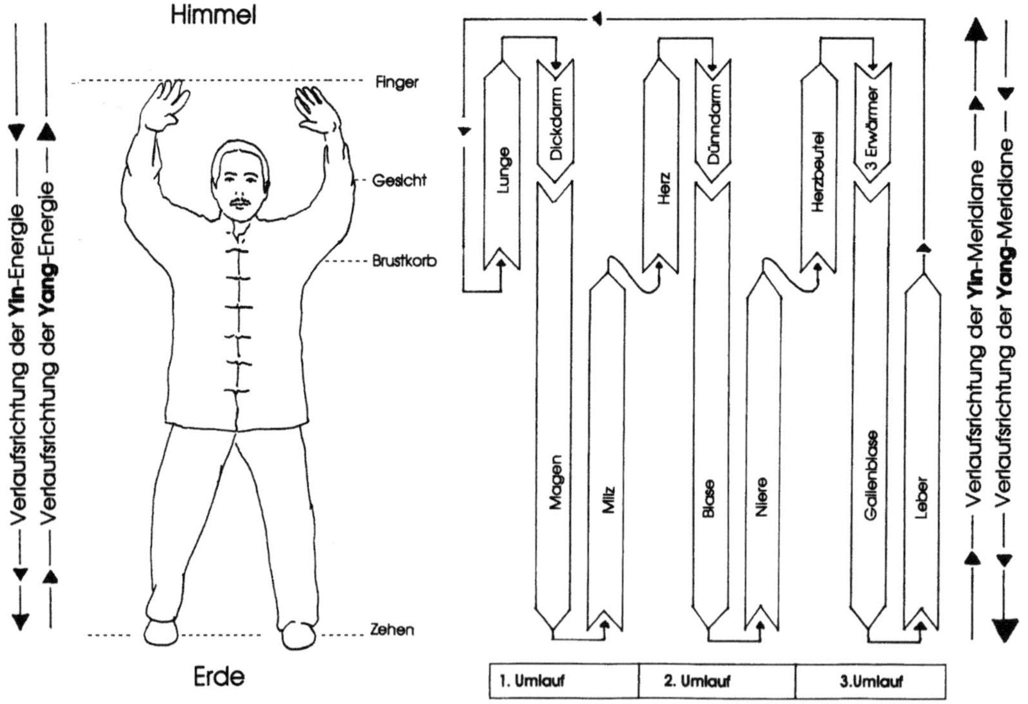

Der große Energiekreislauf: der Mensch wird zwischen Himmel und Erde eingespannt

Die Meridiane stehen untereinander in Verbindung. Sobald die Energie einen Meridian durchlaufen hat, geht sie in den folgenden über und durchläuft diesen. So ergibt sich ein Kreislauf des Qi, der als großer Energiekreislauf bezeichnet wird, weil er, wie wir später noch sehen werden, im Gegensatz zum kleinen Energiekreislauf die Extremitäten mit einbezieht.

Der große Energiekreislauf, der sich aus zwölf einzelnen Meridianen zusammensetzt, lässt sich in drei Meridianumläufe zu je vier Meridianen unterteilen. Hierbei weist jeder Meridianumlauf folgende Regelmäßigkeiten auf:

Die drei Meridian-Umläufe

Jeder der drei Meridian-Umläufe beginnt mit einem Yin-Meridian, der am Brustkorb entspringt und zu den Fingerspitzen zieht. Darauf folgt ein Yang-Meridian, der an den Fingerspitzen beginnt und im Gesicht endet. Ihm folgt ein weiterer Yang-Meridian, der vom Gesicht zu den Zehenspitzen zieht, um dort schließlich in einen Yin-Meridian zu münden, der von den Zehen zurück zum Brustkorb geht, dem Ausgangspunkt für den ersten Yin-Meridian des nächsten Meridianumlaufs.

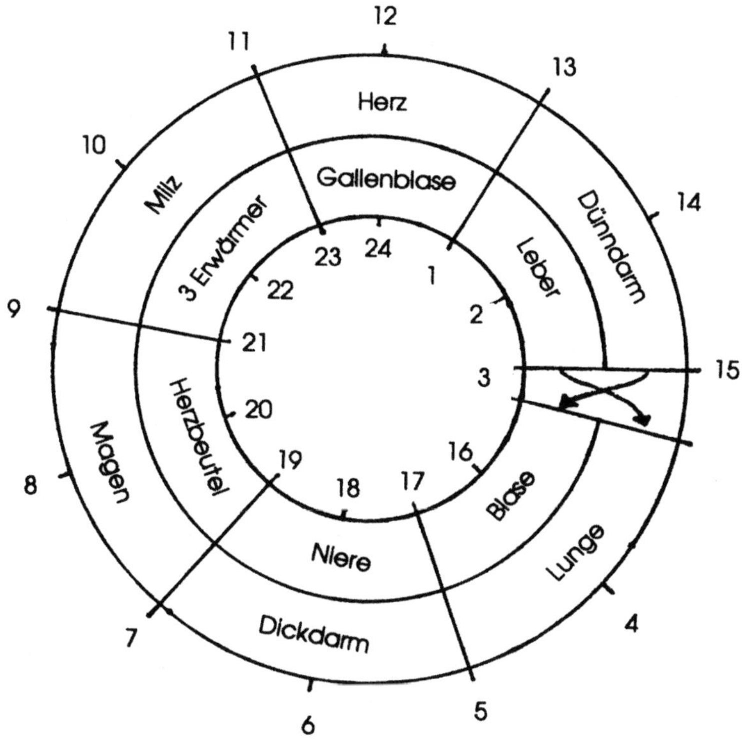

Die Organuhr zeigt die Zeiten des maximalen Energieflusses auf den Meridianen.

Die Aufgabe des großen Energiekreislaufes ist es, die einzelnen Teile des Körpers mit der für die Ausübung ihrer Funktionen nötigen Energie zu versorgen. Hierbei ist interessant, dass jeder Meridian eine sogenannte Maximalzeit hat, in der er seine größte Funktionstätigkeit entfaltet. Auf jeden der zwölf Meridiane entfallen dabei zwei Stunden innerhalb eines Tages. In dieser Zeit steht dem betreffenden Organ-Funktionskreis ein Maximum an Energie zu Verfügung, so dass diese Zeit vom Körper genutzt werden kann, um Energiedefizite aufzufüllen oder das Organ zu reinigen. Die Medizin kann diese Zuordnungen durch ihre Erfahrungen zum Großteil bestätigen. So findet z.B. ein überwiegender Teil von akuten Asthmaanfällen in der Zeit zwischen drei und fünf Uhr morgens statt, der Maximalzeit des Lungenmeridians. Auch gibt es Qigong-Methoden, die diese Tatsache nutzen, indem bestimmte Übungen zu bestimmten Tageszeiten ausgeführt werden, um einen Funktionskreis besonders zu stärken. Auf der vorherigen Seite ist die sogenannte Organuhr, die diese Zusammenhänge beschreibt, abgebildet.

Insgesamt wird deutlich, dass das Meridiansystem die Bedingungen erfüllt, die für ein ungehindertes Fließen von Qi notwendig sind. Erstens handelt es sich um ein System, das in Form eines Kreislaufes angelegt ist, zweitens ist dieses System so aufgebaut, dass zwei Pole vorhanden sind, zwischen denen der Energiefluss abläuft. Der aufrecht stehende Mensch wird so durch die senkrecht verlaufenden Organmeridiane zwischen Himmel und Erde eingespannt.

Der Mensch als Verbindung zwischen Himmel und Erde

Interessant ist in diesem Zusammenhang, dass dieses Einspannen des Menschen zwischen Himmel und Erde, wie es durch den großen Energiekreislauf geschieht, eine Parallele im alten chinesischen Weltbild hat. Nach alter Vorstellung war die Erde eine flache Scheibe, und das Himmelsgewölbe wurde von verschiedenen Pfosten gestützt. Der große Pfosten in der Mitte wurde Taiji genannt, „der große Firstbalken“ oder „das große Letzte“. Wie dieser große Balken sollte der Mensch sein, fest mit den Füßen auf der Erde und auf dem „Boden der Tatsachen“ verwurzelt, mit dem Geist aber frei und unabhängig in den Wolken schwebend, und zwischen diesen beiden Polen das Menschsein verwirklichen.

Im fünften Kapitel des Nei Jing[11], der „Großen Abhandlung über das wechselseitige Wirken von Yin und Yang“, wird die Dynamik der beiden Pole wie folgt beschrieben: „Das leuchtende Yang steigt zum Himmel hinauf, während Yin, das dunkle Element, zur Erde zurückkehrt. So manifestieren sich Himmel und Erde in Bewegung und Ruhe, was durch die Weisheit der Natur so angelegt ist.“ Yang-Energie durchzieht also auf Yin-Meridianen den Menschen ausgehend von der Erde nach oben, während Yin-Energie durch die Yang-Meridiane – vom Himmel kommend – den Menschen nach unten durchläuft.

Diese Zuordnung von Yin und Yang mag auf den ersten Blick etwas verwirrend sein, sie wird sicherlich deutlicher, wenn sie mit dem Begriff des Qi in Verbindung gebracht wird. Wir hatten gezeigt, dass das Schriftzeichen für Qi aus den zwei Bestandteilen Dampf und Reis besteht. Es kann auch als Dampf, der von kochendem Reis aufsteigt, gedeutet werden und somit auf die Nutzbarmachung von Energie verweisen. Tatsächlich ist das Bild des Kochens nützlich, um sowohl Prinzipien der Energieanwendung als auch die oben vorgenommene Zuordnung zu beschreiben.

Feuer und Hitze streben immer nach oben und werden als Yang bezeichnet, Wasser strebt, wie alle Materie, als Yin immer nach unten. Normalerweise entfernen sich Feuer und Wasser also voneinander, ohne sich zu beeinflussen. Um die Energie des Feuers nutzbar zu machen, muss es entgegen seiner ursprünglich aufstrebenden Eigenschaft unter das Wasser gebracht werden. Nur so kann seine Energie genutzt werden. Diesen Zusammenhang findet man sowohl in der Natur als auch im menschlichen Körper und in der chinesischen Philosophie.

In der Natur ist es zwar so, dass die Erde Yin-Qualität besitzt, aber der Erdmittelpunkt selbst ist Yang, da dort eine sehr große Hitze und somit ein riesiges Energiepotential existiert. Daher kann Energie, die von der Erde aufsteigt, als Yang-Energie bezeichnet werden.

Im menschlichen Körper liefert die Entstehung des Nieren-Qi, das eng mit dem Ursprungs-Qi verbunden ist, ein treffendes Beispiel. Man kann sich die Nieren wie einen mit Wasser gefüllten Kessel vorstellen. Das Wasser, das sich im Kessel befindet, steht für das Nieren-Yin, während das Feuer unter dem Kessel durch das Nieren-Yang erzeugt wird, das eng mit dem Akupunkturpunkt Du-Mai 4, der „Lebenspforte" zusammenhängt. Der aufsteigende Dampf des kochenden Wassers ist das Nieren-Qi, die Wurzel des Qi des menschlichen Körpers. Es steigt zur Lunge auf und wird von ihrem Funktionskreis im gesamten Körper verteilt.

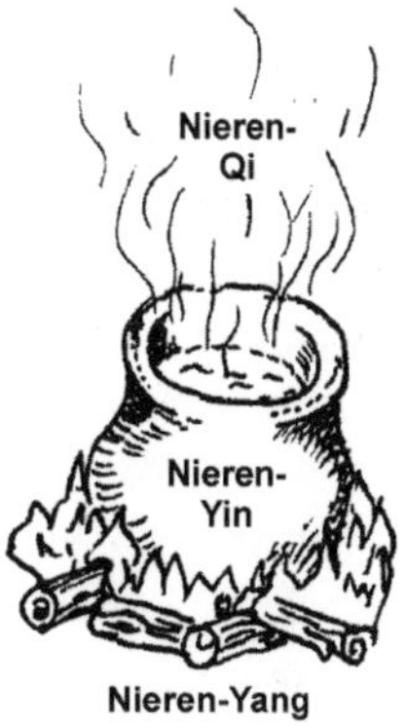

In philosophischer Hinsicht gibt uns das Yijing[12] einen entsprechenden Hinweis. Das 63. und vorletzte Hexagramm trägt den Titel „Nach der Vollendung" und wird symbolisiert durch das Bild des Feuers, das sich unter dem Bild des Wassers befindet. Das Bild macht zwar deutlich, dass alles an seinem Platz ist und eine sinnvolle Ordnung erreicht ist, wenn das Feuer unter dem Wasser ist. Es weist aber auch darauf hin, dass die Nutzbarmachung der Energie, die Dampfentwicklung also, nur funktioniert, wenn sich die beiden Komponenten Feuer und Wasser in einem ausgewogenen Gleichgewicht befinden. Ist zu viel Wasser vorhanden, läuft der Kessel über und das Wasser löscht das Feuer. Ist die Hitze des Feuers zu groß, verdampft alles Wasser und substanzlose, leere, nicht nutzbare Hitze steigt nach oben.

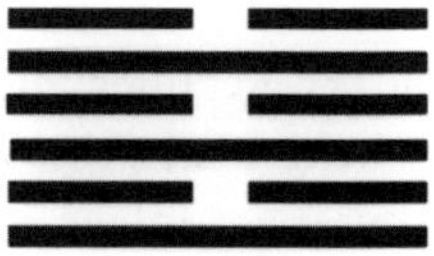

"Nach der Vollendung" das 63. Hexagramm des Yijing

2.6 Beschreibung der Meridianverläufe

Im folgenden Abschnitt sollen die einzelnen Meridiane in ihrem Verlauf kurz beschrieben werden. Grundlage dieser Beschreibung ist das im Literaturverzeichnis aufgeführte Buch „Fundamentals of traditional chinese medicine". Die Beschreibungen wurden teilweise ergänzt, was den Verlauf der Meridiane an der Körperoberfläche betrifft. So soll dem Leser die Möglichkeit gegeben werden, die einzelnen Meridianverläufe oder wichtige Akupunkturpunkte leichter am eigenen Körper aufzufinden.

Zuerst werden die zwölf Organ-Meridiane, die den großen Energiekreislauf bilden, beschrieben; die anschließende Beschreibung der Sondermeridiane beschränkt sich auf den Ren-Mai und den Du-Mai, also auf die Beschreibung des kleinen Energiekreislaufs.

Der Verlauf der zwölf Organ-Meridiane ist in den folgenden Abbildungen jeweils nur auf einer Körperhälfte eingezeichnet. Jeder der zwölf Organ-Meridiane verläuft natürlich symmetrisch über beide Körperhälften.

1 Der Lungenmeridian

Dieser Meridian entspringt im mittleren Teil der Bauchhöhle im mittleren Erwärmer. Dort beginnt er mit einem körperinneren Strom, der nach unten in die Dickdarmregion fließt. Von hier aus fließt er wieder im Körperinneren entlang der oberen Öffnung des Magens nach oben, führt nach oben durch das Zwerchfell und tritt dann in das zugehörige Organ, die Lunge, ein. Dieser körperinnere Strom durchfließt beide Lungenflügel, fließt dann zur Halsregion an der Kehle aufwärts, kehrt dort abermals um und läuft unter dem Schlüsselbein durch in die Seitenregion der Oberbrust. Dort tritt der Meridian am Akupunkturpunkt Lu 1 an die Oberfläche.

Hier ist er erstmals in seinem Verlauf zu ertasten: Legen Sie einen Finger in die Kuhle vorn an der Schulter, die von Schlüsselbein und Schulterblatt gebildet wird. Der senkrechten Vertiefung folgen Sie nun zwei bis drei Fingerbreit nach unten, bis Ihr Finger in den ersten zu ertastenden Rippenzwischenraum rutscht. Jetzt gehen Sie noch ca. einen Fingerbreit in Richtung Körpermitte, und Ihr Finger befindet sich auf dem Anfangspunkt des oberflächlichen Verlaufs des Lungenmeridians. Von da aus steigt der Meridian senkrecht nach oben in die eben schon ertastete Kuhle und verläuft in einem Bogen weiter über die Schulter an der inneren Armseite zum Daumen. Es gibt für den Verlauf am Arm wenige anatomische Anhaltspunkte; der Lungen-Meridian ist am einfachsten zu finden, wenn man die Hand mit der Handfläche nach vorne dreht. In dieser anatomischen Grundstellung laufen sämtliche Meridiane am Arm parallel, ohne sich um den Arm in Form einer Spirale zu verdrehen.

Auf dem Oberarm folgt der Lungen-Meridian der Außenseite des Bizeps-Muskels und überquert das Ellbogengelenk direkt an der Außenseite (die dem Daumen zugewandte) der Bizepssehne. Diese Sehne spürt man sehr gut, wenn man den Unterarm um etwa 90 Grad anwinkelt. Über den Unterarm zieht der Meridian in gerader Linie in Richtung der Stelle am Handgelenk, an der sich der Puls (Art. Radialis) tasten lässt. Von der Pulstaststelle läuft der Lungen-Meridian innerhalb des äußeren Randes der Handinnenfläche über den Daumenballen zum Daumengrundgelenk und von dort über den Daumenaußenrand entlang der Grenze zwischen der eher weißen Haut des Handrückens und dem Rosa des Handinneren. Der Lungen-Meridian endet im Winkel des Daumennagels an der Außenseite – d.h. an der dem Kleinfinger abgewandten Seite – in einer Vertiefung, die man spüren kann, obwohl sie nicht sehr ausgeprägt ist.

Ein Zweig des Lungenmeridians, der am Handgelenk – genau am Punkt Lu 7 – abzweigt, läuft direkt zur Spitze des Zeigefingers, wo sich der Lungenmeridian mit dem Dickdarmmeridian, seinem Yin-Yang Partner und Folgemeridian im Großen Energiekreislauf, verbindet.

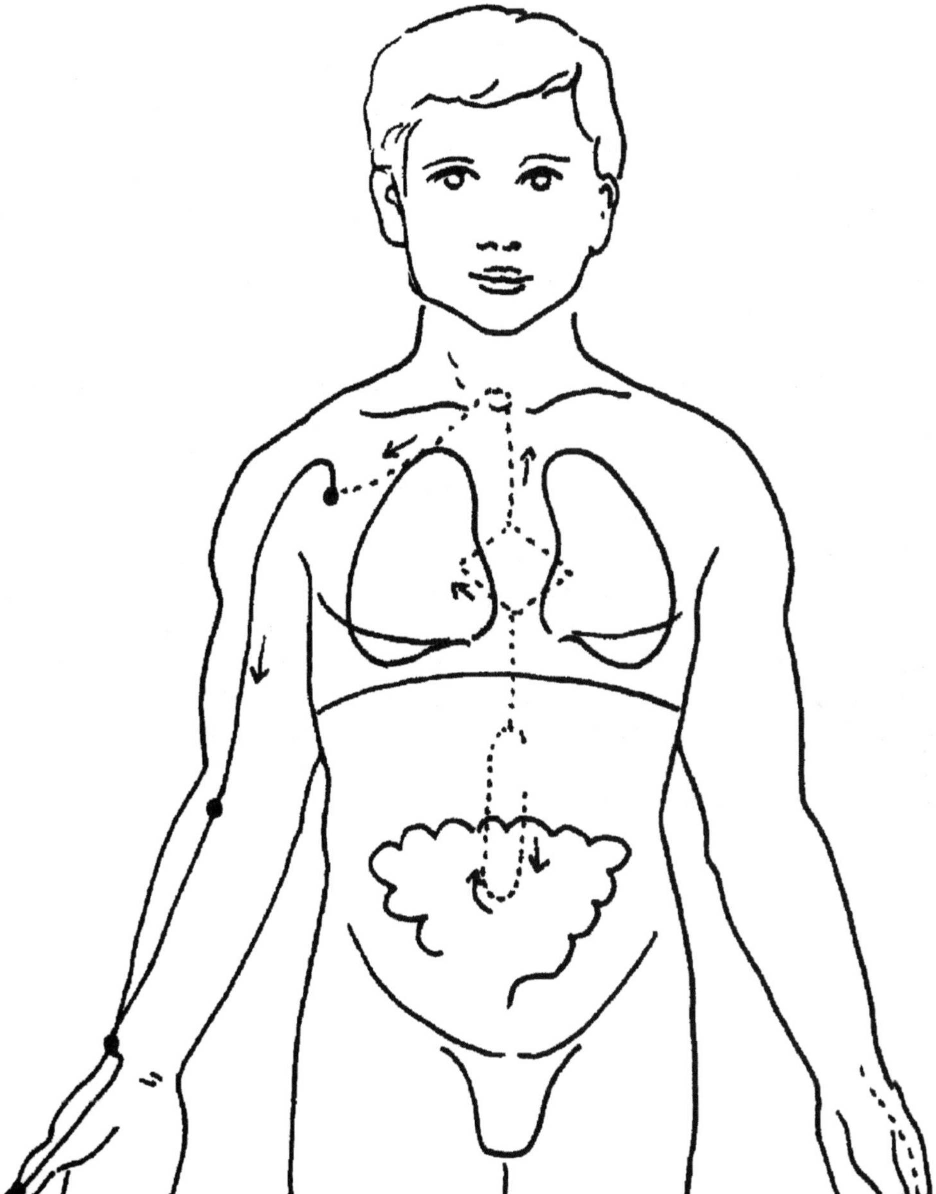

Der Verlauf des Lungenmeridians

2 Der Dickdarmmeridian

Der Dickdarmmeridian beginnt in der Nähe des dem Daumen zugewandten Nagelwinkels des Zeigefingers und folgt dann den Fingergliedern und dem ersten Mittelhandknochen bis zum Daumengrundgelenk. Über den Unterarm verläuft er auf der oberen, äußeren Seite der Speiche (das ist der Unterarmknochen, der am Handgelenk an der Daumenseite endet) genau in Richtung des äußeren Endes der Falte am Ellbogengelenk, die entsteht, wenn der Ellbogen gebeugt wird. Über den Oberarm läuft er am vorderen Rand des Trizeps zum Ansatz des Delta-Muskels und überquert die Schulter an ihrem höchsten, äußeren Punkt. (Diese Stelle findet sich sehr leicht, wenn ein Finger oben auf die Schulter gelegt und dann der Arm seitlich angehoben wird; der Finger fällt dann förmlich in eine Kuhle am Ansatz des Delta-Muskels.) Von hier vollzieht der Dickdarmmeridian eine Wendung zum Nacken und zur Wirbelsäule zum Punkt Du-Mai 14, der zwischen dem 7. Halswirbel und dem Dornfortsatz des ersten Brustwirbels liegt. Von dort überquert er die Schulter wieder nach vorne, bis er das Schlüsselbein erreicht.

Hier verzweigt sich der Dickdarmmeridian. Ein Seitenast geht ins Körperinnere, wendet sich zur Lunge und verläuft durch das Zwerchfell in die Bauchhöhle bis zum Dickdarm .

Der oberflächlich verlaufende Ast steigt vom Schlüsselbein ausgehend am vorderen Hals auf und überquert den Unterkieferknochen knapp vor der Vertiefung, die man am Unterkiefer tasten kann, wenn man vom Winkel her am Knochenrand ca. anderthalb Fingerbreit nach vorn tastet.

Von hier aus läuft der Meridian über die Wange, von wo aus ein innerer Ast in das Zahnfleisch der unteren Vorderzähne eintritt. Der oberflächliche Verlauf führt zur Oberlippe hin und endet jeweils auf der gegenüberliegenden Seite in der Kuhle neben dem seitlichsten Punkt des Nasenflügels.

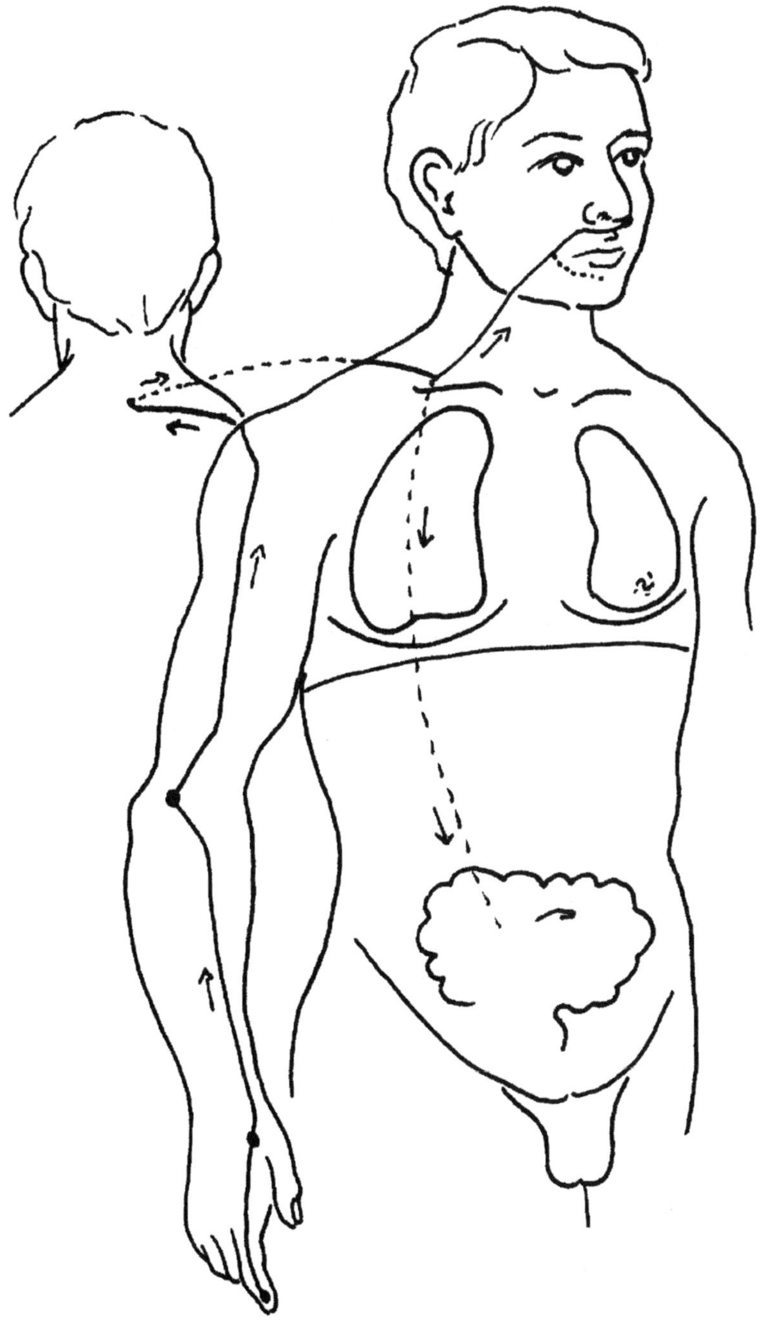

Der Verlauf des Dickdarmmeridians

3 Der Magenmeridian

Der Magenmeridian beginnt mit einem inneren Seitenarm am Endpunkt des Dickdarmmeridians am seitlichen Nasenflügel. Von dort steigt er neben der Nase auf bis zur Nasenwurzel und dem Anfangspunkt des Blasenmeridians am inneren Augenwinkel. Er wendet sich am Auge entlang nach außen und tritt in der Mitte des unteren Augenrandes mit dem Akupunkturpunkt Ma 1 an die Oberfläche; das ist der Punkt des unteren Knochenrandes der Augenhöhle, der bei geradeaus gewendetem Blick genau unter der Pupille liegt. Von dort läuft er gerade abwärts, bis er etwa einen Fingerbreit neben dem Endpunkt des Dickdarmmeridians nach innen in das Zahnfleisch des Oberkiefers eintritt. Wieder austretend umläuft er die oberen Lippen und umkreist die Lippen weiter, um sich unter der Mitte der Unterlippe mit dem Ren-Mai im Punkt Ren-Mai 24 zu treffen. Dann verläuft er über die Wange und danach am Kieferknochen entlang, überquert die Kaumuskulatur und läuft die Schläfe vor dem Ohr aufwärts, folgt der vorderen Haaransatzlinie und erreicht die Stirn an der Nahtstelle zwischen Scheitelbein und Stirnbein, also in etwa da, wo die „Geheimratsecken" beginnen.

Bei seinem Verlauf über den Kieferknochen verzweigt sich der Meridian auf der Oberfläche. Vom Punkt Ma 5 überquert der oberflächliche Hauptast den Kieferknochen etwa einen Fingerbreit vor dem Dickdarmmeridian (in der Mitte des Kieferknochens), überquert dann auch den großen, schrägen Halsmuskel und läuft zu der Vertiefung am inneren, oberen Ende des Schlüsselbeines.

Hier zweigt ein innerer Ast ab, der durch das Zwerchfell nach unten zur Magenregion führt und dann die Milz betritt. Am unteren Ende des Magens bildet sich dieser innere Ast von neuem und geht in der Bauchhöhle nach unten, um in der Leiste wieder an die Oberfläche zu treten und sich mit dem äußeren Hauptast zu vereinigen .

Der äußere Verlauf folgt der Vertiefung über dem Schlüsselbein bis zu deren Mitte, überquert dann das Schlüsselbein und läuft über die Brust nach unten, indem er zuerst gerade zur Brustwarze läuft, sich kurz danach wieder nach innen wendet, um dann in einem Abstand von ca. zwei Daumenbreiten parallel zur Mittellinie des Körpers über den Bauch nach unten bis zur Leiste zu ziehen. In der Leiste trifft der innere Ast wieder mit dem äußeren zusammen.

Von der Leiste aus wendet sich der wiedervereinigte Hauptast nach außen, unten, um knapp außerhalb der Mittellinie der Oberschenkel nach unten zu führen. Er verläuft um die Außenseite der Kniescheibe hart an deren Knochenrand, um dann den Unterschenkel ebenfalls etwas außerhalb der Mittellinie herabzuführen. Der Meridian folgt dabei dem Muskel seitlich des Schienbeins und durchläuft das Sprunggelenk in der mittleren der drei von Sehnen gebildeten Kuhlen, die entstehen, wenn man die Fußspitze Richtung Knie zieht. Er endet, nachdem er den Mittelfuß überquert hat, an der Außenseite der zweiten Zehe.

Vom oberen Schienbein aus entspringt ein weiterer Zweig, der ebenfalls nach unten führt und an der äußeren Seite der mittleren Zehe endet.

Ein weiterer Zweig entspringt am Fußrücken und endet an der inneren (also der dem kleinen Zeh abgewandten Seite) des großen Zehs, wo er mit dem Anfangspunkt des Milzmeridians in Kontakt tritt.

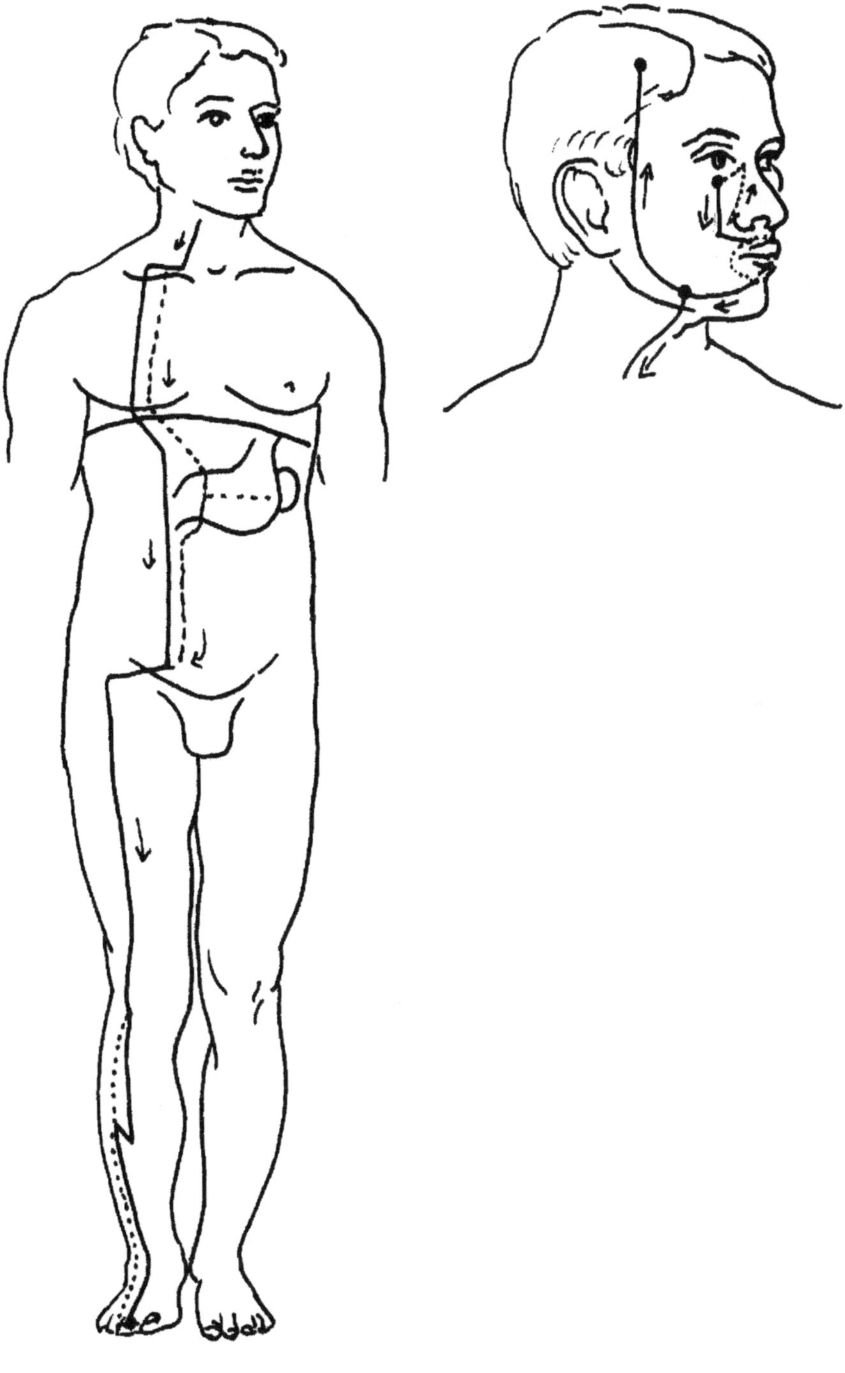

Der Verlauf des Magenmeridians

4 Der Milzmeridian[13]

Der Milzmeridian beginnt an der Innenseite, also der dem kleinen Zehs abgewandten Seite des Nagelbettwinkels der großen Zehe. Er folgt in seinem Verlauf zu Anfang dem unteren Rand des ersten Mittelfußknochen und verläuft dann oberhalb am Knöchel vorbei zum inneren Schienbeinrand, auf den er ungefähr drei Fingerbreit oberhalb des Innenknöchels trifft. Dies ist in der Regel ein druckempfindlicher Punkt. Hier treffen sich die drei Yin-Meridiane der Milz, Niere und Leber im Akupunkturpunkt Mi 6. Der Milzmeridian verläuft dann direkt an der inneren Kante des Schienbeins den Unterschenkel hinauf, bis sich das Schienbein ca. vier Fingerbreit unterhalb des Kniegelenks verbreitert. Ab hier verläuft der Milzmeridian in Richtung Kniescheibe und umrundet sie an ihrer Innenseite (analog zum Magenmeridian auf der Außenseite), bis er an ihrer obersten Stelle in der Mitte des Beines angelangt. Sein Verlauf über den Oberschenkel entspricht einer geraden Linie, die minimal innerhalb der Mittellinie des Beines nach oben geht, bis er bei der dicken Sehne (des M. rectus femoris) auf die Leiste trifft. In diesem Bereich kreuzt er auch den Magenmeridian und verläuft von nun an außerhalb von diesem.

Von der Leiste zweigt er zum Ren-Mai, der vorderen Zentrallinie des Körpers, ab und verläuft auf dieser ein Stück nach oben, bis er auf den Akupunkturpunkt Ren-Mai 6, das „Meer der Energie" trifft. Ab hier geht er wieder auf seinen ursprünglichen Verlauf, der am seitlichen Vorderbauch am Rande der geraden Bauchmuskulatur nach oben zieht.

Etwa auf Höhe des Bauchnabels verlässt der Milzmeridian diesen Verlauf noch einmal kurz, um wieder zur Körpermitte auf den Ren-Mai zu ziehen. Dort zweigt ein innerer Seitenast ab, der zur Milz geht und sich auch mit dem Magen verbindet.

Von diesem Verzweigungspunkt kehrt der äußere Verlauf des Meridians auf seinen ursprünglichen Verlauf zurück und läuft außerhalb der Brustwarzen über die Brust nach oben, bis er etwa in Höhe der Falte der Achselhöhle eine Kehrtwendung macht und seitlich wieder bis zum sechsten Rippenzwischenraum absteigt.

An dem Punkt der Kehrtwendung zweigt ein Ast ins Körperinnere ab, der zur Kehle und weiter zur Zunge führt, wo er Qi und Blut verbreitet.

Der innere Seitenast aus der Milz-Magenregion läuft nach oben durch das Zwerchfell auf das Herz zu, wo er sich mit dem Herzmeridian verbindet.

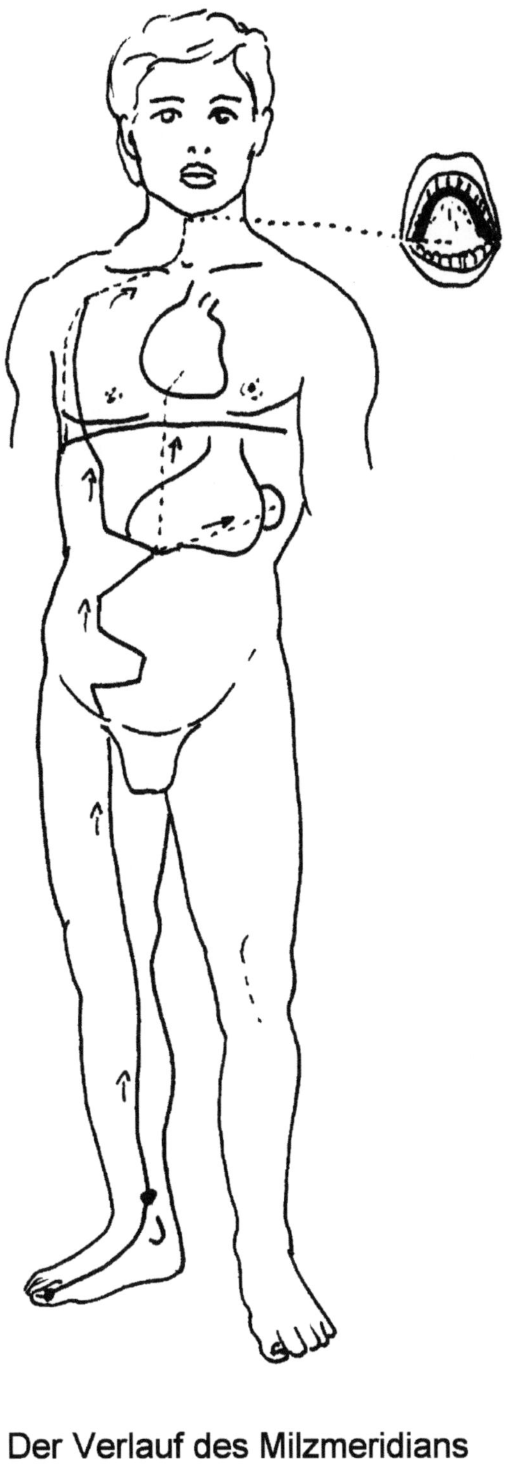

Der Verlauf des Milzmeridians

5 Der Herzmeridian

Der Herzmeridian hat drei Äste, die alle im Herzen selbst entspringen. Der erste, ein innerer Ast, geht durch das Zwerchfell nach unten und tritt in den Dünndarm ein. Der zweite, auch ein innerer Ast, verläuft seitlich der Kehle nach oben und trifft schließlich auf das Auge. Der dritte Ast verläuft anfänglich auch innerlich, indem er vom Herzbereich zur Lunge und weiter quer durch die Brust bis zum tiefsten Punkt der Achselhöhle verläuft, wo er im Akupunkturpunkt H1 an die Oberfläche tritt. Von der Achselhöhle läuft er an der Innenseite des Oberarms in der Furche unter dem Bizepsmuskel nach unten auf den vorstehenden Knochen an der Innenseite des Ellbogens zu und, wenn man die Handfläche nach oben dreht, über diesen weiter. Man findet diesen Punkt am Ellbogen sehr leicht, wenn man analog zum Dickdarmmeridian den Arm beugt und nun das innere Ende der Ellbogenfalte aufsucht. Auf dem Unterarm läuft er zwischen den Beugemuskeln weiter zum Handgelenk, das er an der dem Daumen zugewandten Seite des Sehnenansatzes überquert, der an der Kleinfingerseite liegt. Von dort läuft er in gerader Linie über den Handballen auf die Spalte zwischen Klein- und Ringfinger zu und endet schließlich an dem dem Daumen zugewandten Nagelbettwinkel des kleinen Fingers, wo er sich mit dem Dünndarmmeridian verbindet.

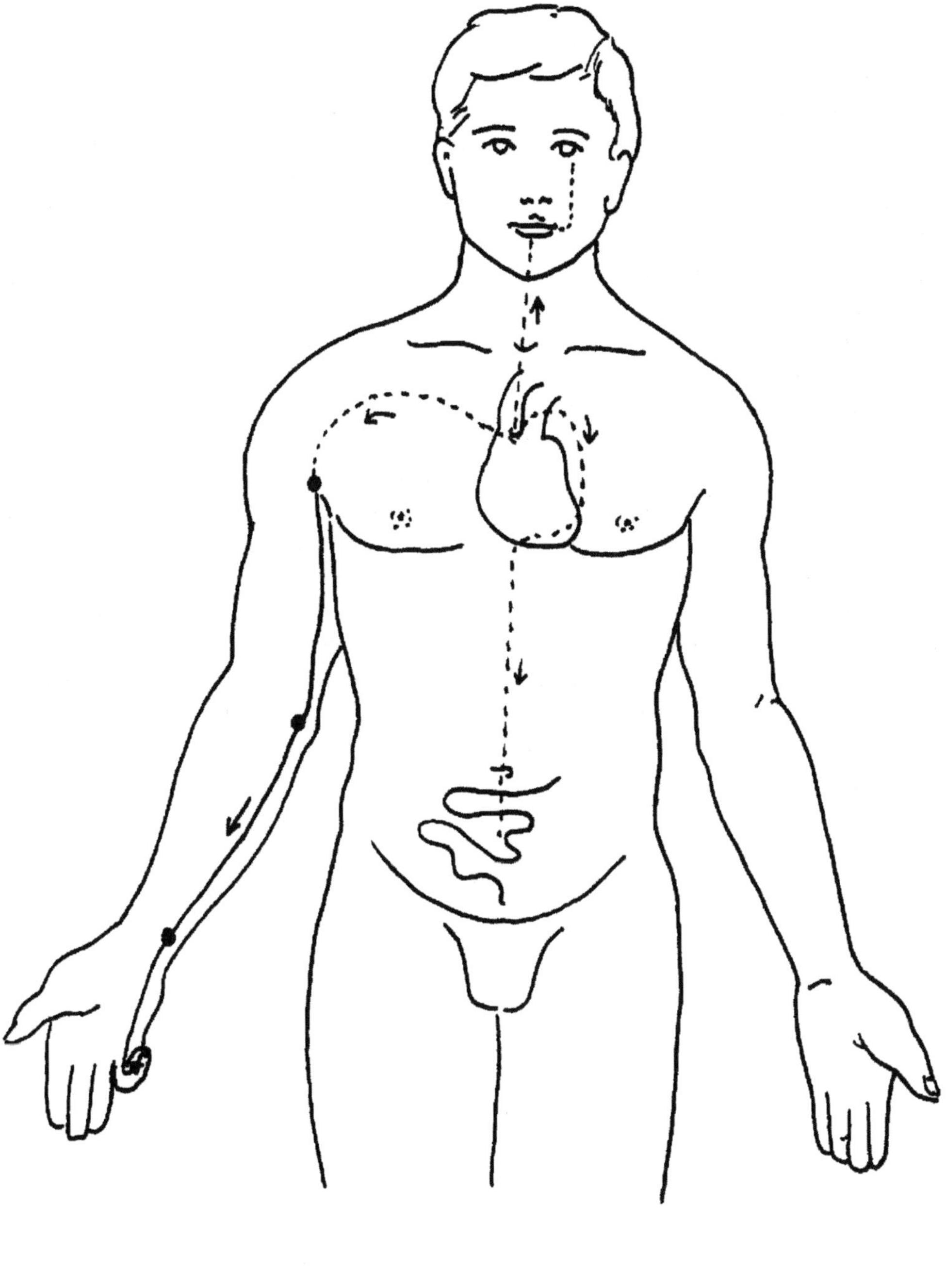

Der Verlauf des Herzmeridians

6 Der Dünndarmmeridian

Der Dünndarmmeridian beginnt am äußeren Nagelbettwinkel des kleinen Fingers und verläuft zunächst an dessen Fingergliedern und dem fünften Mittelhandknochen (also an der äußeren, oberen Handkante) zum Handgelenk. Er überquert das Handgelenk am Gelenkkopf der Elle und folgt diesem Knochen bis zum Ellenhaken. Über den Ellbogen verläuft er genau in der Rinne, die sich finden lässt, wenn man von der Spitze des Ellbogens nach innen geht. Dann verläuft er weiter am Rand des dort ansetzenden Muskels den Oberarm nach oben, um schließlich in die hintere Schulterregion einzutreten.

Auf der Schulter verläuft er in einer Zickzacklinie von einem Punkt etwa hinter dem Schultergelenk zur Mitte des Schulterblattes bis er schließlich auf die Zentrallinie des Rükkens und somit auf den Akupunkturpunkt Du-Mai 14 trifft, also den Punkt zwischen dem siebten Halswirbel und dem Dornfortsatz des ersten Brustwirbels. Dann überquert er die Schulter nach vorne, bis er das Schlüsselbein erreicht.

Dort verzweigt sich der Meridian und ein innerer Ast verläuft durch Herz, dann der Speiseröhre weiter folgend durch Zwerchfell und Magen, bevor er in das zugehörige Organ, den Dünndarm, eintritt.

Der äußere Hauptast des Dünndarmmeridians steigt vom Schlüsselbein am Außenhals herauf auf den Kieferwinkel zu. Er verläuft weiter über die Wange.

Der Hauptast läuft auf den erhabensten Punkt des Backenknochens zu, um dann der unteren Kante des Jochbeins zu folgen, bis er in der Vertiefung, die bei leicht geöffnetem Mund vor der Mitte des Ohres entsteht, endet. Von dem erhabenen Punkt des Backenknochens läuft ein innerer Seitenast des Meridians weiter zur äußeren Seite der Nase und weiter aufwärts zum inneren Augenwinkel, wo er sich mit den Blasenmeridian verbindet.

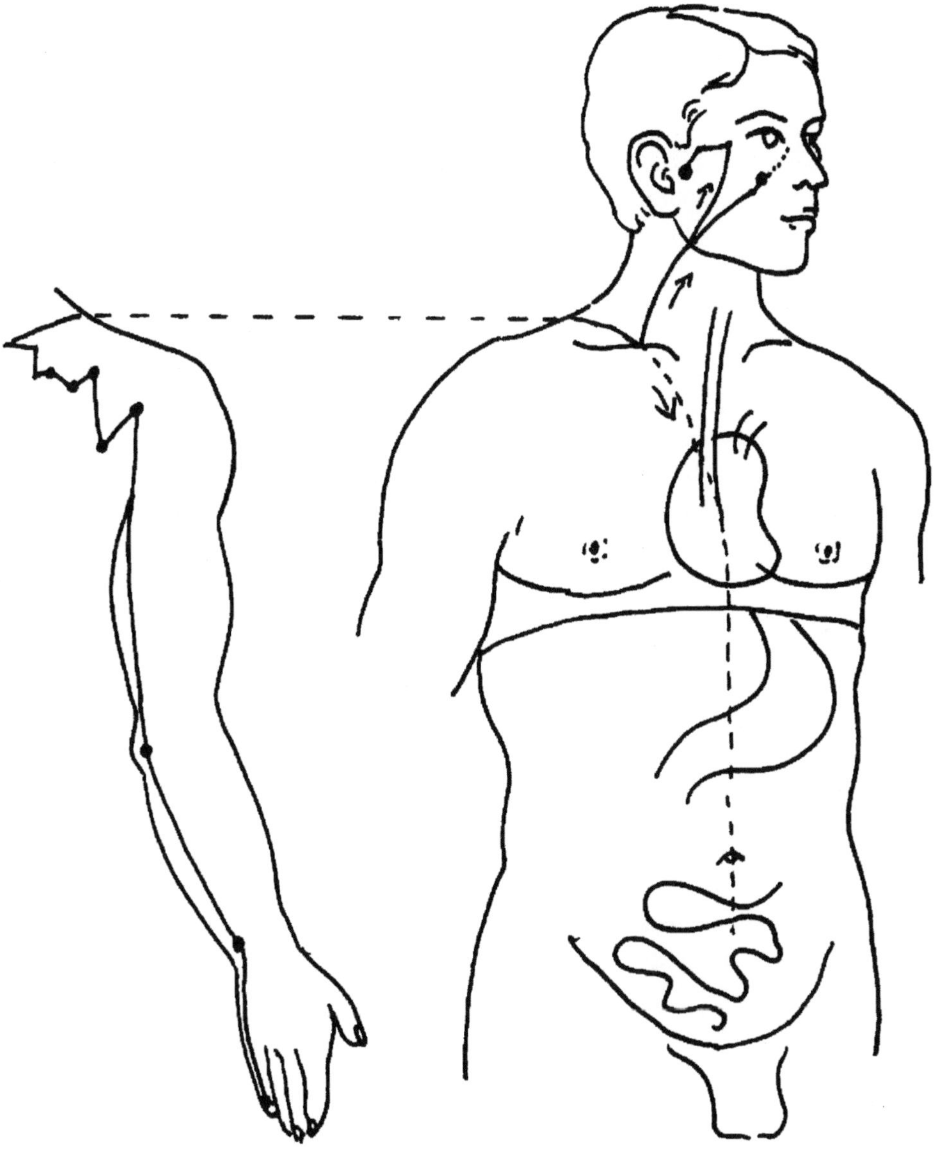

Der Verlauf des Dünndarmmeridians

7 Der Blasenmeridian

Der Blasenmeridian beginnt am inneren Augenwinkel und geht dann über den inneren Augenbrauenansatz die Stirn hinauf. Er beschreibt am Haaransatz einen kleinen Winkel nach außen und läuft dann etwa zwei Fingerbreit parallel zur Scheitellinie des Kopfes über die Schädeldecke. Im Scheitelpunkt des Kopfes (das ist der höchste Punkt des Kopfes, in dem sich die zwei Mittellinien des Körpers treffen; von diesen zwei Mittellinien verläuft die eine über die Nasenspitze und den Kopf bis auf die Wirbelsäule, entspricht also dem Du-Mai, während die andere durch den tiefsten und höchsten Punkt der Ohren verläuft; der Scheitelpunkt selbst entspricht Du-Mai 20) treffen sich die Äste beider Körperhälften kurz, um dann wieder auf ihre ursprüngliche Bahn zurückzukehren.

Am Scheitelpunkt zweigt ein kleiner Ast ab, der zur Schläfe läuft und dessen innerer Ast in das Gehirn eintritt; der Hauptast verläuft weiter einen Fingerbreit neben der Zentrallinie über den Hinterkopf zum Nacken, wo er sich in zwei Äste gabelt.

Der Ast nahe der Wirbelsäule läuft weiterhin parallel zu dieser auf den daneben liegenden Muskeln über den Rücken nach unten. Auf diesem Abschnitt des Blasenmeridians liegen die 12 Zustimmungspunkte, die in der Akupunktur eine große Rolle spielen, weil sie über ihre Zuordnung zu einzelnen Wirbelsäulensegmenten und zu den zwölf Organen sowohl eine diagnostische als auch eine therapeutische Funktion haben.

In der Lendengegend zweigt etwa auf Höhe der Nieren ein innerer Ast ab, der sich zuerst mit der Niere und dann mit der Blase verbindet.

Der nahe der Wirbelsäule gelegene Ast des Meridians läuft weiter über das Gesäß und die Rückseite des Oberschenkels in die Mitte der Kniekehle, wo er sich wieder mit dem parallel verlaufenden äußeren Ast vereinigt, der etwa zwei Fingerbreit neben dem nahe bei der Wirbelsäule gelegenen Ast an der Innenseite des Schulterblattes weiter den Rücken hinunterzieht und dann an der hinteren Außenseite des Oberschenkels auch in die Kniekehle läuft.

Von da aus strömt der Meridian in gerader Linie in der Mitte der Wade abwärts, um an der Stelle, an der man die Achillessehne zu spüren beginnt, leicht nach außen zu gehen. Er verläuft weiter am äußeren Rand der Achillessehne, dann hinter und unter dem Außenknöchel vorbei und entlang der Fußkante, bis er schließlich an der äußeren Seite der kleinen Zehe im Nagelbettwinkel endet, wo er sich mit der Nierenleitbahn verbindet.

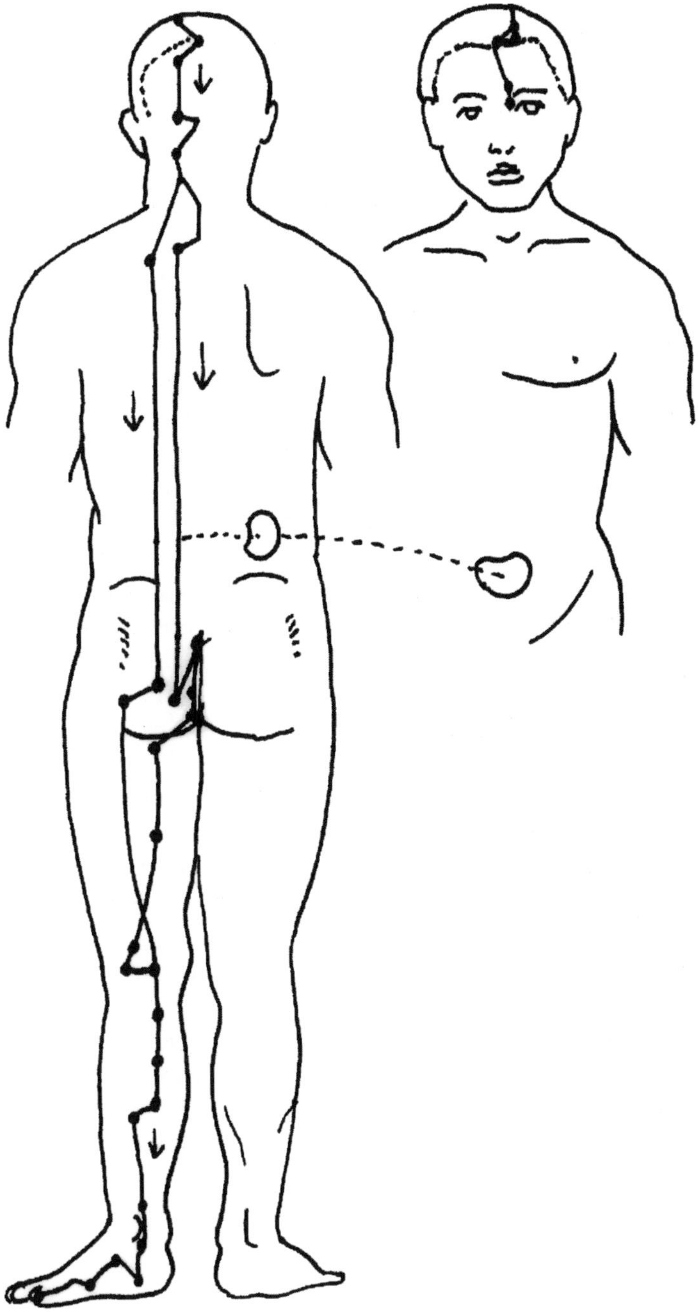

Der Verlauf des Blasenmeridians

8 Der Nierenmeridian

Der Nierenmeridian entspringt mit einem Seitenarm in etwa dort, wo der Blasenmeridian endet, nämlich an der unteren Seite der kleinen Zehe, und kreuzt dann die Fußsohle, indem er durch den Akupunkturpunkt Ni 1 „Die sprudelnde Quelle“ verläuft. Dies ist ein sehr wichtiger Akupunkturpunkt, nicht nur, weil man über ihn den Nierenmeridian anregen kann, der sich bei vielen Menschen in einem Mangelzustand befindet, sondern auch, weil er für die energetische Aufrichtung des Menschen von großer Bedeutung ist. Man findet „die sprudelnde Quelle“ in der Vertiefung zwischen dem Großzehenballen und dem Kleinzehenballen etwa vier Fingerbreit gerade unter dem Ansatz der zweiten Zehe.

Von hier aus läuft der Nierenmeridian über die Fußinnenseite, umkreist den Knöchel im Uhrzeigersinn, so dass er wieder zur Fersenregion absteigt, bevor er an der Innenseite des Beines nach oben verläuft. Er trifft sich dabei im Punkt Mi 6 mit dem Milz- und dem Lebermeridian. Von dort aus läuft er hinter dem Milzmeridian, also mehr auf dem Muskel und weiter weg vom Schienbeinknochen, den Unterschenkel hinauf, überquert die Innenseite des Knies und läuft die Innenseite des Oberschenkels hinauf, um nahe dem Steißbein in das Körperinnere einzutreten.

Der innere Verlauf geht zuerst zum Steißbein, dem Beginn des Du-Mai. Die Tatsache, dass der Nierenmeridian mit seinem vom Boden aufstrebenden Verlauf hier in den kleinen Energiekreislauf eintritt und diesem auf dem Du-Mai bis zum dritten Lendenwirbel folgt, erhöht seine Bedeutung für eine energetisch funktionale Körperhaltung. Die Nierenenergie schiebt sozusagen den kleinen Energiekreislauf an. Zwischen den Nieren auf der Höhe zwischen dem zweiten und dritten Lendenwirbel liegt das „Ming-men“, ein wichtiger Punkt des kleinen Energiekreislaufes. Dieser innere Ast des Nierenmeridians tritt vom Du-Mai auf Höhe des „Ming-men“ direkt in die Niere ein. Von dort wendet sich im Körperinneren ein Ast nach unten zur Blase und tritt dann am Schambeinoberrand knapp einen Fingerbreit neben der Mittellinie des Körpers wieder an die Körperoberfläche.

Von hier aus läuft der Nierenmeridian parallel zur Körpermittellinie den Bauch nach oben, bis er auf die 6. Rippe trifft, die er zwar überquert, aber dabei wendet er sich etwas nach außen, so dass er die Brust in einem Abstand von ca. zwei Daumenbreiten zur Mittellinie nach oben überquert und schließlich an der unteren Seite des Schlüsselbeins mit seinem äußeren Verlauf dort endet, wo dieses das Gelenk mit dem Brustbein bildet.

Der zweite innere Ast passiert nach dem Austreten aus der Niere die Leber und das Zwerchfell und steigt nach oben zur Lunge auf, wo er sich nochmals verzweigt und durch die Kehle läuft und in der Zungenwurzel endet, bzw. zum Herzen und in die Brust geht, wo er sich mit dem Herzbeutelmeridian verbindet.

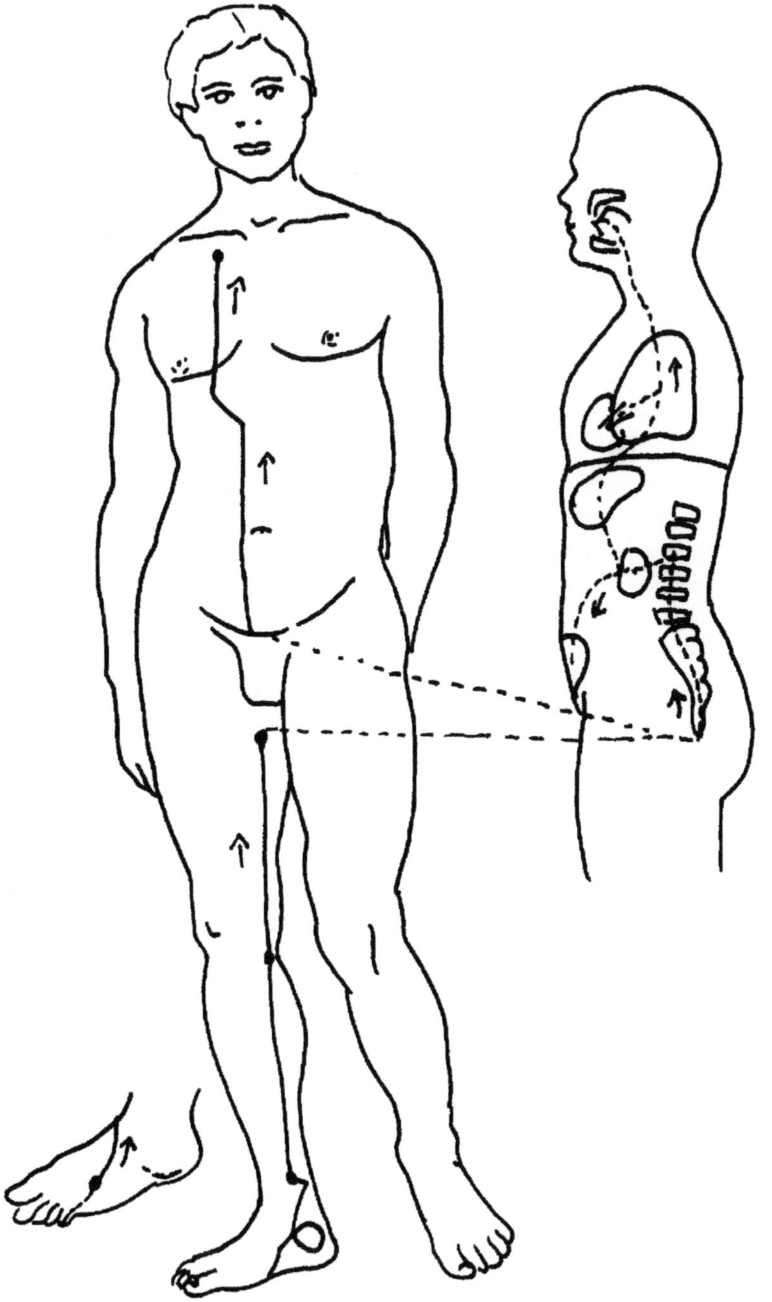

Der Verlauf des NIerenmeridians

9 Der Herzbeutelmeridian[14]

Der Herzbeutelmeridian geht vom Zentrum seines Organbereichs aus und startet mit zwei inneren Ästen, von denen einer im Körperinneren nach unten geht und die drei Bereiche des Dreifachen Erwärmers durchfließt und verbindet, während der zweite innere Ast die Brust quer durchfließt und etwa eine Daumenbreite neben der Brustwarze an die Körperoberfläche tritt. Er steigt auf dem Rand des großen Brustmuskels nach oben und verläuft in einem Bogen über die vordere Schulter, ohne jedoch den Lungenmeridian zu kreuzen. Der Bogen des Herzbeutelmeridians bleibt also, von vorne betrachtet, unterhalb des Bogens, den der Lungenmeridian beschreibt.

Für den Verlauf am Arm kann man sich als Anhaltspunkt ebenfalls merken, dass der Herzbeutelmeridian weder den Lungen- noch den Herzmeridian kreuzt, obwohl alle drei auf der Arminnenseite verlaufen. Der Lungenmeridian verläuft mehr auf der Daumenseite des Armes, der Herzmeridian mehr auf der Kleinfingerseite und der Herzbeutelmeridian dazwischen. Am Oberarm verläuft er über den Bauch des Bizeps, dic Ellenbeuge überquert er in ihrer Mitte direkt an der Innenseite der starken Bizepssehne, die hervortritt, wenn man den Bizeps anspannt. Den Unterarm und das Handgelenk überquert er genau in deren Mitte, um dann über die Mitte des Handtellers in einer geraden Linie auf den Mittelfinger zuzulaufen, an dessen Spitze er endet.

Am Akupunkturpunkt Hb 8, dem „Palast der Arbeit", zweigt ein innerer Ast ab, der entlang dem Ringfinger zu dessen Spitze führt und sich dort mit dem Meridian des Dreifachen Erwärmers verbindet. Den „Palast der Arbeit" findet man, indem man eine Faust machen; der Akupunkturpunkt Hb 8 liegt auf der Handfläche zwischen den Berührungspunkten der Mittelfingerspitze und der Ringfingerspitze.

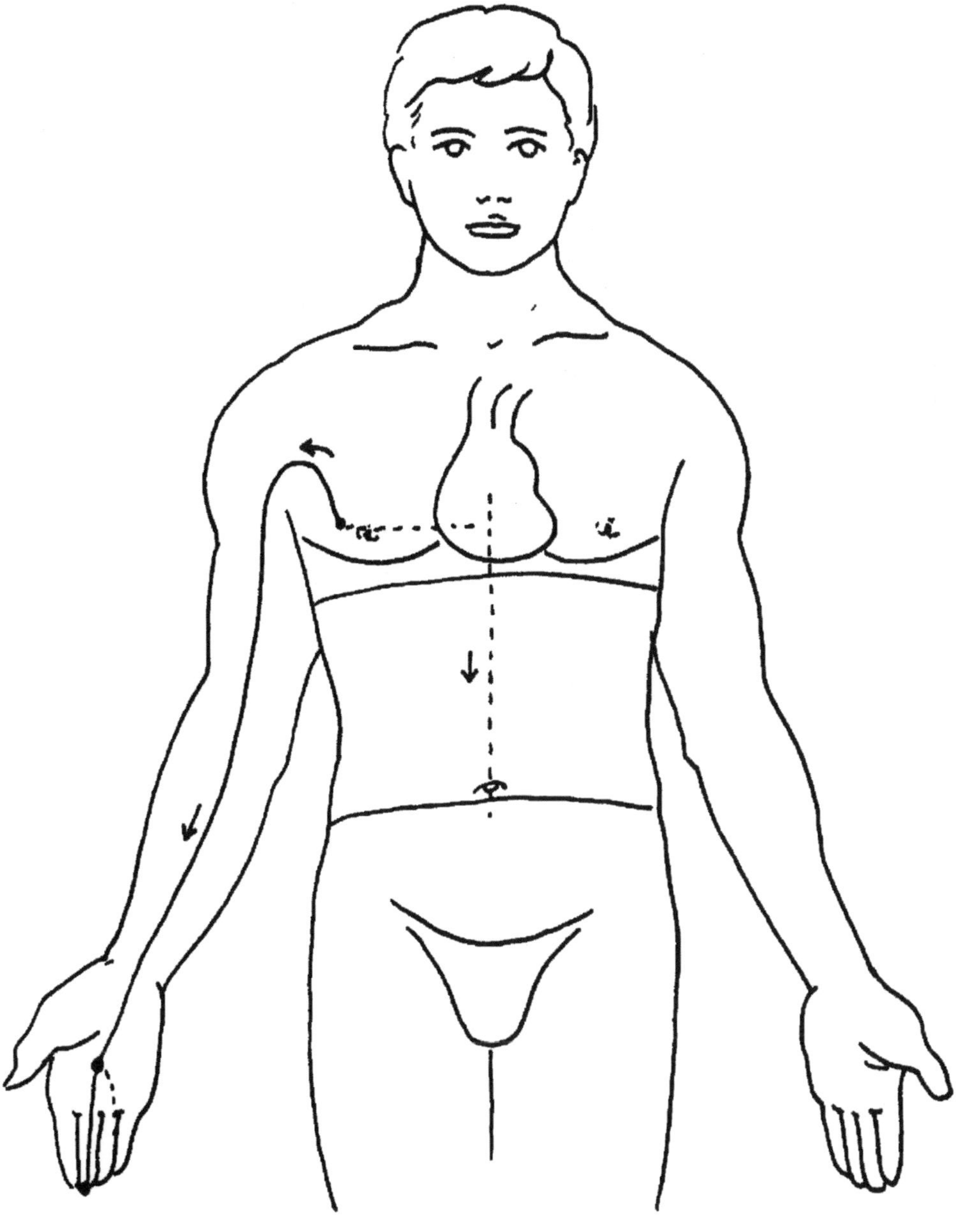

Der Verlauf des Herzbeutelmeridians

10 Der Dreifache-Erwärmer-Meridian[15]

Dieser Meridian beginnt in der dem kleinen Finger zugewandten Nagelbettfalte des Ringfingers. Er läuft zwischen dem vierten und dem fünften Mittelhandknochen den Handrücken hinauf, überquert das Handgelenk und läuft in der Mitte des Unterarms auf den Ellbogen zu, den er an der Außenseite des Ellenhakens überquert. Der Meridian des Dreifachen-Erwärmers läuft am ganzen Arm zwischen den Meridianen des Dickdarms und des Dünndarms, die auch beide auf der Außenseite des Armes verlaufen. Der Dreifache-Erwärmer-Meridian folgt am Oberarm in seinem Verlauf in etwa dem vorderen Bauch des Trizeps, um die Schulterkante an einem Punkt ca. zwei Fingerbreit hinter dem Dickdarmmeridian zu erreichen. Dann kreuzt er den Gallenblasenmeridian.

Er läuft danach über die Schulter nach vorn zum Schlüsselbein. Von hier zweigt ein innerer Ast ab, der durch den Herzbeutel und das Zwerchfell weiter abwärts führt und so die drei Regionen des Dreifachen-Erwärmers verbindet. Dieser innere Ast wendet sich wieder zur Schulter hin, wo er an die Körperoberfläche tritt und seinen früheren, äußeren Verlauf wieder aufnimmt.

Er läuft außen und seitlich am Hals empor, geht zur Schädelbasis am Ohrläppchen und umkreist von dort aus das Ohr, bis er an dessen oberer und vorderer Seite angelangt. Diese Stelle ist bei geöffnetem Mund sehr gut tastbar, liegt aber über und hinter der Kuhle, in der der Dünndarmmeridian endet.

Von hinter dem Ohr aus läuft ein Ast nach oben über die Schläfe, kreuzt den Gallenblasenmeridian und zieht dann nach unten in die Wangenregion, wo er endet.

Ein weiterer innerer Ast tritt von hier aus in das Ohr ein.

Der Hauptverlauf des Meridians führt direkt auf das Ende der Augenbraue zu, wo er in seinem letzten Akupunkturpunkt endet und sich mit dem Gallenblasenmeridian verbindet.

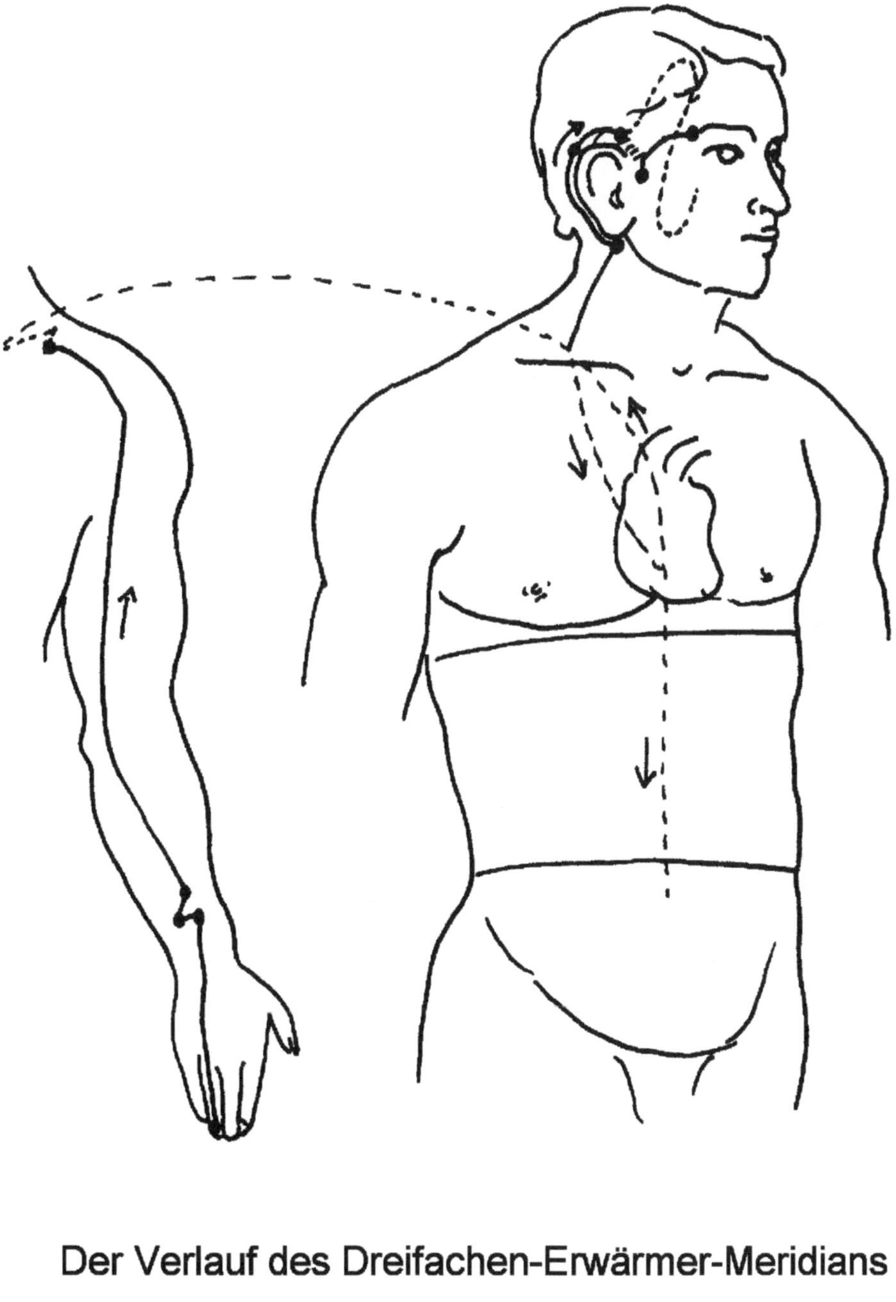

Der Verlauf des Dreifachen-Erwärmer-Meridians

11 Der Gallenblasenmeridian

Der Gallenblasenmeridian entspringt mit zwei Ästen am äußeren Augenwinkel. Der äußere Hauptast läuft, vom äußeren Augenwinkel ausgehend, über das Jochbein auf das Ohr zu, steigt dann zur Schläfe auf und beschreibt am seitlichen Schädel eine recht komplexe Linie, die ihn zuerst zum Hinterhauptsbein an der Schädelbasis führt, dann wieder nach vorne zum Stirnbein über die Mitte der Augenbrauen und dann wieder zurück zur Schädelbasis, wo er zwischen Blasenmeridian und seinem ersten Ausläufer die Kopfregion verlässt und auf den Du-Mai zieht, den er auf seinem 14. Punkt – wie schon andere Meridiane vorher – zwischen letztem Halswirbel und dem Dornfortsatz des ersten Brustwirbels, trifft. Von hier aus läuft er auf einen meist sehr druckempfindlichen Punkt zu, der sich etwa drei Fingerbreit neben dem Halsende auf der höchsten Schulterlinie befindet, und überquert die Schulter, indem er sich zum Schlüsselbein wendet.

Ein innerer Ast entspringt in der unteren Ohrregion, tritt in das Ohr ein und führt zum hinteren Teil des äußeren Augenwinkels.

Der zweite der beiden Äste, die am äußeren Augenwinkel entspringen, ist ein innerer Ast, der im Körperinneren zunächst in einer Schlaufenlinie die Backenregion durchläuft. Dabei trifft er zuerst den Magenmeridian, dann den Dreifachen-Erwärmer-Meridian, um dann durch Unterkiefer, Hals und Brust nach unten zur Leber und dem zugehörigen Organ, der Gallenblase, zu fließen. Er verläuft weiter durch den Unterbauch zur Lendenregion. Von dort geht er oberflächlich entlang dem Schambeinrand in die Hüftregion, wo er sich mit dem an der Körperaußenseite verlaufenden Hauptstrom im Punkt G 30 am seitlichen Gesäß vereinigt.

Der Hauptast verläuft, vom Schlüsselbeinrand ausgehend nach unten und passiert dabei die Vorderseite der Achsel. Über den seitlichen Brustkorb läuft er in einer unregelmäßigen Linie, die zuerst nach unten läuft und dann nach schräg hinten, unten; der Meridian überquert dabei die unteren Rippen, wendet sich in der Taille wieder nach vorn zum Beckenkamm, folgt diesem und geht auf die seitliche Mittellinie des Beines auf Höhe des Trochanter major, des Rollhügels am seitlichen, oberen Oberschenkel. Er läuft nun den Oberschenkel hinab und folgt dabei etwa der seitlichen Mittellinie des Beines. Er passiert das Knie an seiner Außenseite, zieht über den Unterschenkel und folgt dem Wadenbein bis zu seinem unteren Ende, geht weiter zum äußeren Knöchel, an dem er oberhalb vorbeizieht und von dem aus er an der oberen, äußeren Fußkante auf die Spalte zwischen kleinem und viertem Zeh zuzieht. Er endet an dem dem kleinen Zeh zugewandten Nagelbettwinkel der vierten Zehe.

Auf dem Fußrücken entspringt ein weiterer Ast, der zur inneren Seite der großen Zehe läuft, um sich dort mit dem Lebermeridian zu verbinden.

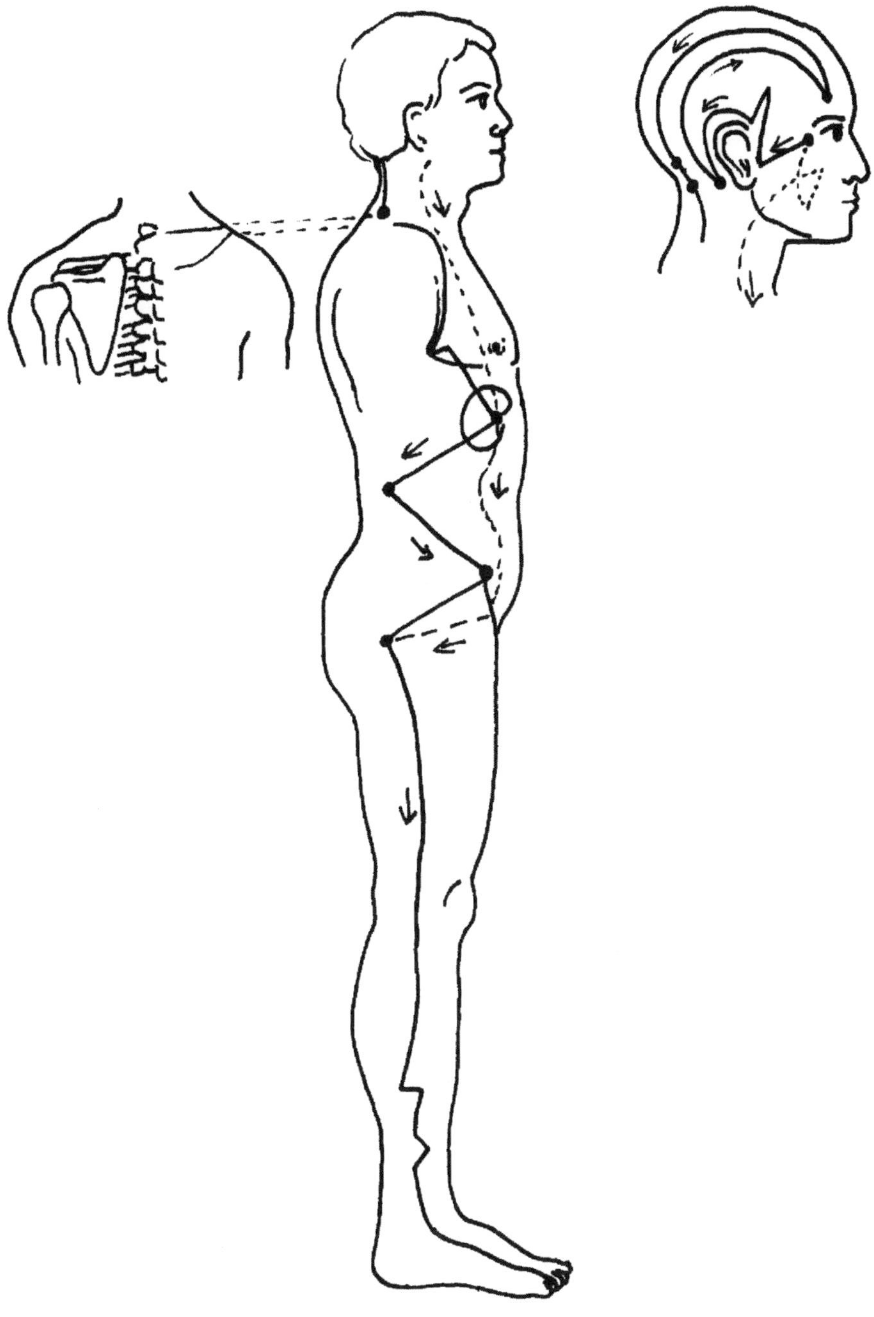

Der Verlauf des Gallenblasenmeridians

12 Der Lebermeridian

Der Lebermeridian beginnt am Nagelbettwinkel auf der Seite der großen Zehe, die dem kleinen Zeh zugewandt ist. Er läuft über den Mittelfuß und oberhalb des Knöchels auf den Unterschenkel zu und trifft dort, ca. drei Daumenbreit über der inneren Knöchelspitze, den Nieren- und den Milzmeridian im Punkt Mi 6. Über den Unter- und Oberschenkel verläuft er in einer etwas geschwungenen Linie die Innenseite aufwärts. Er passiert dabei das Knie an seiner Innenseite und trifft nach Überqueren des inneren Oberschenkels die Leiste auf der starken Sehne, die am seitlichen Schambein ansetzt. Er verläuft nun zur oberen Schamhaarregion, umkreist die externen Genitalien und tritt dann in den Unterbauch ein. Der äußere Verlauf steigt am seitlichen Bauch bis zu den unteren Rippenbögen auf. Der innere Ast umläuft den Magen, verbindet sich mit der Leber, seinem zugehörigen Organ, und mit der Gallenblase. Von dort aus steigt er am seitlichen Bauch weiter auf, durchquert das Zwerchfell und verläuft weiter an der seitlichen Brust nach oben. Er steigt entlang der Kehle zur Wangenregion auf, um sich schließlich mit dem Augensystem zu verbinden. Vom Auge geht ein Ast die Stirn empor zum Scheitel, wo sich der Lebermeridian mit dem Du-Mai vereinigt. Ein anderer Ast, der dem Auge entspringt, läuft nach unten in die Wange und umkreist die Lippen.

Der Ast, der der Leber entspringt, passiert ebenfalls das Zwerchfell und fließt dann in die Lunge ein, um sich dort mit dem Lungenmeridian zu verbinden.

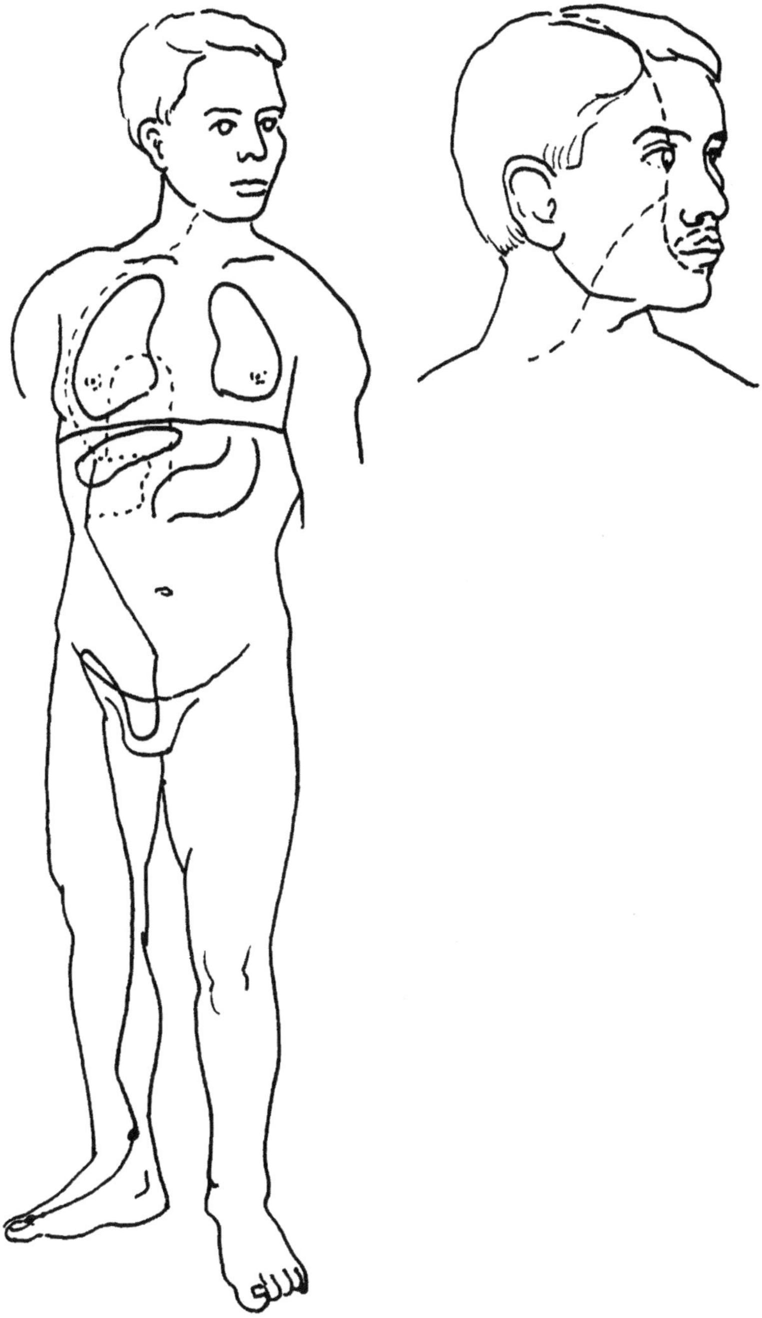

Der Verlauf des Lebermeridians

Der Du-Mai

Der Du-Mai verläuft auf der rückwärtigen Mittellinie des Körpers. Er ist keinem bestimmten Organ zugeordnet, ihm wird aber neben seiner Speicherfunktion eine Kontrollfunktion über die sechs Yangmeridiane (Dickdarm, Magen, Dünndarm, Blase, Dreifacher Erwärmer und Gallenblase) zugeschrieben.

Er entspringt in der Beckenhöhle, ein innerer Ast steigt von hier zur Niere auf, ein anderer innerer Ast führt nach unten, wo er am Damm an die Oberfläche tritt, über das Steißbein die Wirbelsäule hinaufläuft und dann den Kopf auf seiner Mittellinie durch den Scheitelpunkt überquert, um im oberen Zahnfleisch zu enden.

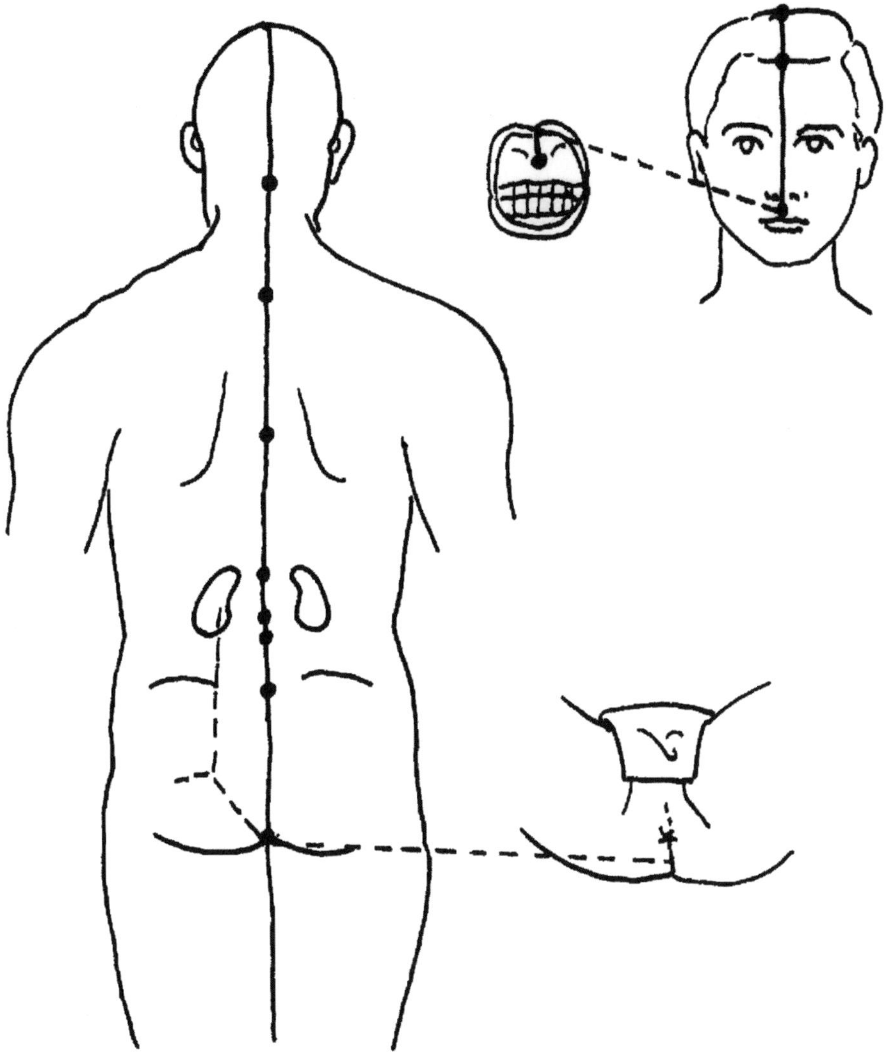

Der Verlauf des Du-Mai

Der Ren-Mai

Der Ren-Mai verläuft auf der Mittellinie der Körpervorderseite. Auch er ist keinem bestimmten Organ zugeordnet; ihm wird neben seiner Speicherfunktion eine Kontrollfunktion über die sechs Yin-Meridiane (Lunge, Milz, Herz, Niere, Herzbeutel und Leber) zugeschrieben.

Auch der Ren-Mai entspringt in der Beckenhöhle, tritt dann aber sofort am Damm zwischen After und Genitalien an die Oberfläche. Er verläuft dann auf der Körperoberfläche in der Mitte über Schambeinregion, Bauch, Brustbein und Kehle zum Unterkiefer, wo er direkt unter der Mitte der Unterlippe nach innen geht, die Lippen umkreist und jeweils einen Ast zu den Augen sendet.

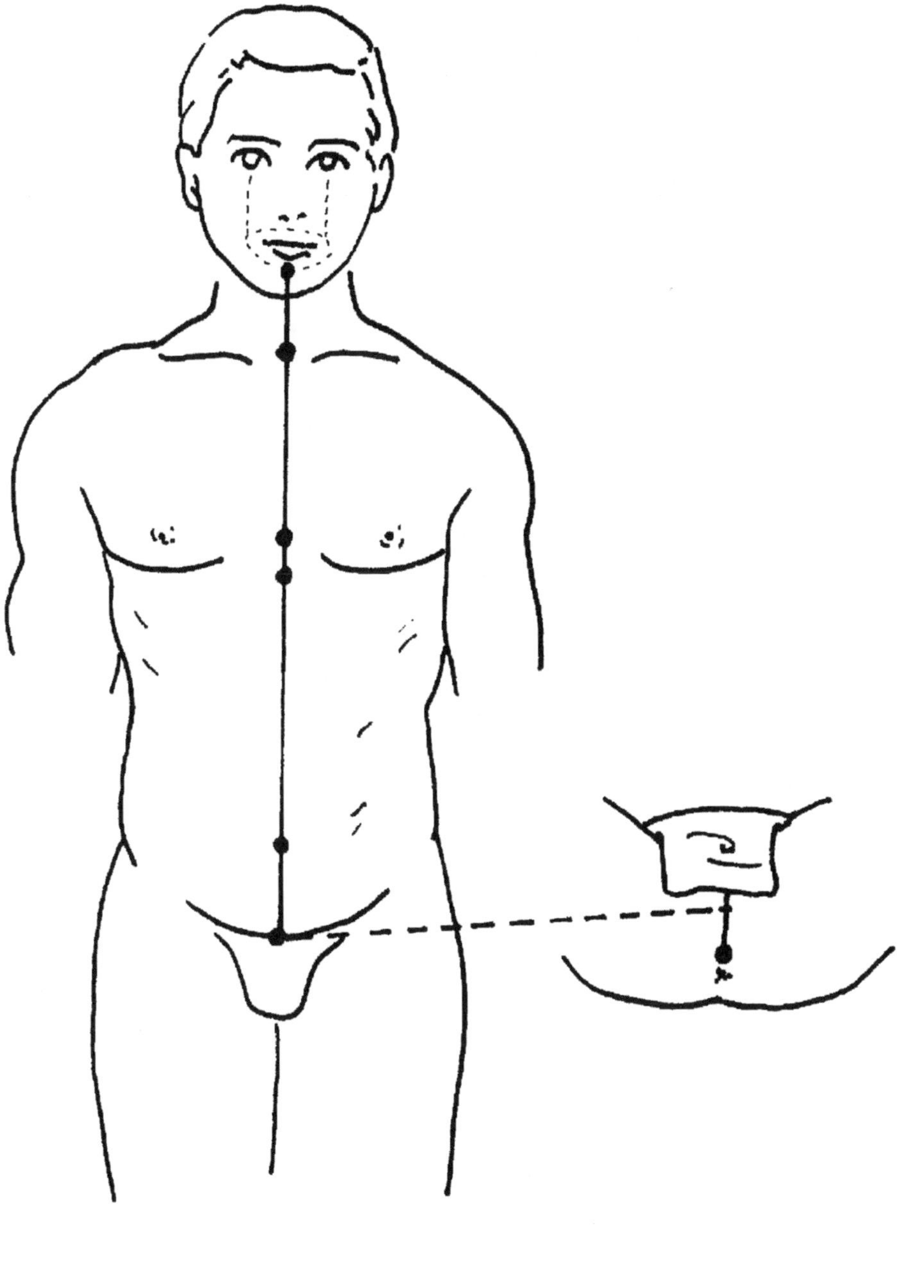

Der Verlauf des Ren-Mai

2.7 Der kleine Energiekreislauf

Der kleine Energiekreislauf wird gebildet von zweien der 8 Sonder-Meridiane: dem Ren-Mai (oft auch Konzeptionsgefäß oder Diener-Gefäß genannt) und dem Du-Mai (auch Gouverneursgefäß oder Lenker-Gefäß).

Die Speicherfunktion der 8 Sondermeridiane

Aufgabe der 8 Sonder-Meridiane ist nicht die Energieversorgung bestimmter struktureller Bestandteile des Körpers, sondern die Aufnahme bzw. die Abgabe von Qi aus dem bzw. an den großen Energiekreislauf. In den klassischen Texten der TCM werden die Organ-Meridiane mit Flüssen verglichen, die das Wasser in eine bestimmte Richtung transportieren, und die Sonder-Meridiane mit Seen oder Stauseen, in denen Wasser aus den Flüssen gespeichert und wieder an die Flüsse abgegeben werden kann. So ist der kleine Energiekreislauf im wesentlichen ein Gefäß, in dem Qi gespeichert werden kann und in dem Qi-Reserven gelagert sind, um sie im Bedarfsfall an den großen Energiekreislauf zur Versorgung des Körpers abzugeben. Allerdings ist Qi auch in diesem Zustand des Gespeichertseins nicht statisch, sondern bewegt sich in Form eines Kreislaufs.

Verlaufsrichtung des kleinen Energiekreislaufs

Die Verlaufsrichtung der Meridiane wird in der folgenden Beschreibung so angegeben, wie sie dem Verlauf des kleinen Energiekreislaufes entspricht, d.h. auf der Körpervorderseite abfallend und auf der Körperrückseite aufsteigend. Diese Verlaufsbeschreibung entspricht zwar nicht der weiter oben erfolgten Beschreibung der traditionellen Akupunktur, aber die umgekehrte Beschreibung des Verlaufs des Ren-Mai scheint gerechtfertigt, um einerseits den kleinen Energiekreislauf als geschlossen zu beschreiben, und weil andererseits der Energiefluss auf den Sondermeridianen aufgrund ihrer vorwiegenden Speicherfunktion nicht so eindeutig festgelegt ist wie auf den zwölf Organmeridianen. Außerdem wird bei der folgenden Beschreibung – mit einer Ausnahme – nur der oberflächliche Verlauf der Meridiane berücksichtigt werden.

Im Folgenden soll der kleine Energiekreislauf nachvollzogen werden, da auf ihm wichtige Akupunkturpunkte und Energiezentren liegen, die für die Qigong-Praxis von Bedeutung sind und in diesem Zusammenhang kurz dargestellt werden sollen.

Das Dantian

Das wichtigste Energiezentrum in den chinesischen Bewegungskünsten überhaupt ist das Dantian[16], die Mitte des Menschen. Das Dantian liegt im Inneren der Bauchhöhle im Bereich hinter den Akupunkturpunkten Qihai („Meer des Qi“) bis Guanyuan („Grenzursprung“ oder „Umschlossene Ursprungsenergie“), also 2-4 fingerbreit unter dem Nabel. Es befindet sich auf der Verbindung zwischen Qihai und dem Ming-men, der „Pforte des Lebens“, im Körperinneren.

Das Dantian ist die Stelle im Körper, an der Qi gespeichert wird. Wie die Flüsse zwangsläufig ins Meer fließen, so fließt überschüssige Energie der Organleitbahnen ins Dantian. Dabei sammelt der Ren-Mai (das Dienergefäß) an der Körpervorderseite überschüssige Energie der Yin-Leitbahnen auf, um sie dann über den Akupunkturpunkt Qihai („Das Meer der Energie“) ins Dantian zu schicken. Dasselbe macht der Du-Mai mit den vorwiegend über die Körperrückseite verlaufenden Yang-Meridianen.

Das Dantian ist – energetisch betrachtet – auch der Ausgangspunkt jeder Bewegung im Qigong, genauso, wie der benachbarte Nabel Ausgangspunkt für die Energieversorgung im Mutterleib und bei der Geburt ist.

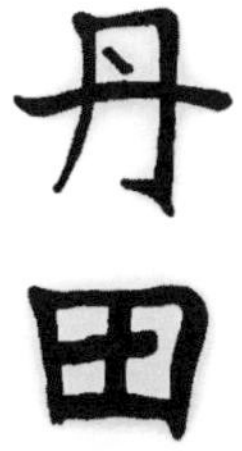

Das chinesische-Schriftzeichen für Dantian

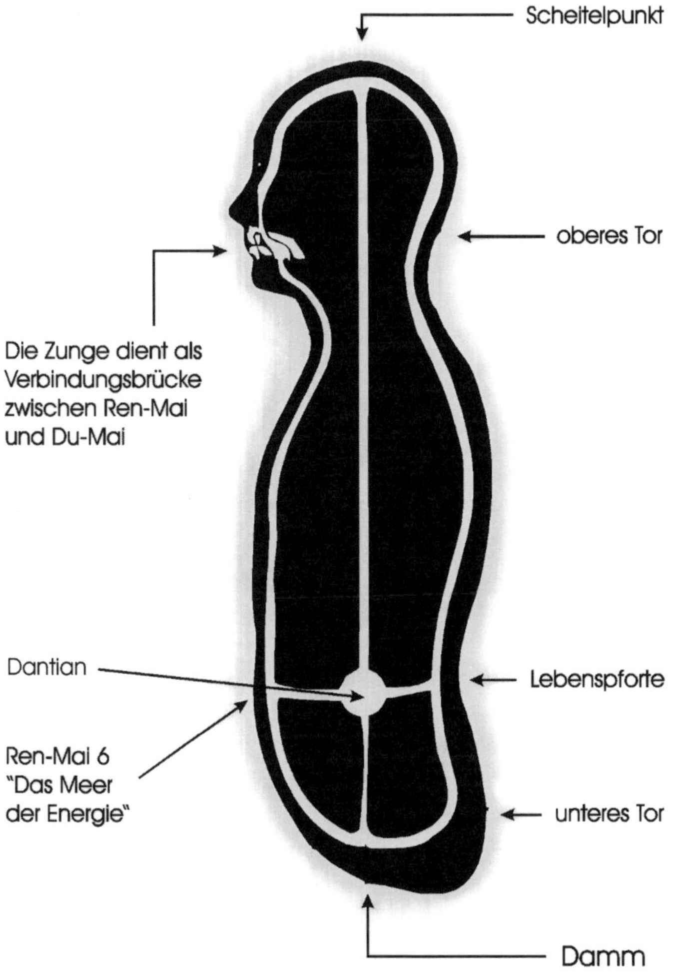

Der kleine Energiekreislauf

Die Energie tritt knapp unterhalb der Nabelgegend an die Oberfläche und läuft im kleinen Energiekreislauf nach unten über das Schambein und die Genitalien zum After. Zwischen Genitalien und After liegt das Huiyin, das „Tor des Lebens und des Todes“. An diesem tiefsten Punkt des Rumpfes neigt der menschliche Körper dazu, Energie zu verlieren, weshalb in den meisten Qigong-Schulen Wert darauf gelegt wird, dieses Tor zu schließen.

Das untere Tor

Nun verlässt der kleine Energiekreislauf den Ren-Mai und fließt zum ersten Punkt des Du-Mai, der zwischen Anus und Steißbeinspitze beginnt. Der zweite Punkt des Du-Mai (Yaoshu) hat insofern eine besondere Bedeutung, als hier der Energiefluss in Kontakt mit der Wirbelsäule kommt und in sie eintritt; nämlich genau am nahegelegenen Kreuzbeinspalt (Hiatus). Dieser Punkt wird auch als unteres Tor oder Kreuzbeinpumpe bezeichnet, weil die Körperhaltung an diesem Punkt für die Öffnung des Energieflusses von entscheidender Bedeutung ist. Die im zweiten Teil dieses Buches besprochene Anweisung, das Kreuzbein in einer geraden Linie nach unten auf den Boden auszurichten, hat den Zweck, das untere Tor zu öffnen und den Qi-Fluss durch die Kreuzbeinpumpe zu aktivieren. Auch trifft am Kreuzbein der von den Beinen aufsteigende Verlauf des Nierenmerdians auf den Du-Mai und schiebt hier den kleinen Energiekreislauf an. Das untere Tor ist ein Punkt, an dem die Aktivierung des kleinen Energiekreislaufes eng mit dem Verlauf des großen Kreislaufes verbunden ist, zumindest wenn die Aktivierung vorwiegend über die Körperhaltung geschieht.

Die Pforte des Lebens

Als nächsten wichtigen Punkt durchläuft der kleine Energiekreislauf auf dem Du-Mai das Ming-men, die sogenannte „Pforte des Lebens“. Das Ming-men liegt auf der Wirbelsäule dem Nabel genau gegenüber (zwischen dem zweiten und dritten Lendenwirbel) und somit zwischen den beiden Nieren. Das Ming-men ist ein Ausgleichspunkt für Yin- und Yang-Energien, die durch die beiden Nieren repräsentiert werden, und somit ein Punkt der Harmonie, an dem Energieungleichgewichte ausgeglichen werden können. Auch die energetische Qualität am Ming-men wird durch die Körperhaltung entscheidend beeinflusst. Wenn man zu weit ins Hohlkreuz kommt, schließt sich die Pforte des Lebens. Vom Ming-men gibt es eine innere Verbindung zum Qihai, dem Meer der Energie, das ca. zwei Fingerbreit unterhalb des Nabels liegt. Aufgrund dieser Verbindung, auf der auch das Dantian liegt, kann Energie sehr schnell auf der Rückseite des Körpers nach oben befördert werden.

Der nächste Punkt, den die Energie passiert, ist Jizhong, der zwischen den Nebennieren liegt, genau zwischen dem elften und zwölften Brustwirbel. Er wird auch als „Mitte der Wirbelsäule“ bezeichnet.

Das obere Tor

Danach steigt die Energie im kleinen Energiekreislauf weiter die Wirbelsäule nach oben. Der nächste bedeutende Punkt ist Yamen (Du-Mai 15). Er liegt am Rand des Hinterhauptbeins und hat einen Zusammenhang mit dem autonomen Nervensystem und seinen Funktionen (z.B. Atmung, Herzschlag). Diese Stelle wird auch als oberes Tor oder Schädelpumpe bezeichnet, weil in dieser Region das Qi wieder aus dem Rükkenmark austritt. Durch Aufrichten des Kopfes (genaue Übungsanweisung siehe im zweiten Teil des Buches) wird das obere Tor geöffnet, so dass Qi weiter im kleinen Energiekreislauf strömen kann. In diesem Bereich ist eine gute Körperhaltung von entscheidender Bedeutung, da der Halsbereich einen Engpass darstellt, der nicht nur von drei Viertel aller Meridiane durchlaufen wird, sondern auch von einer großen Anzahl von Blut- und Nervenbahnen. Durch Fehlhaltungen können hier sehr schnell Transportbahnen abgequetscht werden, was zu Versorgungsengpässen im Körper führt. Nicht umsonst ist der Nacken- und Schulterbereich eine der Stellen des Körpers, die für Verspannungen am empfindlichsten ist.

Der Scheitelpunkt

Von hier aus läuft der kleine Energiekreislauf weiter zum Baihui, dem Scheitelpunkt an der höchsten Stelle des Kopfes (zur genauen Lokalisation siehe auch die Beschreibung des Blasenmeridians). Baihui ist der Punkt der „Hundert Sammlungen“, da sich hier an der höchsten Stelle des Kopfes mehrere Energieleitbahnen treffen. Der Baihui ist das Energiezentrum der Zirbeldrüse und liegt über dem Mittelhirn. Manchmal wird eine aufrechte Haltung des Kopfes, die das obere Tor öffnen soll, mit der Anweisung beschrieben: „Halte Deinen Kopf so leicht, als würde er von einem Faden, der oben am Kopf befestigt ist, sanft nach oben gezogen.“ Dieser Faden muss dann am Baihui, dem Scheitelpunkt, befestigt sein.

Von hier aus läuft die Energie zum Yintang, das genau zwischen den Augenbrauen liegt und somit dem dritten Auge in anderen esoterischen Traditionen entspricht. Es ist der Hypophyse zugeordnet, die als wichtigste endokrine Drüse das Wachstum reguliert. Laut daoistischer Auffassung lenkt das Yintang die Wahrnehmung und ist der Sitz der Liebe und der Weisheit. Es wird auch als das geistige Herz bezeichnet.

Die Stellung der Zunge

Vom dritten Auge verläuft der kleine Energiekreislauf bis zur Oberlippe und tritt dann in den Mundinnenraum beim oberen Zahnfleisch ein. Laut einigen Schulen hat der kleine Energiekreislauf im vorderen Kopf auch einen inneren Verlauf, der durch die Nase an den oberen Gaumen geht. Auf jeden Fall endet der Du-Mai im Mundinnenraum im Bereich des oberen Zahnfleisches und des oberen Gaumens. Da der Ren-Mai, auf dem der kleine Energiekreislauf seinen Verlauf fortsetzt, erst im unteren Zahnfleisch, bzw. an der Zungenwurzel beginnt, weißt der kleine Energiekreislauf hier eine Lücke auf, die geschlossen wird, indem die Zungenspitze an den oberen Gaumen direkt hinter die Schneidezähne gelegt wird. Die Energie fließt somit vom Endpunkt des Du-Mai in die Zungenspitze, über die Zunge bis zur Zungenwurzel, wo sie durch den Anfangspunkt des Ren-Mai in dessen weiteren Verlauf einmünden kann. Manche Schulen unterscheiden verschiedene Zungenstellungen mit unterschiedlichen Auswirkungen auf Konzentrationsfähigkeit, Speichelfluss usw.; immer wird die Zungenspitze jedoch am oberen Gaumen angelegt. Am einfachsten und am wenigsten anstrengend ist es für den Anfänger sicherlich, die Zunge direkt hinter den oberen Schneidezähnen an den oberen Gaumen zu legen.

Diese Zungenstellung sollte auch beim Ausführen von Qigong-Übungen beibehalten werden, vor allem beim Einatmen, wenn Luft und Qi durch die Nase nach unten in die Lungen strömen. Beim Ausatmen wird die Zungenspitze nur dann vom Gaumen gelöst, wenn durch den Mund ausgeatmet wird.

Sinken der Energie

Auf der Mittellinie der Körpervorderseite sinkt der kleine Energiekreislauf über den Akupunkturpunkt Tiantu, der genau in der Kuhle liegt, die vom oberen Brustbein und den beiden Schlüsselbeinenden gebildet wird, und somit dem Hals-Chakra in anderen Traditionen entspricht, zum Energiezentrum des Herzen, dem Shanzhong. Das Shanzhong liegt genau in der Mitte zwischen den beiden Brustwarzen auf dem Brustbein. Es handelt sich hierbei um ein Energiezentrum, das einerseits sehr schnell Energie aufnehmen kann, andererseits aber auch zum Überhitzen neigt. Das Herz ist bei den Entsprechungen der Fünf Elemente dem Feuer und dem klimatischen Faktor der Hitze zugeordnet, das bedeutet, dass das Herz am leichtesten durch Hitze geschädigt werden kann. Hitze kann an diesem Punkt entstehen, wenn Energie unkontrolliert aus dem Bauchraum nach oben steigt.

Von hier steigt die Energie wieder ab zum Nabel und zum Qihai vor dem Dantian, wo sich der kleine Energiekreislauf schließt.

Der innere Verlauf des kleinen Energiekreislaufs

Der kleine Energiekreislauf hat genauso wie die einzelnen Organmeridiane auch einen inneren Verlauf. Die Verbindung zwischen dem „Meer des Qi“, ca. zwei Fingerbreit unter dem Nabel, und der „Pforte des Lebens“ wurde schon erwähnt, ebenso der Umstand, dass auf dieser Verbindung das Dantian liegt. Der kleine Energiekreislauf hat aber noch einen weiteren inneren Verlauf. Vom Dantian verläuft eine körperinnere Energiebahn entlang der inneren Zentralachse des Körpers aufwärts, um am Baihui, dem Scheitelpunkt des Kopfes, zu enden. Auf dieser Energiebahn steigt und sinkt die Energie ständig zwischen den beiden wichtigen Energiezentren, die ihre Enden und Pole bilden.

Aktivierung des kleinen Energiekreislaufs durch die Körperhaltung

Eine Besonderheit des in diesem Buch vorgestellten Qigong ist es, dass im Gegensatz zu anderen Schulen darauf verzichtet wird, die hier beschriebenen Energiezentren oder den kleinen Energiekreislauf durch Konzentration und Vorstellungskraft zu aktivieren. Der Grund dafür ist das Bestreben, so weich wie möglich zu arbeiten und die natürlichen energetischen Prozesse des Körpers zwar zu fördern, aber nicht zu erzwingen oder zu forcieren. Insofern ist die Kenntnis der Energiezentren des kleinen Energiekreislaufes zweitrangig gegenüber der Kenntnis der praktischen Grundbedingungen, vor allem der Körperhaltung.

Der geistigen Haltung beim Qigong und dem Üben mit Vorstellungskraft sind zwar in diesem Buch eigene Abschnitte gewidmet, es sei aber hier schon darauf hingewiesen, dass man sich in diesem Zusammenhang nicht so sehr als Macher seines Qi verstehen sollte und dass man die Existenz von Qi im eigenen Körper nicht erzwingen kann. Im Gegenteil, Qi ist vorhanden, auch der kleine Energiekreislauf ist im Prinzip nichts anderes als Modell eines energetischen Zustandes, der sich auf natürliche Weise einstellt, wenn bestimmte Bedingungen erfüllt sind. Es geht also weniger darum, den kleinen Energiekreislauf zu erschaffen, sondern vielmehr darum, Hindernisse aus dem Weg zu räumen, die sein natürliches und naturgemäßes Fließen verhindern. Dieser Prozess lässt sich an einem Flussbett veranschaulichen, durch das Wasser strömt. Sobald viele Steine im Flussbett lagern, kann sich Dreck absetzen. Wenn das Flussbett aber sauber ist, fließt das Wasser frei und kann auch Verunreinigungen, die es evtl. mit sich führt, problemlos entsorgen. Der Prozess, Meridiane zu öffnen und Energiekreisläufe herzustellen, entspricht eher der Arbeit, die Steine aus dem Weg zu räumen und das Flussbett zu pflegen als den Fluss des Wassers zu manipulieren. Deshalb ist für das an unserer Schule praktizierte Qigong der primäre Ansatzpunkt die Körperhaltung. Wenn die Körperhaltung so ist, dass die Tore und die Leitbahnen entlang dem kleinen Energiekreislauf geöffnet sind, wird Qi fließen, wenn auch vielleicht erst so zart, dass wir es noch nicht wahrnehmen können. Das Arbeiten mit der Vorstellungskraft suggeriert uns dagegen sofortige Teilerfolge, weil wir das, was wir uns vorstellen, auch sofort spüren können oder zu spüren glauben, ohne sicher sein zu können, ob es tatsächlich so ist.

Kapitel 3: Verschiedene Qigong-Arten

Übungen und Übungssysteme des Qigong unterscheiden sich auf vielfältige Weise. Unterschiede zeigen sich nicht nur in der Körperhaltung – es gibt Qigong-Übungen, die im Liegen, Sitzen oder im Stehen ausgeführt werden – sondern auch in der Dynamik der Bewegung. Es gibt sowohl Qigong-Übungen, die statisch, d.h. ohne Bewegung, ausgeführt werden, als auch dynamische Übungen, bei denen sich der Übende fortbewegt, und halbdynamische Übungen, die zwar mit Bewegung verbunden sind, bei denen der Übende aber am Platz stehen bleibt. Qigong-Übungen lassen sich auch nach der Zeit, die sie in Anspruch nimmt, differenzieren. So lässt sich z.B. eine der Acht Brokat-Übungen innerhalb sehr kurzer Zeit einmal ausführen, während die Taiji-Form des klassischen Yang-Stils je nach Bewegungstempo 20-30 Min. dauert, bei Fortgeschrittenen unter Umständen noch länger.

Im Folgenden sollen nun verschiedene gängige Möglichkeiten aufgezeigt werden, Qigong-Übungen und Qigong-Übungssysteme zu kategorisieren. Die Unterscheidung erfolgt nach unterschiedlichen Kriterien wie Ziel, Methode oder Ausführung.

Eine Unterscheidungsmöglichkeit wird in diesem Kapitel nicht besprochen, nämlich die Unterscheidung nach der Herkunft. Verschiedene Qigong-Übungssysteme haben sich in China im Laufe der Zeit aus unterschiedlichen philosophischen Schulen, dem Bereich der Medizin oder aus der Kampfkunst heraus entwickelt. Diese sogenannten fünf Schulen des Qigong haben für die geschichtliche Entwicklung des Qigong eine entscheidende Rolle gespielt. Deshalb werden sie in diesem Buch in Kapitel 5.1 „Traditionelles Qigong in China“ besprochen. An dieser Stelle mag ein kleines Schaubild genügen.

Die 5 Schulen des Qigong

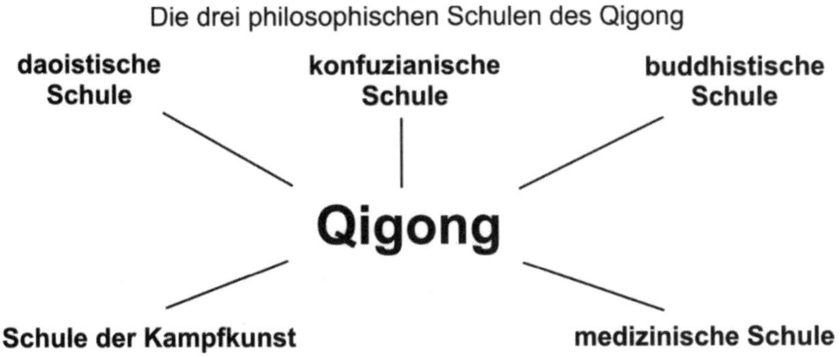

3.1 Weigong und Neigong

Weigong

Weigong bedeutet wörtlich übersetzt „Äußere Übung“. Die Bezeichnung kommt daher, weil durch Übungen, die als Weigong bezeichnet werden, die äußeren Energiebahnen der Organmeridiane angesprochen und aktiviert werden. Diese Aktivierung erfolgt über bestimmte Bewegungen oder Körperhaltungen, die verschiedene Meridiane dehnen, also in eine Lage bringen, die sie für einen freien, ungehinderten Energiefluss öffnet.

Die Folge dieser Übungen ist ein vermehrter Energiefluss auf den 12 Hauptleitbahnen, der dazu genutzt werden kann, eventuell vorhandene Energiedefizite im großen Energiekreislauf auszugleichen. Überschüssige Energie, die aufgrund dieser Übungen entsteht, wird an den kleinen Energiekreislauf abgegeben und dort gespeichert. So dienen diese Übungen einerseits dazu, das dynamische Gleichgewicht im großen Energiekreislauf herzustellen und somit eine ausgeglichene und genügende Versorgung der einzelnen Körperteile mit Qi sicherzustellen, indem der Qi-Fluss im Allgemeinen oder auf speziellen Meridianen angeregt wird. Andererseits sind sie bei entsprechender Ausführung auch geeignet, um Energie zu entwickeln, bzw. Qi als energetisches Potential zu speichern, indem nicht benötigtes Qi vom kleinen Energiekreislauf aufgenommen wird und dort zur Verfügung steht.

Neigong

Neigong bedeutet wörtlich „Innere Übung“. Hier rührt der Name daher, dass der Schwerpunkt dieser Übungsformen in der direkten Aktivierung des kleinen Energiekreislaufes liegt. Qi, das während dieser Übungen aufgenommen oder aktiviert wird, zirkuliert direkt im Speicher, dem kleinen Energiekreislauf. Geübt wird Neigong meist als stilles Sitzen, wobei der Körperhaltung zumindest in unserer Schule entscheidende Bedeutung zukommt. Der Körper sollte möglichst entspannt sein, da jegliche Muskelanspannung den Energiefluss behindert, andererseits ist eine korrekte Körperhaltung – vor allem eine in sich gerade Wirbelsäule – von großer Bedeutung, da sonst die Energie nicht gleichmäßig fließen kann, genauso wie Wasser nur in einem Schlauch ohne Knick problemlos und ohne unterschiedliche Druckverhältnisse zu erzeugen strömen kann. Es gibt allerdings auch Schulen, die Neigong als stilles Sitzen üben und der Körperhaltung kaum Beachtung schenken, sondern die Entspannung betonen und Qi über die Vorstellungskraft aktivieren. Ein Charakteristikum von Neigong ist auch, dass die Übungen oft mit gekreuzten Beinen, wenn möglich sogar im Lotussitz durchgeführt werden. Dadurch wird der Blut- und somit auch der Qi-Fluss in den unteren Extremitäten vermindert; es kommt zu einer erhöhten Verdichtung von Qi im Rumpfbereich, auf den sich ja der kleine Energiekreislauf beschränkt.

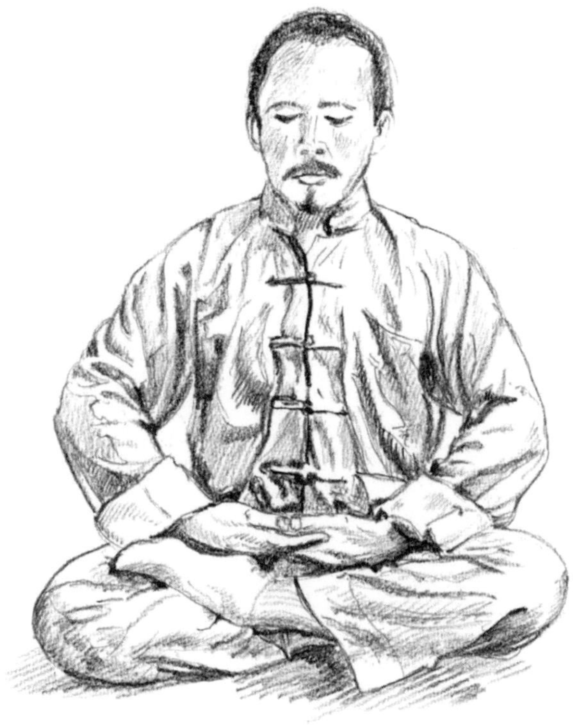

Die Sitzhaltung der Tao-Meditation (Neigong) mit vollem Lotussitz

Kombination von Neigong und Weigong

Die Unterscheidung zwischen Weigong und Neigong bezieht sich also auf die Art und Weise, wie das Meridiansystem durch die Übungen beeinflusst wird.

Natürlich ist die hier vorgenommene Trennung zwischen Neigong und Weigong insofern nur theoretisch, als auch bei vielen Übungen, die mit Bewegung ausgeführt werden, der kleine Energiekreislauf eine Rolle spielen kann. Ob eine Qigong-Übung Neigong oder Weigong ist, entscheidet nicht so sehr die äußere Ausführung, sondern hängt vielmehr von der Absicht und dem Verständnis des Übenden ab. So kann das stehende, statische Qigong – die folgende Abbildung zeigt die dritte Position – nur Weigong sein, wenn ausschließlich die Arme und Beine trainiert werden. Werden dagegen die internen Übungsprinzipien beachtet, so dass auch der kleine Energiekreislauf angesprochen wird, handelt es sich bei dieser Übung um Neigong und Weigong zugleich. Obwohl Neigong zumeist als stilles Sitzen geübt wird, können auch dynamische Qigong-Übungen wie die Taiji-Form als Neigong geübt werden.

Im Übungssystem unserer Schule soll Neigong und Weigong gleichmäßig geübt werden, wobei gleichmäßig nicht nur zu gleichen Anteilen heißt. Letztendliches Ziel ist es, diese beiden Qigong-Arten nicht mehr zu trennen, sondern gleichzeitig zu trainieren, also bei jeder Übung sowohl den kleinen als auch den großen Energiekreislauf zu aktivieren.

Die dritte Position des stehenden, statischen Qigong

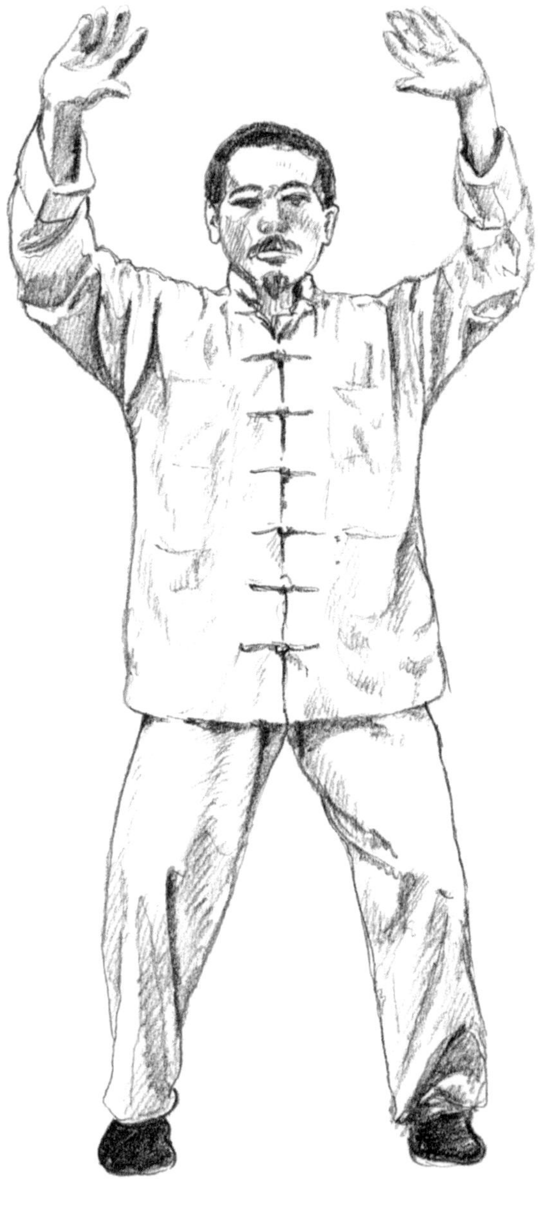

Dabei ist bei statischen Übungen im Allgemeinen der Aspekt des Neigong einfacher zu verwirklichen, während die Schwierigkeit darin besteht, ohne Bewegung den großen Energiekreislauf zu aktivieren. Bei dynamischen Qigong-Arten ist es eher umgekehrt. Die Taiji-Form kann sehr schnell als Weigong geübt werden, wohingegen es einer langen Übungspraxis bedarf, bis man die Aktivierung des kleinen Energiekreislaufes durch die Taiji-Form erreicht.

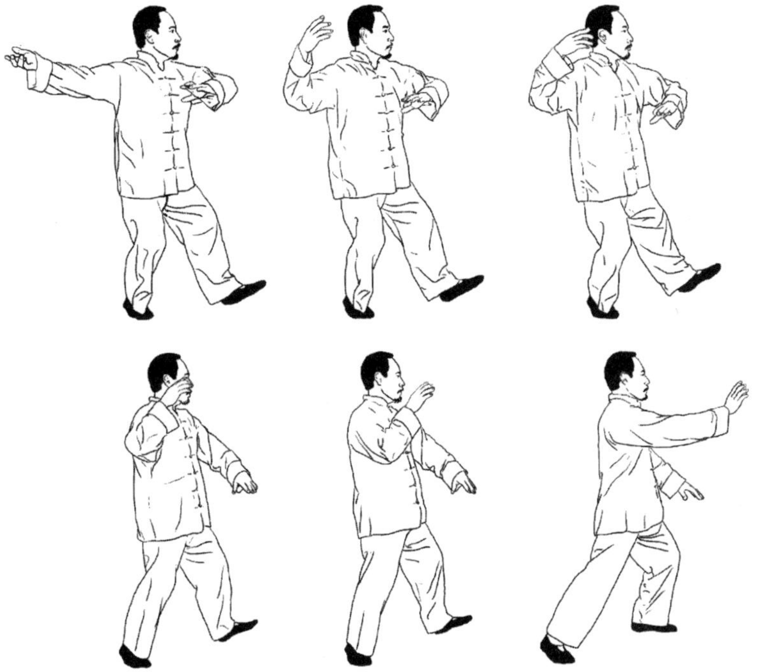

„Das linke Knie streifen"; ein Auszug aus der Taiji-Form des klassischen Yang-Stils

3.2 Jinggong und Donggong

Diese Unterteilung ist vor allem in der heutigen medizinischen Schule sehr geläufig und unterscheidet zwischen Übungen in Ruhe (Jinggong) und Übungen in Bewegung (Donggong). Oft wird diese Unterteilung gleichgesetzt mit der Unterscheidung zwischen Neigong und Weigong. Tatsächlich ist es so, dass Übungen in Ruhe oft den kleinen Energiekreislauf ansprechen und somit zum Neigong gehören, während Übungen, die den großen Energiekreislauf aktivieren, zumeist mit Bewegung ausgeführt werden. Grundsätzlich gilt aber, dass das Kriterium für die Unterscheidung zwischen Neigong und Weigong die Beeinflussung der Energie ist, während es sich bei der Unterteilung zwischen Jinggong und Donggong um eine Differenzierung nach rein äußerlichen Merkmalen handelt.

Unterscheidung nach energetischer Einflussnahme und äußerer Bewegung

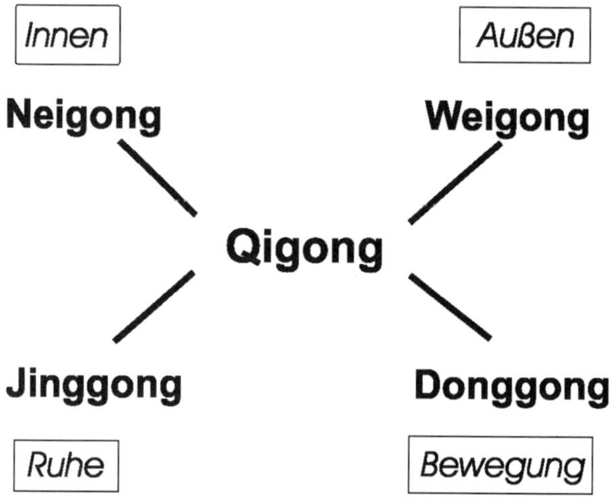

Die Unterteilung zwischen Jinggong und Donggong spielt vor allem deshalb in der medizinischen Schule eine Rolle, weil dort die Ausübenden aufgrund ihres Gesundheitszustandes manchmal nicht in der Lage sind, komplexe Bewegungen auszuführen. Unter Jinggong fallen darum vor allem solche Übungen, die dem Patienten durch ruhiges Liegen, Sitzen oder Stehen zu innerer Ruhe und Entspannung verhelfen, wobei hier zumeist eine Regulierung des Atems oder der Vorstellungskraft geübt wird. Aber auch in der Kampfkunst haben bestimmte Übungen des Jing-

Ein Beispiel für Donggong; Auszug aus der ersten Brokatübung „Den Himmel mit beiden Händen stützen“

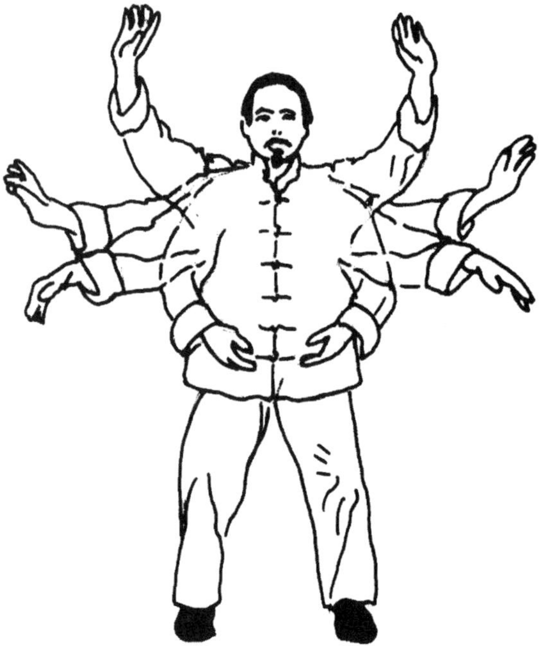

gong große Bedeutung, vor allem das stehende Qigong, das in den meisten Schulen nicht nur zur Kräftigung und zum Energieaufbau geübt wird, sondern auch, um die internen Bewegungs- und Haltungsprinzipien der jeweiligen Schule in der Stille zu erlernen, damit diese später auf die Bewegung übertragen werden können. In diesem Fall übt das stehende Qigong die „Bewegung in der Ruhe", während später, wenn die Prinzipien auf die bewegten Qigong-Übungen angewandt werden, „Ruhe in der Bewegung" geübt wird.

3.3 Relax-Qigong und Aufbau-Qigong

Diese Unterteilung bezieht sich auf die Auswirkungen der Qigong-Praxis bzw. auf die angestrebten Ziele.

Relax-Qigong

Relax-Qigong betont die körperliche Entspannung sowohl bei der Ausführung der Übung als auch als direkte Auswirkung der Übungspraxis. Die körperliche Entspannung hat vielfältige Auswirkungen. Der Stoffwechsel wird reguliert, vorhandenes Qi wird gepflegt und durch die Achtsamkeit auf die Bewegung wird die Einheit zwischen Körper und Geist gestärkt. Relax-Qigong dient also vor allem der Pflege und Förderung der eigenen Gesundheit und kann ein Stück Lebensqualität bedeuten.

Aufbau-Qigong

Aufbau-Qigong geht in seinen Zielen weiter. Es versucht, Qi so zu entwickeln, dass es nutzbar gemacht werden kann. Traditionelle Anwendungsbereiche eines entwickelten und nutzbargemachten Qi sind die Kampfkunst und die Kunst, durch Aussenden von Qi zu heilen. Beides erfordert eine sehr differenzierte Entwicklung von Qi. Qi, das gut zum Kämpfen ist, muss nicht gut zum Heilen sein. Diese Tatsache gilt umgekehrt mindestens genauso.

Nun ist es ja zweifellos so, dass man auch kämpfen und unter Umständen auch heilen kann, wenn man kein oder nur wenig Qi entwickelt hat. Wenn man aber wenig Qi hat und es auf das Kämpfen oder Heilen verwendet, verbraucht es sich, und Erschöpfung ist die Folge. Diese zwangsläufige Erschöpfung zu vermeiden, ist das Ziel des Aufbau-Qigong. Es erfordert einige Jahrzehnte Training mit der richtigen Methode, bevor der Körper so „satt von Qi" ist, dass Qi ohne Energieverlust für den eigenen Organismus abgegeben werden kann. Der Körper ist dann wie ein Stausee, der immer randvoll mit Wasser gefüllt ist, weil alle seine Zuflüsse (Bewegungsweise, Körperhaltung, Ernährung, usw.) ständig Wasser (=Energie) im Überfluss bringen, so dass jederzeit Wasser aus dem See zur Energiegewinnung abgegeben werden kann, ohne dass auch nur die geringste Gefahr der Austrocknung besteht. Aufbau-Qigong ist also nicht gleichbedeutend mit dem Erlernen von Kampfkunsttechniken oder Methoden zur Heilung mit Qi, Aufbau-Qigong bildet die Grundlage von beidem, indem es Qi im Körper in solch einer Weise aufbaut, dass entsprechende Aktivitäten ohne Energieverlust ausgeführt werden können. Aufbau-Qigong beinhaltet noch nicht unbedingt die Technik der Anwendung.

Diese Qi-Entwicklung wird von fast allen Schulen, die Aufbau-Qigong betreiben, über eine vermehrte Sauerstoffzufuhr durch eine optimierte Atmung erreicht, das ist der Faktor im System des menschlichen Qi, den wir durch Bewegungsübungen am nachhaltigsten beeinflussen können (siehe Schaubild in Kapitel 2.1). Je mehr Sauerstoff als Yang-Energie unserem Körper zur Verfügung steht, desto besser kann die Yin-Energie der Nahrung verarbeitet und das Wahre Qi gestärkt werden. Wenn man nun die Methoden zur Beeinflussung der Atmung betrachtet, wird eine weitere Unterteilung nötig, nämlich die Unterscheidung zwischen weichem und hartem Qigong.

3.4 Weiches und hartes Qigong

Die Unterscheidung zwischen weichem und hartem Qigong wird oft auf die praktische Anwendung bezogen, sodass behauptet wird, weiches Qigong sei grundsätzlich Qigong zur Gesundheitspflege und hartes Qigong entstamme grundsätzlich den Kampfkünsten. Diese Zuordnung ist etwas ungenau, da sie nicht berücksichtigt, dass es auch unter den Kampfkünsten solche gibt, die nach den Prinzipien des weichen Qigong funktionieren. Die hier vorgenommene Unterscheidung bezieht sich auf die Frage, ob während der Übung der Körper angespannt wird (hartes Qigong) oder entspannt (weiches Qigong).

Weiches Qigong kann sowohl Relax-Qigong als auch Aufbau-Qigong sein; hartes Qigong ist immer Aufbau-Qigong.

Unterscheidung nach Übungsziel und Übungsmethode (weiches und hartes Qigong)

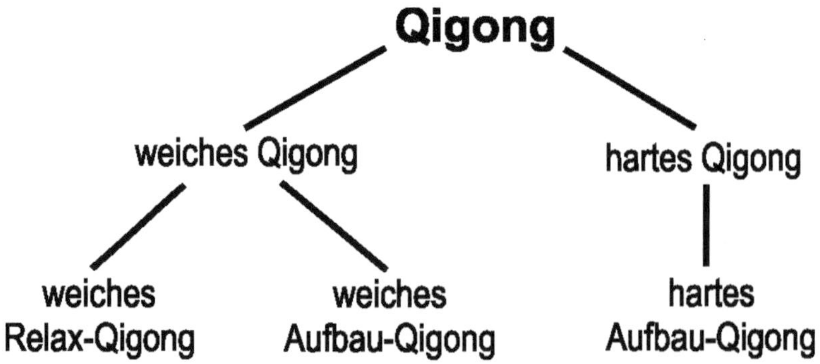

Weiches Relax-Qigong

Weiches Qigong folgt immer dem Grundsatz der Entspannung. Wenn es sich bei dem weichen Qigong um Relax-Qigong handelt, findet zumeist keine Optimierung der Atmung zur verbesserten Sauerstoffaufnahme statt.

Weiches Aufbau-Qigong

Handelt es sich bei dem weichen Qigong um Aufbau-Qigong, wird die vermehrte Sauerstoffaufnahme über die Körperhaltung und Bewegungsweise geregelt. Hierbei gilt sowohl für die Atemweise als auch für Körperhaltung und Bewegung der Grundsatz der Entspannung. Nur wird dieses Ziel der größtmöglichen Entspannung durch das Beachten und Üben bestimmter Bewegungsprinzipien konsequenter verfolgt, sodass die größtmögliche Entspannung von Körper, Atmung und Geist gmit einer optimalen und in sich dynamischen Auf- und Ausrichtung der körperlichen Strukturen einhergeht. Eine optimale Körperhaltung bei gleichzeitig weitgehender Entspannung der Atemmuskulatur ermöglicht eine maximale Sauerstoffzufuhr, ohne das Energie durch körperliche Anspannung verloren geht. Weiches Aufbau-Qigong arbeitet also mit einem auf natürliche Weise durch Körperhaltung, Bewegung und Entspannung erzeugten Unterdruck, der die Luft in die Lungen saugt. Auch wird beim weichen Aufbau-Qigong mehr Gewicht auf das Ausatmen gelegt, da dies die Atemphase ist, die schon rein anatomisch mit Muskelentspannung (des Zwerchfells) einhergeht. Unsere Schule lehrt solch ein weiches Qigong, das gleichzeitig Aufbau-Qigong ist. Die hier angesprochenen Übungsprinzipien, durch die es sich von anderen, dem weichen Relax-Qigong zugeordneten Schulen unterscheidet, werden im zweiten Teil dieses Buches ausführlich besprochen.

Hartes Qigong

Für das harte Qigong gilt weder das Prinzip der Entspannung noch das Prinzip der maximalen Sauerstoffzufuhr durch Unterdruck. Im harten Qigong wird vielmehr durch bestimmte Atemtechniken die Sauerstoffaufnahme optimiert.

Bei dieser Qigong-Art wird der Atem also sehr stark gezwungen. Luft wird in die Lunge eingesaugt, dann wird der Atem angehalten und die Atemmuskulatur angespannt, sodass in der Lunge und im ganzen Körper ein Überdruck entsteht. Es ist eine künstliche, vom Standpunkt des weichen Qigong aus auch recht gewalttätige Atemweise, mit dem Zweck, das Blut mit möglichst viel Sauerstoff anzureichern und somit zumindest kurzfristig ein hohes Energieniveau zu erreichen. Auch mit dem anfangs erwähnten Bild des Feuermachens für die Energiegewinnung lässt sich die Wirkungsweise des harten Qigong erklären. Viel Sauerstoff facht das Feuer an.

In der jüngeren Vergangenheit sind immer wieder Mönche des Shaolin-Klosters in Europa auf Tournee gewesen. Diese Mönche zerschlagen gusseiserne Stangen auf ihren Köpfen, sind unempfindlich gegen harte Stockschläge und halten sogar Messer- und Speerspitzen vom Eindringen in ihre Haut ab. Wer die Shaolin-Mönche live oder im Fernsehen gesehen hat, wird bemerkt haben, dass sie vor jeder dieser spektakulären Demonstrationen Qigong geübt haben, und zwar hartes Qigong oder „Eisenhemd-Qigong“, wie man an den anschwellenden Adern in der Kopfregion erkennen konnte. Solch hartes Qigong fördert, wie der Name „Eisenhemd-Qigong“ ja schon sagt, einen energetischen Schutzschild an der Außenseite des Körpers, der allerdings nicht dauerhaft ist, sondern immer wieder kurzfristig aufgeladen werden muss.

Für den „normalen Übenden“ sind diese Übungen aber nur bedingt zu empfehlen, da sie gesundheitlich nicht unbedenklich sind. Durch das starke Pressen und „das starke Anfachen des Feuers“ findet leicht eine Erhitzung statt, die sich vor allem auf den Funktionskreis des Herzens auswirken kann. So können, wenn man unter großer körperlicher Belastung den Atem anhält, kleine Äderchen platzen, langfristig kann es zu Herzproblemen kommen.

Eine gesundheitlich unbedenkliche Art, Aufbau-Qigong zu üben, ist sicherlich das in diesem Buch beschriebene weiche Qigong, da es die Qi-Entwicklung als einen natürlichen Prozess betrachtet und dem Organismus die Zeit gibt, in die anstehenden Veränderungen hineinzuwachsen.

3.5 Unterschiedliche Atemweisen im Qigong

Die Bedeutung der Atmung in der TCM

Qigong wird oft auch als chinesische Atemgymnastik bezeichnet. Tatsächlich kommt der Atemübung in der chinesischen Medizin eine bedeutende Rolle zu. Erstens wird durch die Atmung direkt das nachgeburtliche Qi beeinflusst und zweitens hat die Lunge im Kreislauf der Fünf Elemente eine fördernde Auswirkung auf die Niere, in der das vorgeburtliche Qi gespeichert wird. Die Niere spielt in der chinesischen Medizin als Speicherorgan und substanzielle Quelle von Qi eine wesentliche Rolle. So ist es in der TCM auch das einzige Organ, das, von wenigen Ausnahmen abgesehen, ohne Bedenken gefördert und aktiviert werden kann. Ein optimal arbeitender Funktionskreislauf der Lunge ist also auch eine Möglichkeit, das Nieren-Qi positiv zu beeinflussen, vorgeburtliches Qi zu sparen und somit seine Lebensspanne zu verlängern.

Die Atmung als Energieaustausch

Aber auch in vielen anderen Körperübungssystemen, ob sie jetzt aus dem Osten oder aus dem Westen kommen, spielt die Atmung eine hervorragende Rolle. Das mag daran liegen, dass der Atmung die wichtige Aufgabe des Energieaustausches zwischen Innen und Außen obliegt, der zwei Funktionen umfasst: zum einen die Reinigung, die beim Ausatmen geschieht, wenn verbrauchte Luft und verbrauchtes Qi abgegeben werden, und zum anderen die Energie- gewinnung, die beim Einatmen durch die Aufnahme von frischer Luft und frischem Qi geschieht. Beide Funktionen sind gleichermaßen wichtig, und so sollte bei der Atmung weder das Ein- noch das Ausatmen besonders bevorzugt werden. Auch wenn uns die Energiegewinnung vordergründig als wichtiger erscheint, kann sie ohne vorhergehende Reinigung nicht erfolgen. So hängen Probleme mit der Atmung infolge eines seelischen oder emotionalen Spannungszustandes meistens mit einer mangelhaften Ausatemfunktion zusammen. Der Grund dafür, dass man sich in solchen Situationen beengt fühlt und das Gefühl hat, nicht genug Luft zu bekommen, ist paradoxerweise der, dass man nicht vollständig ausatmen kann, weil sich die Atemmuskulatur aufgrund der psychischen Anspannung ihrerseits verspannt. Dadurch wird ein vollständiges Ausatmen und somit ein Entsorgen der „schlechten Energie" und der Restluft aus der Lunge verhindert. Eine optimale Ausatmung geht immer mit muskulärer Entspannung einher; Ausatmen ist Loslassen und leer Werden. Diese Kopplung der Atmung an emotionale Spannungsmuster lässt sich nachvollziehen, wenn man beobachtet, wie sich der Atem beim Betrachten eines Spielfilmes verhält. An spannenden Stellen hält man normalerweise unwillkürlich die Luft an. Der Körper reagiert auf emotionale Anspannung mit dem Reflex des Einatmens. Löst sich die Spannung im Film auf und somit auch die emotionale Anspannung in einem selber, entspannt sich auch die Atemmuskulatur wieder, sodass vollständig ausgeatmet werden kann.

Andererseits kommt der Atmung als funktionellem System insofern eine besondere Rolle bei den physiologischen Prozessen in unserem Körper zu, als sie sowohl einer unwillkürlichen, nicht willentlich beeinflussbaren Steuerung folgt als auch teilweise willkürlich beeinflussbar ist. So ist es uns einerseits zwar möglich, die Atmung durch unseren Willen zu beeinflussen – wir können zum Beispiel für 30 Sekunden die Luft anhalten –, aber andererseits entziehen sich die einzelnen Mechanismen der Atmung unserer bewussten Kontrolle, da sie über Reflexe gesteuert werden. Auch nach einem längeren Luftanhalten zwingt uns unser Körper irgendwann, wieder Luft zu holen. Genauso müssen wir im Alltag nicht bewusst auf das Ein- und Ausatmen achtgeben, es geschieht automatisch.

Auswirkungen einer entspannten Atmung

So wird die Atmung in vielen Körperübungssystemen als Ansatzpunkt für die gezielte Beeinflussung unwillkürlicher Körperfunktionen gesehen. Tatsächlich haben wissenschaftliche Untersuchungen ergeben, dass eine regelmäßige, tiefe Atmung Einfluss nicht nur auf andere Körperfunktionen hat, sondern auch auf die Gehirntätigkeit und unsere emotionale Verfassung. Das Atemzentrum, das alle Atemfunktionen steuert, liegt im Stammhirn. Eine natürliche Atmung hat beruhigende Auswirkungen auf dieses Steuerzentrum, das wiederum auf den Mechanismus zurückwirkt. Eine tiefe, entspannte Atmung fördert die Verdauung und den Kreislauf genauso, wie sie ausgleichend auf das vegetative Nervensystem wirkt. Dass unsere Atmung mit unseren Emotionen zusammenhängt, kann jeder nachvollziehen, der es geschafft hat, in aufregenden

Situationen seine Atmung zu beobachten; nicht umsonst sagt man zu jemandem, der gerade im Begriff ist, sich aufzuregen: „Erst einmal tief durchatmen."

So einig man sich darüber ist, dass eine gut funktionierende Atmung positive Auswirkungen auf den Gesamtorganismus hat, so unterschiedlich sind die Anweisungen zu einem „richtigen Atmen", die von verschiedenen Seiten gemacht werden. Dem menschlichen Körper stehen tatsächlich unzählige Varianten des Atmens zur Verfügung, und je nach Situation ist die eine oder die andere die sinnvollere.

Unterschiedliche Atemweisen im Qigong

Auch in den Übungssystemen des Qigong gibt es sehr unterschiedliche Anweisungen für den Atem und verschiedene Methoden, ihn zu beeinflussen. Grundsätzlich kann man unterscheiden zwischen Methoden, bei denen der Atem bewusst und willentlich gesteuert wird, und solchen, die den Atem nicht steuern, sondern seinen natürlichen Fluss betonen. Gesteuert werden kann der Atem entweder durch eine bewusste Regulierung des Atemrhythmus oder der Atemweise. Lässt man dem Atem seinen natürlichen Fluss, muss das nicht bedeuten, dass der Atem dann nicht beeinflussbar ist. In unserer Schule wird der Atem durch bestimmte Körperhaltungen und Bewegungen gelenkt, ohne dassdabei die selbständigen Reflexe der Atmung reguliert oder unterdrückt werden.

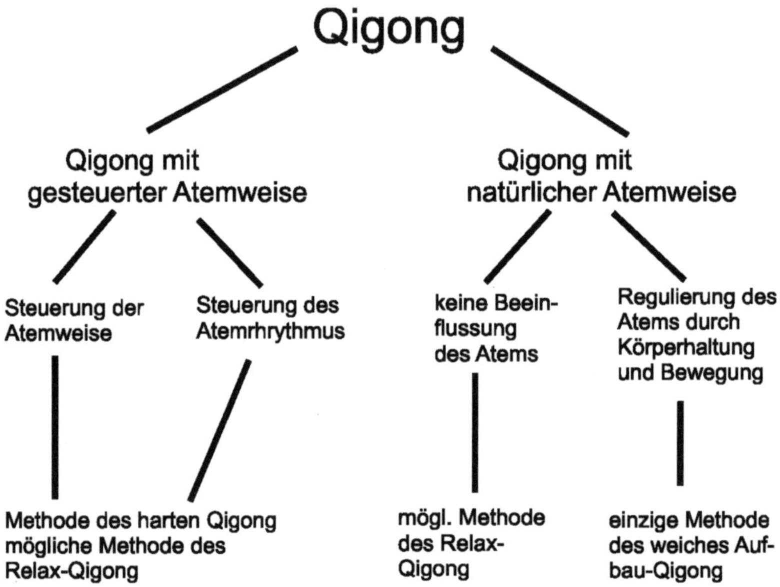

Steuerung der Atemweise

Im Qigong sind mehrere Atemweisen bekannt. So kennt man in den meisten Schulen neben der natürlichen Atmung, bei der der Atemvorgang in keinerlei Art und Weise beeinflusst oder reguliert wird, Atemtechniken, bei denen die Art der Atmung gesteuert wird. Ein Beispiel für diese Atemtechniken ist die Bauchatmung, bei der durch die Abflachung des Zwerchfells bei der Einatmung die Bauchdecke nach außen gewölbt wird. Diese Atmung betont das Sinken des Qi und ist zur allgemeinen Beruhigung und Funktionsregelung der Organe von Nutzen, sie ist jedoch nicht geeignet, um Qi zum Zwecke der Anwendung nach oben fließen zu lassen. Deshalb spielt diese Atemweise vor allem beim Relax-Qigong eine große Rolle. Ein weiteres Beispiel für regulierte Atemweisen ist die sogenannte paradoxe Atmung, die im Prinzip wie die Bauchatmung ausgeführt wird, ohne dass allerdings die Auswölbung des Bauches zugelassen wird. So entsteht beim Einatmen ein großer Druck im Bauchraum. Auch die oben schon beschriebene Atmung beim harten Qigong gehört zu dieser Kategorie der Beeinflussung der Atemweise.

An unserer Schule werden diese Atemtechniken nicht geübt, weil durch die bewusste Steuerung des Atems der von Natur aus vorhandene Zusammenhang zwischen Bewegung und Atem unterbrochen wird. Reflexe des Körpers können sich schlechter in der Atmung äußern.

Allerdings muss hinzugefügt werden, dass die hier beschriebenen Atemtechniken durchaus als natürliche, zur momentanen Gesamtverfassung des Menschen passende Atemweisen vom Körper instinktiv gewählt werden können. Außerdem kann durch das Üben solcher Atemtechniken bei korrekter und möglichst entspannter Ausführung sowohl das Potential der Atmung erweitert werden als auch Einfluss auf andere funktionelle Systeme des Körpers genommen werden. Zur direkten Kombination mit Bewegungsanweisungen scheinen uns diese Atemtechniken jedoch nicht geeignet, da die Gefahr besteht, dass die Beeinflussung des Körpers von zwei verschiedenen Seiten undifferenziert, unkoordiniert und somit auch ineffektiv gerät.

Steuerung des Atemrhythmus

Oft findet sich im Qigong die Beeinflussung des Atemrhythmus auch in der Form, dass bestimmten Bewegungsphasen bestimmte Atemphasen zugeordnet werden. Diese Methode mag zwar in manchen Fällen helfen, die Bewegungen zu ordnen, birgt aber die Gefahr, dass der Atem gezwungen wird, wenn Bewegung und Atem nicht übereinstimmen. Die Folge ist dann, dass der Atem während der Ausführung der Bewegung künstlich angehalten oder beschleunigt wird, um die Bewegung einzuholen oder auf sie zu warten. Die künstliche Beschleunigung oder das erzwungene Anhalten des Atem bewirken aber eine Anspannung der Atemmuskulatur, also genau der Muskulatur, die es durch die Übung eigentlich zu entspannen und zu entlasten gilt. Zumindest Anfänger, die mit der zeitlichen Dynamik der Bewegung noch nicht vertraut sind, sollten aus diesem Grund auf jegliche Regulierung des Atems verzichten. Auch die Schildkrötenatmung, bei der nach jedem Ausatmen eine künstliche Pause eingelegt wird, während der das Einatmen unterbunden wird, zählt zu den Atemweisen, bei denen der Atemrhythmus beeinflusst wird.

Natürliche Atmung

Allgemein hat Qigong mit gesteuerter Atemweise immer den Nachteil, dass der natürliche Fluss des Atems verloren geht, und den Vorteil, dass eine Beeinflussung des Körpers durch diese Techniken möglich ist. Bei Qigong mit natürlicher Atmung ohne eine Beeinf-lussung der Atemweise ist es genau umgekehrt. Der Vorteil ist hier, dass der Atem immer im Kontakt mit den momentanen körperlichen Bedürfnissen und den unbewussten Regungen des Menschen bleibt. Allerdings ist durch diese, von den meisten Schulen einfach „natürliche Atmung" genannte Atemweise keine Beeinflussung von Körperfunktionen möglich und auch keine Verbesserung des Atempotentials.

Regulierung der Atmung über die Körperhaltung und Bewegung

Die an unserer Schule praktizierte Methode der Regulierung der Atmung durch die Körperhaltung und Bewegung versucht, die Vorteile von beiden Methoden zu verbinden. Dadurch, dass der Atem nicht bewusst gesteuert wird, behält er seinen natürlichen Kontakt zu Körper und Geist des Übenden. Durch die Körperhaltung und Bewegung wird die Atemkapazität verbessert. Da diese Atemweise – an unserer Schule „interne Atmung" genannt – zu den Grundprinzipien unserer Schule gehört, wird sie im zweiten Teil des Buches im Zusammenhang mit den nötigen Bewegungsmustern und einer anatomischen Erläuterung der Atemvorgänge beschrieben. An dieser Stelle soll noch erwähnt werden, dass auch unsere Methode einen „Nachteil" hat: Die Atemweise, zu der unsere Methode letztendlich führt, lässt sich nicht ohne weiteres produzieren oder ausführen. Da eine korrekte Dynamik der Bewegung Grundbedingung dafür ist, dass sich die „interne Atmung" als natürlicher Reflex des Körpers einstellt, ist eine jahrelange Übungspraxis Voraussetzung.

3.6 Lenken des Qi-Flusses mit Vorstellungskraft oder durch Körperhaltung und Bewegung

Lenken von Qi durch Vorstellungskraft

In manchen Qigong-Schulen ist es üblich, Qi durch Vorstellungskraft zu lenken und den Qi-Fluss dadurch zu aktivieren. Hierbei findet zumeist eine Konzentration auf bestimmte Akupunkturpunkte oder Meridianverläufe statt. An unserer Schule ist diese Methode nicht üblich, und zwar aus folgenden Gründen:

Gefahr der Konditionierung der Wahrnehmung

Das Üben mit Vorstellungskraft birgt die Gefahr des Verlustes der objektiven Wahrnehmung. Durch zu viel Konzentration werden nicht nur Entspannungszustände verhindert, die eine Selbstregulation des Qi-Flusses zur Folge hätten, auch die Aufmerksamkeit wird eingeschränkt. Der Geist beschränkt sich in seiner Aufmerksamkeit darauf, Dinge wahrzunehmen, die der Übende aufgrund einer theoretischen Vorstellung wahrnehmen will. Er beginnt, viel mehr auf das zu achten, was er sich wünscht und vorstellt, als auf das, was wirklich passiert. Der Kontakt zur Realität geht ein Stück weit verloren, denn ob das, was unter solchen Bedingungen wahrgenommen wird, tatsächlich den objektiven Begebenheiten entspricht, ist fraglich.

Wir sind in unserem Wesen ja zweifellos so strukturiert, dass die Tendenz besteht, dringende körperliche oder psychische Wünsche zu erfüllen. Wenn eine Erfüllung nicht möglich ist, hilft uns oft unser Geist, indem er wenigstens die Illusion erschafft, der Wunsch oder die Vorstellung habe sich erfüllt. So ist es normal, dass in unserem Kopf Bilder von herrlich angerichteten Speisen herumschwirren, wenn wir hungrig sind, oder dass wir, wenn unser Körper im Schlaf das Bedürfnis nach Flüssigkeitsaufnahme verspürt, von etwas Trinkbarem zu träumen beginnen. Genauso verhält es sich mit Wünschen oder Vorstellungen im psychischen Bereich. Wie oft sind Meditationsschüler in der sicheren Meinung, jetzt die Erleuchtung erreicht zu haben, zu ihren Meistern gelaufen und wieder weggeschickt worden; wie oft feiern Menschen in Tagträumen die Erfüllung ihrer Wunschvorstellungen. Genausogut kann man z.B. dasitzen und sich vorstellen, dass der kleine Energiekreislauf geschlossen ist, dass die Energie jetzt von einem Zentrum zum nächsten läuft und so weiter. Wenn unser Geist lange genug durch eine erzwungene Vorstellung konditioniert wird, wird er eines Tages die Illusion erzeugen, dass das, was man sich gerade vorstellt, funktioniert und real ist. Ob es allerdings tatsächlich funktioniert, kann in solch einem Fall nur sehr schwer festgestellt werden. Die einzige Möglichkeit, das festzustellen, ist die Schulung der Sensibilität durch nicht wertendes, entspanntes und ungezwungenes Beobachten. Wenn Qigong mit Vorstellungskraft geübt wird, ist der Übende andauernd auf das Feedback eines guten, erfahrenen Lehrers angewiesen, der einem Rückmeldungen über den tatsächlichen Übungsstand gibt. Allgemein gehaltene Kriterien, nach denen der Übende selbst seine Fortschritte kontrollieren kann, helfen im Allgemeinen nicht weiter.

So wird z.B. oft behauptet, dass sich ein aktivierter Qi-Fluss beim Üben durch ein Kribbeln entlang der Meridiane bemerkbar macht und dass dieses Kribbeln ein Zeichen für die Anwesenheit von Qi und damit für eine erfolgreiche Übungspraxis sei. Das mag in manchen Fälen stimmen, in anderen auch nicht. Denn es kann auch sein, dass die Qigong-Übung falsch ausgeführt wurde, was eine große Anstrengung zur Folge hatte, die den Blutdruck in solch einer Art und Weise hochtreibt, dass sich der vermehrte Blutfluss in den Adern durch ein Kribbeln bemerkbar macht. Da Qi, auch in Bezug auf seine Transportwege, in einem engen Zusammenhang mit dem Blut steht, wird in solch einem Fall natürlich auch Qi an dieser Stelle anwesend sein, aber Qi ist immer und überall im Körper anwesend, es kann allenfalls zu wenig, zu viel oder Qi der falschen Qualität da sein; es gibt keine Abwesenheit von Qi, es gibt nur den Fall, dass Qi von uns nicht oder falsch wahrgenommen und nicht oder falsch genutzt wird.

Sensibilität durch unbeeinflusste Wahrnehmung

Im Qigong geht es nicht darum, Qi durch irgendwelche Techniken zu erschaffen; Qi ist schon da. Es geht darum, Qi erstens wahrzunehmen, zweitens seinen freien Fluss zu ermöglichen und diesen zu pflegen, drittens, es zu entwickeln und viertens, es – in fortgeschritteneren Stadien – bewusst zu lenken. Aber auch dieses Lenken geschieht nicht mit Zwang, sondern folgt natürlichen Prozessen. Auf jeden Fall ist die Grundlage dafür, Qi lenken zu können, die Fähigkeit, Qi wahrzunehmen. Vorher ist ein willentliches Beeinflussen des Qi-Flusses durch die Vorstellungskraft erstens sinnlos und zweitens, wie noch zu zeigen sein wird, unter gewissen Umständen auch gefährlich. Woher sollte ein Anfänger, der noch nicht die Sensibilität besitzen kann, Qi, einzelne Meridiane und die dazugehörige Qi-Qualität oder bestimmte Akupunkturpunkte wahrzunehmen, wissen, auf was er sich konzentrieren soll, wo der gesuchte Punkt oder Meridian jetzt genau ist? Vor allem für Anfänger stellt die Betonung der Vorstellungskraft eine Ablenkung von viel wesentlicheren Aspekten des Qigong dar, z.B. von der korrekten Haltung oder von körperlicher und geistiger Entspannung, Dingen, die in diesem Stadium viel eher dazu geeignet ist, den korrekten Qi-Fluss zu gewährleisten.

Wirkungen der Vorstellungskraft

Die Gefahr, die sich bei einem zwanghaften Üben mit der Vorstellungskraft ergibt, rührt paradoxerweise davon, dass man mit der Vorstellungskraft und mit konzentrativer Anstrengung sehr wohl großen Einfluss auf den Körper und die in ihm fließende Energie nehmen kann. Als Beispiel seien hier tibetische Mönche angeführt, die fast unbekleidet stundenlang bei Minustemperaturen im Schnee sitzen und meditieren, ohne auch nur im geringsten auszukühlen. Hier wird durch die Vorstellung der Wärme das Qi so nachhaltig beeinflusst und aktiviert, dass es den gesamten Körper trotz der widrigen äußeren Umstände warmhält. Genauso gibt es in der Zen-Tradition eine Methode, seine Körpertemperatur „höher einzustellen“. Auch beim Autogenen Training wird versucht, durch die Vorstellung von bestimmten Bildern und Eigenschaften, körperliche Entspannungsprozesse in Gang zu setzen.

Das Üben mit der Vorstellungskraft kann sehr weitreichende Auswirkungen auf das energetische Gesamtgefüge des Körpers haben. Die Gefahr vor allem für den Anfänger liegt darin, dass er diese Auswirkungen nicht immer abschätzen und nach Wunsch steuern kann. In den allermeisten Fällen wird er noch nicht einmal in der Lage sein, die in Gang gesetzten Prozesse genau wahrzunehmen.

Gefahren bei angespannter Geisteshaltung

Was dann passieren kann, ist Folgendes: Qi wird durch die Vorstellungskraft des Übenden aktiviert, an einzelnen Stellen des Energiekreislaufes sind aber die Bahnen nicht offen, sei es, weil der Übende eine falsche oder zu angespannte Haltung einnimmt, sei es aufgrund funktioneller Störungen (z.B. einer Wirbelsäulenverkrümmung). An diesen Stellen staut sich das Qi, und der energetische Druck erhöht sich, genauso, wie sich der Wasserdruck in einem Schlauch erhöhen würde, wenn man den Wasserhahn stärker aufdreht, ohne vorher den evtl. vorhandenen Knoten im Schlauch zu entfernen. Das angestaute Qi kann jetzt einzelne Akupunkturpunkte und die dazugehörigen Funktionskreise überhitzen, es kann zerplatzen und sich diffus und ungeregelt in den Organismus ergießen, es kann überlaufen und sich einen neuen, nicht den natürlichen Gegebenheiten entsprechenden Weg suchen, auf jeden Fall wird es eher Schaden anrichten, als ein positives Übungsergebnis fördern.

Das alles muss nicht passieren. Es gibt Menschen, die von Natur aus so offen und energetisch durchlässig sind, dass sie nicht nur solche Übungsmethoden ohne Gefahr betreiben können, sondern dass sie durch solche Übungssysteme unter Umständen auch sehr schnelle Fortschritte machen können; für die Allgemeinheit besonders der Anfänger sind sie aber sicherlich mit Vorsicht zu genießen. Diese Methode kann funktionieren und sehr effektiv sein, ist aber ohne fachkundige Anleitung und ohne eigene Sensibilität oder mit Verbissenheit ausgeführt, recht gefährlich, weil sie nicht den Weg der natürlichen Qi-Entwicklung geht, sondern das Qi zwingt und manipuliert.

Ihre Berechtigung scheint diese Methode, die der Manipulation und Vorherrschaft der Willenskraft den Vorzug gibt, aus einem Satz aus den klassischen Texten des Taiji zu beziehen:

> *„Der Geist lenkt Qi; Qi lenkt den Körper."*

Der Teilsatz „Der Geist lenkt Qi" wird oft als Anteil der Meditation im Taiji bezeichnet, der Teilsatz „Qi lenkt den Körper" als der Aspekt der Bewegung. So entstand die Bezeichnung „Meditation in Bewegung" zuerst speziell für die Bewegungskunst des Taiji und wurde später auch zur Beschreibung bestimmter Qigong-Systeme verwendet.

Zusammenhang zwischen Geist, Energie und Aktion

Tatsächlich betont diese Aussage aus den klassischen Texten, dass der Geist die vorderste Stelle einnimmt. Aber genauso wenig, wie Qi den Körper zwingt, sondern nur das energetische Potential für eine Bewegung zur Verfügung stellt, die sich im idealen Fall natürlich aus dem Qi-Fluss ergibt, sodass der entspannte Körper in seiner Bewegung nur dem Qi-Fluss zu folgen braucht, so wenig zwingt der Geist das Qi. Geist bedeutet nicht nur Verstand und Konzentration, Aktivität also, Geist bedeutet vor allen Dingen auch Bewusstsein. Wenn der Geist wach ist, ist er notwendigerweise das Erste, was mit einer neuen Situation in Berührung kommt. Unsere Wahrnehmung bestimmt unsere Gefühle und unsere Gedanken; unsere Gefühle und Gedanken bestimmen unsere Handlungen.

Der Geist enthält das Potential für die Energie, die Energie enthält das Potential für die Aktion

Unser Bewusstsein stellt also das geistige Potential für den Qi-Fluss zur Verfügung. Das hat nichts mit Anstrengung oder Bevorzugung des ein oder anderen Aspekts des menschlichen Handelns zu tun. Es liegt in der Natur der Dinge, dass der Geist schneller ist als die Energie, und die Energie wiederum schneller als irgendeine Art von materiellem Körper. Einstein gibt in seiner Relativitätstheorie die Lichtgeschwindigkeit als maximale Geschwindigkeit für Materie an. (Wir erinnern uns: Licht als Energieform stellt aufgrund der Tatsache, dass es sowohl als Materieteilchen als auch als immaterielle Schwingung aufgefasst werden kann, die Grenze zwischen materieller und immaterieller Bewegung dar.) Das Licht braucht von der Sonne bis zur Erde ungefähr sieben Minuten. Dass Licht als Energieform somit schneller ist als jedes erdenkliche materielle Gefährt, ist einleuchtend. Genauso logisch erscheint es, dass der Geist noch schneller ist als Energie. Mit meiner Vorstellungskraft, mit meiner Aufmerksamkeit, mit meinen Gedanken, mit welchem Teil meines Geistes auch immer, kann ich in Bruchteilen einer Sekunde bei der Sonne sein.

Jede Bewegung, jede Regung des Körpers beginnt im Geist, weil er zwangsläufig der erste ist, der zu einer Situation, auf die es zu reagieren gilt, Kontakt hat. Gelingt es uns, diesen „geistigen Erstkontakt" bewusst als solchen wahrzunehmen und ihn entspannt und offen zu gestalten, wird das Qi der Aufmerksamkeit in einer natürlichen Art und Weise folgen.

In der deutschen Sprache herrscht der Zwang, alle Geschehnisse entweder im Aktiv oder im Passiv auszudrücken. Die genauere Betrachtung des Ausgangssatzes „Der Geist lenkt Qi; Qi lenkt den Körper" hat gezeigt, dass eine veränderte Formulierung, die das natürliche Sich-Ergeben der Dinge betont, genauso richtig ist: „Qi folgt dem Geist; der Körper folgt dem Qi".

Anwendung von gelenktem Qi

Dieses Verständnis ist wichtig für die Anwendung von Qi. Bei guten Akupunkteuren z.B. merkt der Patient den Nadeleinstich kaum. Der Grund ist, dass gute Akupunkteure das oben genannte Prinzip beherrschen. Ihre Aufmerksamkeit stellt einen Kontakt zu dem Patienten in dem Augenblick her, in dem die Nadel leicht auf die Haut aufgesetzt wird. Die bewusste Wahrnehmung dessen, was an der zu nadelnden Stelle ist, lässt das Qi des Akupunkteurs die Nadel entlang in den Körper des Patienten fließen. Es ist das weiche, noch immaterielle Qi, welches als erstes durch die Haut dringt und eine Lücke auftut. Diesem Qi kann die Nadel jetzt sehr mühelos und ohne Schmerzen zu verursachen folgen.

Die Anwendung von Qi in der Kampfkunst funktioniert nach demselben Prinzip. Wenn der Geist entspannt und wach ist, wenn die Meridiane voller Qi sind und wenn der Körper so entspannt ist, dass die Bewegung einem veränderten Qi-Fluss sofort folgen kann, dann sind Wahrnehmung eines Angriffs und seine Abwehr eins. Durch die bewusste und unverkrampfte Wahrnehmung der Tatsache, dass man an einem bestimmten Punkt seines Körpers angegriffen wird, ist Qi im selben Augenblick aktiviert und der Körper folgt dem Qi sofort, ohne dass vorher ein Umweg über die willkürliche Steuerung von Bewegung nötig wäre. Das ist gemeint, wenn gute Kampfkünstler sagen: „Du darfst auf einen Angriff nicht reagieren, du musst schon da sein“. Es ist eigentlich das gleiche Prinzip, das beim Wettlauf zwischen Hase und Igel gilt. Wenn die beiden Igel – die beiden Igel stehen hier für Yin und Yang, für Geist und Körper und für die Verteilung des Qi im Körper – an der richtigen Stelle stehen, werden Kraft, Schnelligkeit und Ausdauer – die Qualitäten des Hasen – für die erfolgreiche Selbstverteidigung bedeutungslos.

Deshalb bleibt in unserer Schule nur eine konkrete Übungsanweisung für den Geist übrig:

Schlussfolgerung

Beobachte, bleibe wach und aufmerksam, das ist alles. Dein Verstand hat nichts zu tun, er darf entspannen.

Differenzierung des Begriffs Vorstellungskraft

In der Frage, welche Bedeutung der Vorstellungskraft beizumessen ist, unterscheidet sich die vorliegende Auffassung recht deutlich von anderen Schulen. Allerdings kann man bei genauerer Betrachtung feststellen, dass der Begriff „Üben mit Vorstellungskraft“ in den unterschiedlichen Schulen auch unterschiedlich interpretiert und in die Praxis umgesetzt wird. So wird z.B. in der medizinischen Praxis eine Regulierung des Geistes dadurch erreicht, dass die Aufmerksamkeit des Übenden auf unterschiedliche Körperregionen oder Akupunkturpunkte gelenkt wird. Diese Methode mag in der Arbeit mit kranken Menschen sehr wohl ihre Berechtigung haben, sie unterscheidet sich in der Praxis wohl auch kaum von den Beobachtungsanweisungen, die in unserem Qigong gegeben werden, trotzdem verwendet auch die medizinische Schule den Begriff „Vorstellungskraft“, der alleine von seiner semantischen Bedeutung auch konzentrative Anstrengung mitbeinhaltet.

Beeinflussung des Qi-Flusses durch die Körperhaltung

Unsere Schule reguliert den Qi-Fluss durch eine in sich dynamische Körperhaltung, durch die die Meridiane entsprechend ihrer anatomischen Lage und ihrer energetischen Verlaufsrichtung geöffnet und aktiviert werden. Das Lenken der Energie durch den Geist wird erst dann geübt, wenn der Körper die Prinzipien der natürlichen Bewegung vollständig verstanden hat. Diese Vorgehensweise lässt sich durch folgendes Beispiel illustrieren. Wenn man mit einem Auto durch unwegsames Gelände zu einem bestimmten Punkt gelangen will, hat man mehrere Möglichkeiten. Man kann drauflosfahren und bleibt vielleicht irgendwo im Sumpf stecken. Vielleicht kommt man auch durch, wenn man einen guten Jeep hat, auf jeden Fall wird die Kraft, die den Jeep antreibt – das ist in unserem Bild die Vorstellungskraft, die die Energie lenken soll – recht schwer zu arbeiten haben. Unsere Übungspraxis würde folgender Vorgehensweise entsprechen. Wir bauen zuerst einmal eine bequeme Straße, d.h. wir schaffen bestmögliche körperliche Grundbedingungen. Wenn die Straße fertig ist und das Auto vollgetankt, d.h., wenn Qi durch die Übungspraxis schon entwickelt ist, dann wird man eine sehr angenehme Reise haben, denn die Vorstellungskraft muss Qi jetzt nicht mehr anschieben, sondern nur noch lenken. Die Grundlagen dieser Methode werden im zweiten Teil dieses Buches geschildert.

3.7 Qigong und Meditation

Für Qigong, besonders aber auch für Taiji, wird häufig mit der Formulierung „Meditation in Bewegung" geworben. Es ist nicht selten zu beobachten, dass aufgrund dieser Tatsache Qigong und Meditation in einen Topf geworfen werden. Es gibt zwar eindeutige Parallelen und auch Überschneidungen in der Übungspraxis, aber zumindest die klassischen Definitionen lassen sich klar unterscheiden.

Um den Begriff Meditation besser zu erfassen, muss unterschieden werden zwischen Meditation als Zustand und unterschiedlichen Techniken oder Methoden, die geübt werden, um diesen Zustand zu erreichen.

Meditation als Zustand

Meditation ist die Bezeichnung für einen Zustand tiefer geistiger Ruhe und Klarsicht, der durch folgende Umstände gekennzeichnet ist. Die körperliche Haltung ist entspannt, der Geist in einem Zustand wachen Bewusstseins, der das bewusste Wahrnehmen von Körper, Gedanken und Emotionen zulässt, ohne die beobachteten Dinge zu bewerten. Meditation ist ein Zustand, in dem der Geist unabhängig ist von den Bedingungen des Alltags, von den Wünschen, Hoffnungen und Ängsten, die uns im alltäglichen Leben immer in Form von „plappernden" Gedanken, Gefühlen oder Meinungen durch den Kopf sausen.

Was immer auch die einzelnen Schulen genau unter dem Zustand der Meditation verstehen, in einem sind sie sich weitestgehend einig: Meditation ist ein geistiger Zustand, der sich nicht ohne entsprechende Übungspraxis herbeiführen lässt. Man kann ihn im engeren Sinne nicht lernen oder lehren, da er nichts mit antrainierbaren Fähigkeiten zu tun hat, sondern eine Erfahrung ist, die ein Mensch machen kann (oder auch nicht). Meditation ist in diesem Sinne vielmehr ein Kniff, ein erfahrbarer Geisteszustand, der, sobald er einmal bewusst erlebt wurde, wieder hervorgerufen werden kann. Dieser Aspekt der Meditation lässt sich vielleicht am besten mit dem Schwimmenlernen vergleichen. Auch dort ist es so, dass man nur schwimmen lernen kann und seine Fertigkeiten im Schwimmen nur vertiefen kann, wenn man ins Wasser springt. Die Schwierigkeit beim Üben der Meditation ist nun die, dass unser Geist nicht weiß, wo das Wasser ist, in das er hineinspringen kann, und dass unser Verstand den Sprung verhindert, weil der Zustand der Meditation ein Zustand ist, in dem der Verstand die ihm eigentlich zukommende, untergeordnete Rolle spielt. Und wer schon einmal auf einem Meditationskissen gesessen und seinen „ewig plappernden Gedankenfluss" im Kopf beobachtet hat, weiß, wie viele Möglichkeiten dem Verstand zur Verfügung stehen, um eine wahre Stille, die sein Ende bedeuten würde, zu verhindern. Jeder Gedanke stärkt unser Ego, unsere Vorstellung, dass wir als isoliertes Wesen gegen den Rest der Welt existieren. Meditation schleift das Ego, indem es uns hilft, uns unserer Vergänglichkeit und Substanzlosigkeit bewusst zu werden.

Meditationstechniken

Dieser Sprung des Geistes ins Wasser ist der Punkt, an dem unterschiedliche Meditationstechniken ansetzen. Meditationstechniken sind im Prinzip nicht mehr als Methoden, die entweder dem Geist das Wasser zeigen, in das es zu springen gilt, oder die ihrerseits versuchen, den Verstand auszuschalten, um den Sprung zu ermöglichen. Sie sind ein Training des Geistes, sind Techniken, um Achtsamkeit, Stille und Einsicht zu üben. Aber mit keiner Technik lässt sich Meditation herstellen. Man kann nur äußere Bedingungen schaffen, die diesen Zustand der Meditation fördern. So ist es einleuchtend, dass z.B. das stille ZaZen-Sitzen oder das Aufsagen eines Mantras äußere Umstände bein-halten, die dem Zustand der Meditation förderlicher sind als z.B. die Tätigkeit des Abwaschens oder des Autofahrens. Aber, wie gesagt, der Zustand der Meditation ist nicht gebunden an diese Techniken. Wenn jemand im Umgang mit dem Bewusstseinszustand der Meditation geübt ist, kann er auch während alltäglicher Aktivitäten meditieren oder – anders ausgedrückt – den geübten Geisteszustand der entspannten und nichtwertenden Bewusstheit im Alltag bewahren.

Allen klassischen Meditationsmethoden ist gemeinsam, dass sie das bewusste Beobachten üben und zu dieser Übung zumeist ein Meditationsobjekt benutzen, auf das sich die Aufmerksamkeit des Geistes sammeln kann. Diese Sammlung des Geistes auf einen Punkt führt dazu, dass für den Übenden einerseits seine geistigen Strukturen und Funktionsmechanismen bewusst beobachtbar werden, andererseits führt die Sammlung zu einer größeren inneren Ruhe. In Pali, der Sprache Buddhas, bedeutet das Wort für Meditation nichts anderes als „Übung für den Geist", ähnlich wie im Chinesischen Qigong für „Üben der Energie" steht.

Ziele der Meditation

Meditationstraining als Übung für den Geist hat immer zwei Ziele. Das erste Ziel ist geistige Ruhe. Der Gedankenfluss, der unseren Geisteszustand im Alltag bestimmt, versiegt langsam, tritt in den Hintergrund und macht Platz für Erfahrungen anderer Bewusstseinszustände. Man kann diesen Prozess vergleichen mit einem Wasserglas, das dazu benutzt wird, um die Tuschepinsel eines Malers auszuwaschen und anzufeuchten. Solange gemalt wird, ist das Wasser aufgewirbelt und trübe, es wird immer schmutziger und trüber. Lässt man solch ein Wasserglas über Nacht stehen, setzt sich der Dreck ab, das Wasser wird wieder klar, die Oberfläche wird glatt und ruhig, das Wasser kann wieder benutzt werden. Beim menschlichen Geist gestaltet sich die Sache sehr viel schwieriger als bei trübem Wasser. Wir sind zwar durchaus in der Lage, unseren Körper willkürlich in seiner Bewegung anzuhalten, aber auch nur eine Minute lang nichts zu denken, ist dem ungeübten Geist fast unmöglich. Unser Geist ist Tag und Nacht aufgewirbelt von Gedanken, Wunschträumen, Ängsten, Gefühlen, Meinungen, Träumen oder einfach nur von Unsinn. Durch das Üben der Sammlung der Aufmerksamkeit auf eine Sache wird der Geist nach und nach zur Ruhe gebracht, die Oberfläche des Geistes wird glatt, so dass sie als Spiegel für seine eigene Struktur dienen kann.

Hier wird deutlich, dass das erste Ziel der Meditationstechniken, das Erlangen von Ruhe, noch nicht das endgültige Ziel der Meditation ist. Die Ruhe bereitet das Erkennen vor. Erkenntnis ist das zweite Ziel der Meditation. Meditation dient nicht nur der geistigen Entspannung und der Regeneration von Geisteskräften, Meditation ist das Schwert der Erkenntnis, das es durch Üben zu schärfen gilt. Je mehr der Geist zur Ruhe kommt, desto leichter fällt es der Aufmerksamkeit des Meditierenden, seine eigenen geistigen Strukturen und Funktionsmechanismen zu erkennen. Das beginnt damit, dass einem bewusst wird, welcher Art die Gedanken, Gefühle, Träume und Sorgen sind, die den Geist im Alltag beherrschen, es geht damit weiter, dass einem bewusst wird, dass diese Gedanken und Gefühle alle nicht im Geist selber begründet liegen, sondern konditionierte Reaktionen auf äußere Wahrnehmungen sind, und endet damit, dass man die Struktur des Geistes jenseits aller äußeren Beeinflussung erkennen kann.

Die verschiedenen Meditationsschulen haben dieses Fortschreiten in der Meditationspraxis auf je eigene Weise beschrieben. Gemeinsam ist allen, dass sie mit em Üben der Sammlung der Achtsamkeit auf ein Meditationsobjekt beginnen. Der innere Beobachter wird gestärkt. Dadurch bekommt man Distanz zu den eigenen Gedanken und Gefühlen, und man kann sie leichter in ihrer Relativität erkennen, da man sich nicht mehr so stark mit ihnen identifiziert. In dem Augenblick, in dem der Geist mit seiner ganzen Aufmerksamkeit über einen bestimmten Zeitraum gesammelt ist, macht er einen ersten Sprung. Man spürt ein angenehmes Körpergefühl, Heiterkeit, Unbeschwertheit, Freude oder

Ähnliches. Dadurch stellt sich nach und nach zuerst ein Gefühl der Zufriedenheit, dann ein Gefühl der Ruhe und des Friedens ein. Letztendlich mindert sich auch die Aktivität des Beobachters immer mehr, er wird immer ruhiger und friedlicher, weil es immer weniger gibt, was den Geist durchkreuzt, es gibt immer weniger, was er beobachten könnte. Beobachter und Beobachtetes werden eins.

Meditation = Übung für den Geist Qigong = Übung für die Energie

Nun können wir zum Qigong zurückkommen und zu der Frage, ob Qigong eine Meditationsform ist. Nach dem bisher Gesagten ist die Antwort klar. Qigong zu üben, muss noch keine Meditation sein, und Qigong in der umfassenden Gesamtheit der Übungsysteme, die mit diesem Begriff bezeichnet werden, ist im engeren Sinne auch keine Meditationstechnik. Das primäre Ziel von Qigong ist nicht das Erreichen von Meditation, sondern die Entwicklung und Pflege von Qi. Ausgenommen hiervon sind allerhöchstens spezielle Qigong-Praktiken der daoistischen und buddhistischen Schule, die das Erreichen der Erleuchtung, bzw. der großen Vollendung und Unsterblichkeit, wie dieser Zustand von den Daoisten genannt wurde, zum Ziel haben.

Gemeinsamkeiten zwischen Meditation und Qigong

Allerdings darf nicht übersehen werden, dass Qigong mit Meditation auch einige Gemeinsamkeiten hat, und dass die Meditation auch in daoistischen Übungssystemen eine bedeutende Rolle spielt. Wenn man Qigong unter dem Gesichtspunkt der Meditation betrachten will, könnte man sagen, dass die Bewegung, bzw. die Körperhaltung dem Meditationsobjekt entspricht, also dem Punkt, auf den sich die geistige Aufmerksamkeit sammeln kann. Hierbei hat die Geisteshaltung durchaus ähnliche Qualitäten wie bei der Meditation. Entspannung und eine wache, nicht wertende Achtsamkeit sind hier wie da Voraussetzung für ein Fortschreiten in der Übungspraxis. Während der geistige Fokus bei der Meditation jedoch einspitzig ist, die Achtsamkeit also an einem Punkt gesammelt wird, ist der geistige Fokus beim Qigong zumeist offen und bereit, alle Körper- und Erlebensbereiche wahrzunehmen. Im Qigong ändert sich das „Meditationsobjekt Bewegung“ mit der Zeit. Die Aufmerksamkeit, die am Anfang noch sehr damit beschäftigt ist, die Übungen äußerlich korrekt auszuführen, und aufpasst, ob z.B. die Hand jetzt auch die richtige Höhe und Stellung einnimmt, verlagert sich mit fortschreitender Übungspraxis auf immer feinstofflichere Ebenen der Bewegung, bis der korrekte Fluss von Qi gespürt werden kann und zum „Meditationsobjekt“ wird. Manche Übungsformen des Qigong, z.B. das Aktivieren des kleinen Energiekreislaufes mit Hilfe der Vorstellungskraft, setzen sofort auf dieser feinstofflichen Ebene an.

Meditation in Bewegung

Der Ausdruck „Meditation in Bewegung“ beinhaltet eigentlich einen Widerspruch. Meditation ist ein Synonym für Stille, wie kann sie erreicht werden, wenn gleichzeitig Bewegung da ist? Es gibt jedoch unterschiedliche Arten von Stille. Die eine Art ist Totenstille. Was nicht lebendig ist, ist absolut still, absolut konzentriert, nicht aus der Ruhe zu bringen. Diese Stille aber ist nicht das Ziel von Meditation oder Qigong. Die Stille und der Frieden sollen da sein, während man lebendig und vital ist. Lebendigkeit und Vitalität sind aber vorrangig energetische Phänomene, und somit ist es die Meditation auch. Energie braucht zwei Pole, um fließen zu können. Die daoistische Philosophie beschreibt mit dem Yin-Yang-Gedanken diese beiden Pole, wie sie für das Leben selbst notwendig sind: Mann und Frau, Tag und Nacht, Geburt und Tod, Freude und Trauer. Das Leben als energetisches Phänomen nutzt die Gegensätze, fließt und springt zwischen ihnen hin und her. Die geistige Grundstruktur des Verstandes dagegen ist nicht polar, sondern linear. Unser Verstand leugnet die Gegensätze. Bezeichnet er etwas als gut, will er es haben und lehnt sein Gegenteil ab, weil es seiner Meinung nach schlecht ist. Will er in der Meditation Ruhe finden, lehnt er sogar die zwitschernden Vögel im Garten ab, weil sie ihn in seiner Ruhe angeblich stören. Die Stille, die in der Meditation erreicht werden soll, ist also eine Stille zwischen den Gegensätzen, eine Stille, in der die Gegensätze nicht nur des normalen Lebens, sondern auch der Gegensatz zwischen substanzlosem Geist und materiellem Leben aufgehoben werden. In allen Qigong-Formen kann letztendlich die gleiche innere Ruhe gefunden werden wie bei der stillen Meditation.

Die eigene Mitte finden

Meditationspraxis kann also auch beschrieben werden als der Versuch, die eigene Mitte zu finden. Dies ist eine Betrachtungsweise, die auf das Qigong sicherlich anzuwenden ist. Im Qigong spielt die Mitte und der Ausgleich der Gegensätze alleine durch die Yin-Yang-Dynamik eine herausragende Rolle. Qigong lehrt, die eigene Mitte zu finden, indem es die Yin-Yang-Dynamik auf einer primär körperlichen Ebene übt, wobei die körperliche Ebene direkten Einfluss auf die energetische und schließlich auf die geistige Ebene hat.

Die eigene Mitte bewahren

Qigong übt aber nicht nur die Verwirklichung der Yin-Yang-Dynamik auf körperlicher Ebene und lehrt nicht nur ein ganzheitliches Begreifen; die alltägliche Qigong-Praxis übt auch, die eigene Mitte zu bewahren, obwohl Bewegung vorhanden ist. In der möglichen Ausprägung als Aspekt der Kampfkunst übt Qigong sogar, die eigene Mitte zu bewahren, obwohl ich von außen beeinflusst werde. Somit lehrt uns das tägliche Üben von Qigong auch Prinzipien, wie die eigene Mitte im alltäglichen, bewegten und aufregenden Leben bewahrt werden kann, so dass unsere Handlungen immer mehr der Ausdruck unseres eigentlichen Selbst und immer unabhängiger von reflexartigen Schutz- und Reaktionsmechanismen werden, die wir uns im Laufe unseres Lebens antrainiert haben.

Die erste Stufe der Vermittlung dieser Prinzipien ist die körperliche Ebene. Deshalb legt unsere Schule bei ihren Bewegungs- und Haltungskorrekturen auch so viel Wert auf die Yin-Yang-Dynamik.

Auf energetischer Ebene ist unsere Mitte das Dantian. Dort findet letztendlich die Reaktion statt, von hier geht der Impuls zu jeglicher Bewegung aus.

Qigong als umfassender Übungsweg

Meditation ist also durchaus ein möglicher Aspekt des Qigong. Qigong beinhaltet außerdem den Aspekt der Qi-Entwicklung und dessen Nutzbarmachung, den Aspekt der Gesundheitsübung, den der Heilkunst und den der Kampfkunst. Im umfassenden Sinn kann Qigong als Übungsweg oder als spiritueller Pfad verstanden werden, der die oben genannten Aspekte menschlichen Tuns übt und entwickelt und somit zur Selbstverwirklichung oder spirituellen Entwicklung beiträgt. Dieser Umstand der ganzheitlichen Förderung und Entwicklung des Menschen ist für daoistische Übungssysteme typisch. Übungsformen zu unterschiedlichen Lebensbereichen ergänzen sich.
Hier zeigt sich einmal mehr, dass der letztendliche Erfolg der Qigong-Praxis nicht unabhängig von unserer sonstigen Lebenspraxis ist. Genauso wie die gesundheitsfördernden Auswirkungen der Bewegungsübungen durch übermäßigen Alkoholkonsum, durch Rauchen oder eine ungesunde Ernährung geschmälert werden, genauso ist der angestrebte Effekt von Qigong als meditativer Praxis, nämlich die Erlangung von innerer Ruhe, Gleichmut und Zufriedenheit, abhängig davon, wie wir im Alltag mit unseren Emotion umgehen, welchem geistigen oder psychischen Stress wir uns aussetzen und – so würde es ein spiritueller Lehrer wohl ausdrücken – inwieweit es uns gelingt, unser Herz zu läutern.

Die Qigong-Praxis macht uns sensibel für das, was unserem Körper gut bzw. nicht gut tut, sofern es uns gelingt, die im Qigong geübte Qualität der Achtsamkeit in den Alltag zu übertragen. Wir lernen zu spüren, welche unserer gewohnheitsmäßigen Reaktionen und Verhaltensweisen im Alltag für uns förderlich sind und welche nicht.

äußere Umstände beim Üben

Ein Hineinversetzen in eine meditative Grundstimmung, wie immer auch der Einzelne das zu erreichen glaubt, nimmt in der Übungspraxis des Qigong deshalb nur eine untergeordnete Bedeutung ein. Wenn man Qigong nur als Relax-Übung, als Gegenpol zum anstrengenden, nervenaufreibenden Alltag praktiziert und der Qi-Entwicklung nur eine sekundäre Bedeutung beimisst, bekommt dieser Bereich vielleicht einen größeren Wert beigemessen; das ist auch vollkommen in Ordnung, aber einen Einfluss auf die Qi-Entwicklung haben solche Umstände kaum. Korrektes und effektives Qigong zu üben, ist – zumindest am Anfang – auch anstrengend und kein Wundermittel, sondern ein Prozess, wie es ja schon die Bedeutung des Wortes Gong nahelegt.

Trotzdem sollten natürlich beim Üben die äußeren Umstände so gestaltet werden, dass das Üben möglichst entspannt und ohne Ablenkungen vor sich gehen kann. So versteht es sich von selbst, dass man in möglichst bequemer Kleidung üben sollte, die die Bewegungen nicht be-

Unterschiedliche Aspekte der Qigong-Praxis

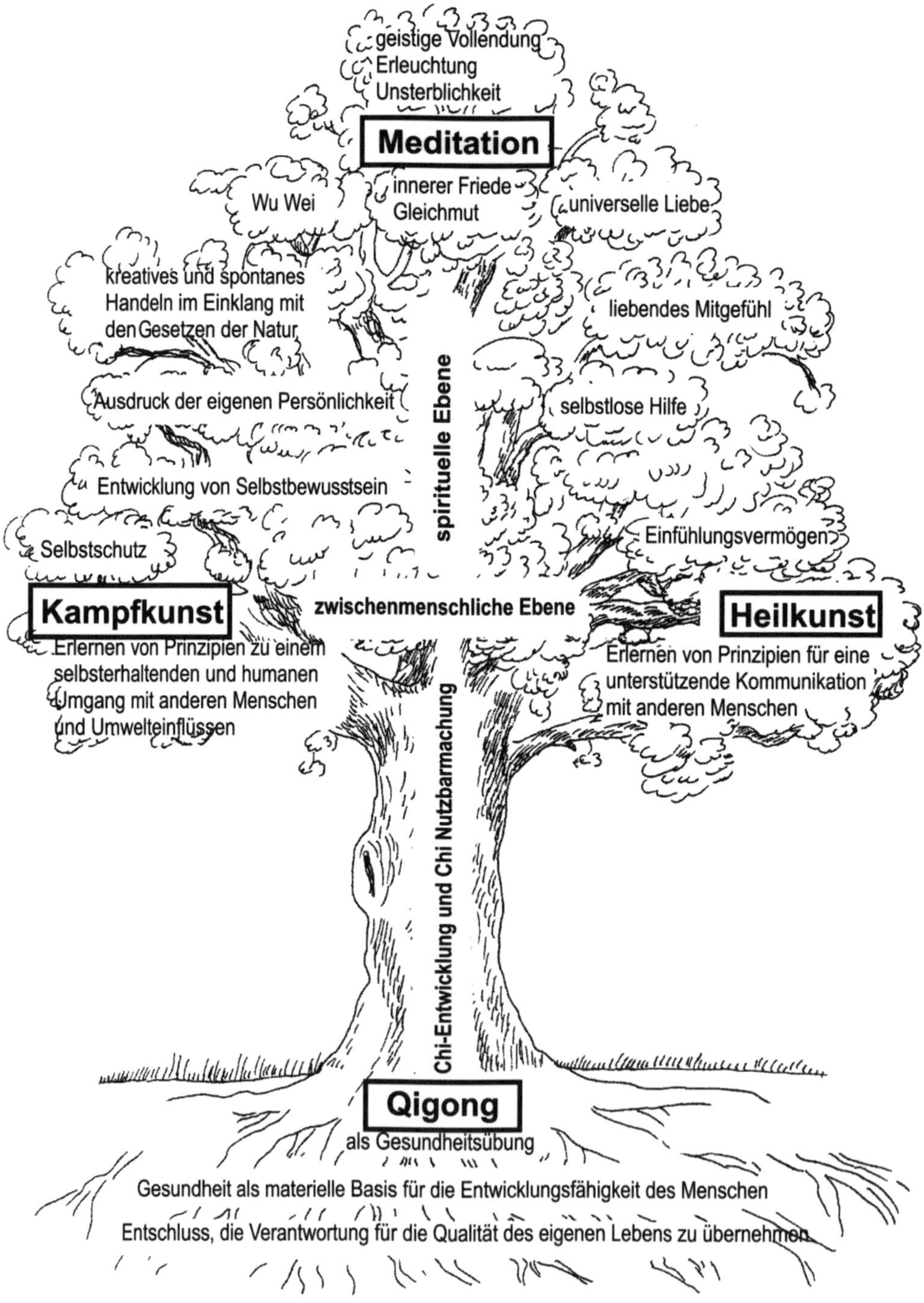

hindert und die Atmung nicht abschnürt, und dass man sich Zeit zum Üben nehmen und die Übungen nicht in Zeitnot durchpauken sollte. Weniger kann hier oft mehr sein. Auch sollte man beim Üben darauf achten, dass die Luft eine gute Qualität hat; wenn man im Zimmer übt, sollte dieses immer gut gelüftet sein.
Ob man beim Üben Musik auflegt, und wenn ja, welche, ob man eine Duftkerze anzündet oder nicht, ob man das Telefon abstellt, um nicht gestört zu werden, all diese Sachen kann der Übende für sich selber entscheiden. Im Laufe der Zeit bekommt man heraus, welche Umstände einem das Qigong-Üben angenehmer machen können. Es darf in diesem Bereich ruhig auch etwas experimentiert werden. Der größte Fehler, den man machen kann, ist wie gesagt der, dass man diese Sachen zu wichtig nimmt. Die wichtigsten Kriterien für eine effektive Qigong-Praxis bleiben eine regelmäßige Übungspraxis, die Korrektheit der Bewegung, die Entspannung und die entsprechende Geisteshaltung der Achtsamkeit.

3.8 Qigong und Taiji

Genauso wie bei der Abgrenzung zwischen Qigong und Meditation gibt es auch zwischen Qigong und Taiji Unterschiede und Gemeinsamkeiten.

Taiji ist Qigong

Letztendlich ist Taiji eine Form des Qigong, weil auch im Taiji Wert auf eine Entwicklung der inneren Kraft Qi gelegt wird. Werden unter Qigong alle Übungsformen verstanden, die die Pflege der körpereigenen Vitalkräfte zum Ziel haben, so gehört Taiji sicherlich dazu. Taiji wäre somit eine Form des Donggong.

Taiji ist dabei, genauso wie andere Qigong-Formen, eine Art von Meditation in dynamischer, äußerlicher Bewegung. Deshalb gelten die im zweiten Teil des Buches beschriebenen grundlegenden Prinzipien der Übungspraxis nicht nur für das weiche Aufbau-Qigong, sondern auch für die traditionellen Taiji-Formen.

Verschiedene Ursprünge

Der Unterschied, der darüber nicht vergessen werden darf, ist die Tatsache, dass Taiji und Qigong verschiedene Ursprünge haben. Während Qigong vor allem aus dem Bereich der Gesundheitspflege kommt und vorrangige Ziele wie Lebensverlängerung, Gesundheitsvorsorge oder Heilung von Krankheiten verfolgt, kommt Taiji aus dem Bereich der Kampfkunst und legt – solange es nicht nur als Relax-Taiji zur Gesundheitspflege ausgeführt wird – besonderen Wert auf die Qi-Entwicklung und seine Nutzbarmachung speziell zu Zwecken der Selbstverteidigung.

3.9 Verschiedene Unterrichtsmethoden

Im letzten Abschnitt dieses Kapitels seien zwei grundsätzliche Methoden vorgestellt, wie Qigong vermittelt werden kann.

Innere Bilder

Oft wird die Bewegung im Qigong durch Bilder oder Vergleiche beschrieben, die sich der Übende vorzustellen hat und in seinen Bewegungen nachvollziehen soll. So findet man z.B. Anweisungen wie: „Bewegen Sie sich leicht wie eine Marionette, die an Fäden aufgehängt ist“ oder „Stehen Sie fest verwurzelt wie ein Baum“. Dabei wird durch das Wachrufen eines inneren Bildes die äußere Bewegung oder Körperhaltung beeinflusst. Diese Beeinflussung findet ohne Frage statt, nur stellt sich im Prinzip das gleiche Problem wie beim Beeinflussen des Qi-Flusses durch Vorstellungskraft: Wer kontrolliert letztendlich die Korrektheit der Bewegung? Wer kontrolliert, ob die Bewegungsanweisung im individuellen Fall das richtige Ergebnis, nämlich einen optimierten Qi-Fluss, hervorgerufen hat. Durch solche Bewegungsanweisungen können sehr wohl bestimmte Entspannungszustände und Körpergefühle beim Übenden hervorgerufen werden, aber man wird hinsichtlich der Beeinflussung des Qi-Flusses zu keinen einheitlichen Ergebnissen in der unterrichteten Gruppe kommen.

Subjektives Körpergefühl

Jeder Mensch hat sich im Laufe seines Lebens ein bestimmtes subjektives Körpergefühl erworben, das seinen Vorstellungen von Aufgerichtetsein und Entspannung entspricht. Will man als Lehrer einheitliche und fördernde Ergebnisse durch seine Unterrichtspraxis erreichen, darf man den Schüler nicht in der Meinung bestärken, dass dieses subjektive Körpergefühl objektiv richtig ist und als Korrekturgrundlage für die eigene Bewegung und Körperhaltung dienen kann.

Objektive Korrektur

Andererseits ist die Achtsamkeit des Schülers auf das Körpergefühl die einzige Möglichkeit für ihn, aus gemachten Bewegungserfahrungen allgemeine Prinzipien herauszufiltern und auf andere Bewegungen zu übertragen. Deshalb legt unsere Schule beim Unterrichten sehr viel Wert auf direkte Korrekturen an der Körperhaltung und der Bewegung und auf Tests, die es den Schülern als Einzel- oder Partnerübung ermöglichen, objektiv festzustellen, ob die ausgeführte Bewegung korrekt war. Der Lernprozess des Schülers läuft auch hier über die Achtsamkeit auf das Körpergefühl. Hierbei geht es aber nicht um das Erzeugen von bestimmten subjektiven Körpergefühlen, sondern der Schüler hat die Aufgabe, während des Testes oder der Korrektur genau wahrzunehmen, was korrigiert wird und vor allen Dingen, was für ein Körpergefühl sich durch die Korrektur einstellt. Wenn ihm das gelingt, kann er sich in seiner täglichen Übungspraxis auf die Suche nach diesem Körpergefühl begeben. Diese Art des Unterrichtens erfordert wenig Worte, fördert aber – sobald auch der Schüler das Prinzip dieser Unterrichtsmethode verstanden hat – die Entwicklung einer achtsamen Wahrnehmung, die nicht daran interessiert ist, künstliche Resultate zu erschaffen, sondern einen spielerischen und experimentellen Umgang mit dem alltäglichen Bewegungsritual, das auf diese Art und Weise immer wieder neu entdeckt werden kann.

Kapitel 4: Heilwirkungen von Qigong

4.1 physiologische Heilwirkungen

Die Heilwirkungen von Qigong beruhen im Wesentlichen darauf, dass der Qi-Fluss auf den Leitbahnen angeregt wird. Durch Dehnung und Aktivierung der Leitbahnen werden Blockaden auf ihnen beseitigt, sie werden durchlässiger für den nötigen Energietransport, so dass die Versorgung der einzelnen funktionellen Systeme mit Qi schneller und reibungsloser vonstatten gehen kann. Qigong fördert also die Prozesse im menschlichen Körper, die zur Aufrechterhaltung eines dynamischen Gleichgewichts nötig sind.

Qigong ist deshalb als Heilmethode vor allem eine Übungsform, die als Gesundheitsvorsorge und unterstützende Behandlungsmethode bei unterschiedlichen Erkrankungen ihre Berechtigung hat.

Außerdem ist Qigong eine Übungsform, die ganzheitlich wirkt, d.h. es spricht nicht nur rein körperliche Funktionen an, sondern wirkt auch in die psychische und emotionale Dimension, da Energie immer auch in Zusammenhang steht mit unserer momentanen geistigen und seelischen Verfassung. Im Folgenden sollen nun einzelne Facetten der gesundheitlichen Auswirkungdes Übens von Qigong kurz beschrieben werden.

Einflüsse auf das Blutkreislaufsystem

Obwohl die Energieleitbahnen nicht mit den Blutbahnen identisch sind, besteht doch ein enger Zusammenhang zwischen den beiden Systemen. Die treibende Kraft für den Blutkreislauf ist Qi. Indem der Qi-Fluss durch Qigong-Übungen aktiviert wird, wird auch der Fluss des Blutes aktiviert, die Wände der Blutgefäße entspannen sich, das Blut fließt dadurch reibungsloser durch die entsprechenden Gefäße. Die Durchblutung des ganzen Körpers wird durch das Üben angeregt.

Es wird fast sämtlichen Qigong-Übungen eine Regulierung des Blutdrucks nachgesagt. Sie rührt daher, dass die Blutversorgung des Körpers aufgrund der freieren Blutbahnen leichter, also mit weniger Arbeit verbunden ist. Der Herzmuskel wird langfristig in seiner Arbeit unterstützt und entlastet. Qigong eignet sich tatsächlich im Normalfall sehr gut dazu, zu hohen Blutdruck zu regulieren. Allerdings sollte diese immer wieder erwähnte Tatsache nicht darüber hinwegtäuschen, dass der Blutdruck während der Übungen und kurz danach alleine aufgrund der körperlichen Betätigung leicht steigt. Auch gibt es bestimmte Bewegungen, die den Blutdruck steigen lassen. So wird z.B. bei nach oben gekehrten Handflächen mit gleichzeitig geöffneten Ellbogen und aufwärtsgehender Bewegungsrichtung der Arme der Herzmeridian stark gedehnt. Für Übende mit starkem Bluthochdruck kann es sinnvoll sein, die Übungen dann so abzuändern, dass solche Stellungen und Bewegungen vermieden werden.

Einflüsse auf den Stoffwechsel

Durch den vermehrten Qi-Fluss auf den Organ-Meridianen steht auch den einzelnen Organen ausreichend Qi zur Verfügung, um ihre Aufgaben wahrzunehmen. Qigong kräftigt und reguliert also auch die einzelnen Organfunktionen in Verbindung mit einem gut funktionierenden Stoffwechsel. Dies geht vor allem auf die bessere Durchblutung und die damit zusammenhängende Versorgung der einzelnen Organe mit Energie und Nährstoffen zurück. Es existieren zur Zeit noch wenige nach westlichem Standard als abgesichert geltende Forschungsergebnisse über den Einfluss von Qigong auf den Stoffwechsel. Klinische Beobachtungen deuten aber darauf hin, dass der Stoffwechsel von Fett, Eiweiß, Kohlenhydraten, Kalium, Kalzium und Phosphat durch Qigong positiv beeinflusst werden kann. Ebenso erhöht sich bei regelmäßigem Üben über einen Zeitraum von mehreren Monaten anscheinend die Eiweißkonzentration im Blut, während sich die Konzentration von Cholesterin vermindert.

Einflüsse auf das Atmungssystem

Dass Qigong weitreichende Auswirkungen auf unsere Atmungsgewohnheiten und auf das Atmungssystem selbst hat, deutet sich schon durch den Umstand an, dass Qi mit Atem übersetzt werden kann. Da im zweiten Teil dieses Buches der Atmung beim Qigong ein eigenes Kapitel gewidmet ist, sei hier nur darauf hingewiesen, dass durch langfristiges Qigong-Üben die Atemfrequenz reduziert, der Gasaustausch in der Lunge verbessert, die Lungenkapazität vergrößert und somit auch die allgemeine körperliche Belastbarkeit erhöht wird, obwohl Qigong kein Ausdauertraining im herkömmlichen Sinne darstellt.

Einflüsse auf das Verdauungssystem

Ein Einfluss von Qigong-Übungen auf das Verdauungssystem findet zum einen über eine Verbesserung des Stoffwechsels statt, die eine angemessene Sekretion von Magen- und Gallensäften sowie eine verbesserte Aufnahmefähigkeit der Dünndarm- und Dickdarmschleimhaut zur Folge hat. Zum anderen führt eine tiefe Atmung, die das Zwerchfell in vollem Umfang in seine Atembewegungen mit einbezieht, zu einer Massage des Bauchbereiches, in dem die Verdauungsorgane liegen. Dadurch wird die Darmtätigkeit mechanisch angeregt und die Durchblutung der Verdauungsorgane gefördert. Qigong wird in der medizinischen Praxis gegen zahlreiche Funktionsstörungen der Verdauungsorgane angewendet, wie Völlegefühl im Magen, Appetitlosigkeit, Verstopfung u.a.

Einflüsse auf den Bewegungsapparat

Qigong hat auch auf Knochen, Sehnen und Muskeln sowie deren Funktion positive Auswirkungen. Diese beruhen einerseits darauf, dass die Übungen funktional in Beziehung zu den einzelnen Elementen des Bewegungsapparates ausgerichtet sind, und zum anderen auf dem Umstand, dass man durch Qigong-Üben lernt, unnötige Muskelkraft in den

Bewegungen durch Qi zu ersetzen und somit den damit verbundenen Energieverbrauch zu reduzieren.

Deshalb sind Qigong-Übungen auch an funktionellen Haltungs- und Bewegungsaspekten ausgerichtet. Dieser Aspekt des Qigong führt vor allem zu einer positiven Beeinflussung des Bewegungsapparates, insbesondere der Wirbelsäule. Es kann Verformungen der Wirbelsäule entgegengewirkt werden, und auch muskuläre Verspannungen in Problembereichen wie dem Lendenwirbelbereich und dem Schulter- und Nackenbereich können positiv beeinflusst werden.

Somit ist Qigong auch eine Form der Gymnastik, die unseren Bewegungsapparat durch eine sanfte Belastung und Dehnung geschmeidiger macht und es somit ermöglicht, dass eine angestrebte Haltung nicht mit Muskelkraft „erarbeitet" werden muss, sondern sich im Laufe der Zeit auf natürliche Art und Weise ergibt.

Wichtig ist dabei, dass die Bewegungen nicht ruckartig erfolgen, da sonst eine Dehnung, die die Geschmeidigkeit und ein besser aufeinander abgestimmtes Funktionieren der einzelnen Teile des Bewegungsapparates fördern soll, nicht gewährleistet ist. Der menschliche Körper reagiert auf eine schnelle Dehnung einer entspannten Muskulatur reflexartig mit einer Kontraktion eben dieses Muskels. Das ist ein Schutzmechanismus des Körpers, der verhindern soll, dass Muskeln überdehnt werden oder sogar reißen. Fast jeder wird schon einmal die Situation erlebt haben, dass er im Sitzen fast eingeschlafen wäre, sei es in einer Vorlesung als Student, im Theater oder sonstwo. In dem Augenblick, in dem wir einschlafen, entspannt sich unsere Muskulatur, auch die Nackenmuskulatur. Der Kopf wird nicht mehr aufrecht gehalten und fällt sehr rasch nach vorne. In diesem Augenblick setzt der Reflex ein, die Nackenmuskulatur wird plötzlich angespannt, unser Kopf nach oben gerissen, und wir wachen wieder auf. Qigong arbeitet in seiner Bewegungsgeschwindigkeit immer unterhalb dieses Reflexes. Es ist im Qigong nicht nötig, eine Bewegung abzubremsen, weil die Bewegungen immer rund sind und sich ein Bewegungsabschnitt aus dem anderen natürlich ergibt.

Bei diesem Aspekt des Qigong als Haltungsschulung wird vor allem die Bewegungskoordination positiv beeinflusst, da durch die Übungen die Gelenke mit den sie umgebenden Muskeln, Bändern und Sehnen optimal trainiert werden, ohne die entsprechenden Strukturen abzunutzen.

Qigong hilft also auch, den „Muskelpanzer" abzubauen, den sich jeder Mensch im Laufe seines Lebens als Schutz vor Verletzungen psychischer oder physischer Art in Form von muskulären Verspannungen zugelegt hat. Qigong arbeitet dabei langsam, sanft und unterhalb der Schwelle, an der der Körper Abwehrmechanismen aufgrund einer äußeren Manipulation einsetzt. Der Muskelpanzer wird nicht zerbrochen, sondern ihm wird geschmeichelt, er wird überlistet.

Natürlich ist das Erreichen einer ökonomischen Körperhaltung und Bewegungsweise durch das Üben von Qigong mitunter eine langwierigere Angelegenheit. Schnelle Erfolge innerhalb von Stunden, wie sie fallweise mit manipulativen Techniken erreicht werden können, sind mit Qigong nicht möglich. Der Vorteil von Qigong liegt darin, dass einmal erzielte Fortschritte sehr dauerhaft sind, da der Körper neu gewonnene Informationen über mögliche neue und bessere Bewegungsmuster langsam in sein Repertoire integrieren kann. Qigong lässt sich nicht anwenden im Sinne von einem manipulativen Eingriff in einem bestimmten, strukturell begrenzten Teil des Körpers, so wie man etwa beim Auto nur den Kotflügel ausbeulen kann, ohne andere Teile zu berücksichtigen. Qigong wirkt ganzheitlich hin auf ein feiner abgestimmtes Zusammenwirken der einzelnen Teile des Körpers. Dieses Zusammenwirken ist ein natürlicher Entwicklungsprozess des Körpers, der Zeit braucht. Man kann ihn nicht beliebig forcieren, ohne ihm zu schaden, genausowenig, wie man den Wuchs eines jungen Baumes dadurch beschleunigen kann, dass man an seinen Ästen zieht.

Hier spielt also der Aspekt des stetigen Übens eine wichtige Rolle. Man kann zwar die Körperhaltung durch willentliche Anstrengung beeinflussen, wenn man sich selbst zur Ordnung ruft und sich zwingt, sich „endlich gerade zu halten“. Aber so etwas funktioniert nur äußerst kurzfristig, da in solch einem Fall die Körperhaltung an eine geistige Anstrengung gekoppelt ist. Sobald die geistige Konzentration auf die erzwungene korrekte Körperhaltung nachlässt, wird der Körper wieder in seine alte, unkorrekte Haltung verfallen, genauso wie die Sehne eines Bogens lummelig wird, sobald die Kraft des Armes fehlt, der den Bogen spannt. Der langfristig richtige Weg zu einer konstanten Verbesserung der Körperhaltung muss wohl eher über ein spielerisches Entdecken gehen. Die Erkenntnis des Körpers und des ihn beobachtenden Geistes, dass eine bestimmte neue Körperhaltung oder Bewegung Spaß macht und gut tut, wird viel eher eine Veränderung von Haltungs- und Bewegungsmustern in Gang setzen, als ein Zwang, der das vorurteilslose Begutachten der Ergebnisse von vornherein unmöglich macht. Um diesen Weg zu gehen, benötigt man aber außer Aufmerksamkeit auf das eigene Tun und einem guten Lehrer, der einem die richtigen Übungsanweisungen gibt, vor allem Übungsformen, die das spielerische Entdecken anhand von vorgegebenen Bewegungen in immer mehr in die Tiefe gehender Form möglich machen. Und genau diese Übungsformen liefert das Qigong.

4.2 Geistig-seelische Auswirkungen

Es erscheint logisch, dass eine Übungsform, die ein gesteigertes körperliches Wohlbefinden und eine Steigerung der „vitalen Lebensenergie" mit sich bringt, auch geistig-seelisch positive Auswirkungen hat. Was man beim Qigong-Üben mit Sicherheit feststellen wird, ist, dass der Geist sich beruhigt. Das liegt einfach daran, dass unsere Gedanken und unsere Aufmerksamkeit mit dem eigenen Körper beschäftigt sind und dass so weniger Platz bleibt für Gedanken, die nichts mit der augenblicklichen Tätigkeit, dem Üben, zu tun haben. Körper und Geist bilden insofern eine Einheit, als sie sich mit der gleichen Sache beschäftigen.

Körper und Geist finden einander

So kann Qigong als Bewegungsübung nach einem anstrengenden Arbeitstag, bei Problemen oder wenn unsere Gedanken nicht zur Ruhe kommen wollen und uns vergangene und kommende Dinge beschäftigen, manchmal sinnvoller sein als stilles Qigong oder Meditation. Wenn man in geistig aufgewühltem Zustand stille Übungen macht, kann es vorkommen, dass die Gedanken und Sorgen im Kopf immer weiter rotieren, bis man schließlich den Eindruck hat, dass die Stille, die man gesucht hat, außerhalb von einem ist, aber nicht in einem selbst. Alles ist ruhig, man sitzt still und aufrecht, kein Geräusch von außen stört die Stille, alles ist wunderbar friedlich, nur im eigenen Kopf herrscht unablässige Bewegung und ein beängstigendes Chaos, das man nicht in den Griff kriegt. Wenn man Qigong mit äußerlicher Bewegung übt, hat man die Chance, die Bewegung außerhalb von sich selbst zu lassen und sie auf eine Weise zu organisieren, die nicht beängstigend, sondern sehr harmonisch ist.

Qigong kann also helfen, sich wieder zu erden und ins „Hier und Jetzt" zurückzukehren. Schüler von mir machen oft die Erfahrung, dass das Qigong-Üben nach einem anstrengenden und aufregenden Arbeitstag ihnen noch einmal Energie gibt, sodass der Abend nicht vor dem Fernseher verbracht werden muss, sondern zu sinnvollen Tätigkeiten genutzt werden kann. Andererseits hilft einem das Qigong-Üben nach einem anstrengenden und aufregenden Arbeitstag auch, gut zu schlafen, da der Geist sich nicht mehr so sehr mit den Problemen des Tages beschäftigt, sondern mit dem Körper. Wenn Körper und Geist in Einklang sind, hat man die Wahl zwischen Aktivität oder Ruhe; beides ist möglich.

Unsere Schule nutzt die Tatsache, dass sich über die äußere Haltung des Körpers auch die innere Haltung beeinflussen lässt. Oft ist ja die Körperhaltung eines Menschen, sowohl seine alltägliche als auch seine augenblickliche, Ausdruck für sein emotionales Befinden. Vor allem der alltägliche Sprachgebrauch kennt diesen Zusammenhang zur Genüge. So erkundigen wir uns nach dem Wohlbefinden eines Menschen z.B. mit den Worten „Wie geht´s, wie steht´s".

äußere und innere Haltung

Ein runder oberer Rücken, nach vorne gesunkene Schultern und Probleme mit der oberen Brustwirbelsäule werden aus einem psychosomatischen Blickwinkel oft als Auswirkung von Überlastungen oder belastenden persönlichen Problemen verstanden. Tatsächlich nimmt der obere Rücken hier die Form eines Buckels an, der normalerweise dann entsteht, wenn langfristig schwere Lasten auf den Schultern transportiert werden. Die Form des Buckels lädt geradezu dazu ein, Lasten und Belastungen darauf abzuladen. Bei einer aufgerichteten und in sich harmonischen Körperhaltung dagegen hat der obere Rücken solch eine Form, dass einem die Lasten oder die Probleme wortwörtlich „den Buckel runterrutschen“ würden.

Sicherlich lassen sich durch das Üben von Qigong emotionale oder psychische Probleme nicht direkt lösen, aber unser Umgang mit ihnen oder unsere Einstellung zu ihnen können sich durchaus verändern. Selbst wenn tatsächlich emotionale Probleme vorhanden sind, haben wir immer noch die Möglichkeit zu sagen: „Jetzt bewege ich mich wenigstens so, dass es zumindest meinem Körper gut geht.” Qigong macht uns sensibel dafür, wie es uns eigentlich geht und gibt uns Möglichkeiten an die Hand, über den Körpers auf diese Befindlichkeiten einzuwirken. Der Körper ist leichter durch unseren Willen zu kontrollieren als unser Geist oder unsere Emotionen.

Sensibilität der Wahrnehmung

Meine über dreizigjährige Unterrichtspraxis hat auch gezeigt, dass Qigong die Wahrnehmung des Übenden sensibilisiert und verfeinert, und zwar nicht nur auf rein körperlicher Ebene. Eine Bewusstheit für das eigene Tun wird gefördert, der eigene Körper kann wieder als Ausdruck der eigenen Persönlichkeit verstanden werden, was in unserer Gesellschaft, in der die Normen, wie ein idealer Körper zu sein hat, von außen vorgegeben werden, leider nicht selbstverständlich ist. Es kommt zu einer Erfahrung der Ganzheitlichkeit, Bereiche der eigenen Persönlichkeit, die zuvor als getrennt und isoliert existierend wahrgenommen worden sind, werden integriert. Qigong übt also die Entwicklung von Selbstbewusstsein im wörtlichen Sinn. Die Übungspraxis lehrt, sich seiner selbst bewusst zu werden, sich selbst besser kennen zu lernen. Dieses Kennenlernen von sich selbst ist natürlich nicht immer nur ein freudvoller Prozess. Verdrängte Teile der Persönlichkeit können ans Tageslicht kommen, alte Selbstbilder können in Frage gestellt werden. Dadurch, dass eingefahrene Bewegungs- und Körperhaltungsmuster in Frage gestellt werden, wird auch die innere Haltung, unsere alltägliche Lebenspraxis und Lebensgestaltung reflektiert. Diese neu gewonnene Offenheit führt in Kombination mit dem steigenden Selbstbewusstsein auch zu einer wachsenden Selbstakzeptanz und somit auch zu mehr Offenheit in zwischenmenschlichen Beziehungen.

4.4 Qigong als Therapie

Die bisher beschriebenen Auswirkungen von Qigong sind allgemeiner Art und treffen auf fast alle Qigong-Arten gleichermaßen zu. Qigong kann aber auch sehr speziell eingesetzt werden, um einzelne Meridiane anzusprechen, und ist somit auch geeignet, speziellen Krankheitsursachen entgegenzuwirken.

Um Qigong aber als spezielle Heilgymnastik für energetische Ungleichgewichtszustände im Körper einsetzen zu können, bedarf es einiger Erfahrung. Qigong ist immer eine Manipulation am Energiesystem und wirkt auf das Energiesystem des Menschen in seiner Gesamtheit. Die Zusammenhänge sind sehr komplex und können auch von einem Fall zum anderen sehr unterschiedlich sein. So stellen Methoden, die einzelnen Übungen bestimmte, immer eintretende Wirkungen zuschreiben, eine allzu gewagte Verallgemeinerung dar.

Es wird z.B. behauptet, dass stilles Qigong-Sitzen den Blutdruck senkt. Das ist im Allgemeinen auch der Fall. Wenn der Patient aber an einer Skoliose – solche Wirbelsäulenverkrümmungen entstehen meistens dadurch, dass die Muskulatur entlang der Wirbelsäule einseitig verkürzt ist – leidet, kann es passieren, dass der vermehrte Energiefluss, der innerhalb des kleinen Energiekreislaufes auf dem Du-Mai (also auf der Wirbelsäule) stattfindet, durch die Wirbelsäulenverkrümmung aufgehalten wird. Die Folge ist ein Stau des Energieflusses, eventuell sucht sich das Qi auch andere, nicht gewünschte Wege, auf jeden Fall wird der gewünschte Effekt, das Senken des Blutdrucks, ausbleiben. Es kann sogar zu einer Erhöhung des Blutdrucks oder zu anderen unerwünschten Nebenerscheinungen kommen. In so einem Fall dürfte es sinnvoller sein, Qigong-Übungen zu praktizieren, bei denen die Bewegung und eine ausgewogene Aktivierung des gesamten Meridiansystems im Vordergrund steht. Diese Übungen werden zwar den Blutdruck kurzfristig nach oben treiben, ihn auf lange Sicht aber regulieren und senken. Tatsächlich hat sich bei einem ähnlich gelagerten Fall in meiner Schule der Blutdruck langsam gesenkt, nachdem regelmäßig die Taijiquan-Form geübt wurde.

Ausgewogenheit der täglichen Übungspraxis

Die Ausgewogenheit der Qigong-Übungen, was ihre Einflussnahme auf das Energiesystem anlangt, ist gerade auch für das Üben von Qigong als gesundheitserhaltende Maßnahme von Bedeutung. Genauso wie die Ernährung möglichst ausgewogen sein sollte, ist es beim Pflegen des nachgeburtlichen Qi durch Qigong-Übungen wichtig, alle Meridiane gleichermaßen anzusprechen und nicht bestimmte Teile der Energiekreisläufe einseitig zu fördern; dies könnte langfristig gesehen zu einem Ungleichgewicht im Energiesystem führen, das es ja eigentlich zu vermeiden gilt.

Hier liegt auch der große Wert von Taijiquan als gesundheitserhaltender Maßnahme. Die klassische Taijiquan-Form ist so aufgebaut, dass bei einem Durchlauf des zu absolvierenden Bewegungsablaufes alle Meridiane angesprochen werden.

Beim Üben von Qigong sollte also darauf geachtet werden, dass man nicht nur „seine Lieblingsübungen“ macht; nicht umsonst sind viele Übungen von alters her in Übungsreihen organisiert. So verlockend der Gedanke auch sein mag, es ist nicht sinnvoll, sich die „besten“ Übungen aus unterschiedlichen Systemen und verschiedenen Schulen zusammenzusuchen und auf eigene Faust zu kombinieren. Es gibt genügend Qigong-Formen, die seit Jahrhunderten in ihrer Ausgewogenheit und Wirksamkeit erprobt sind. Dazu gehören neben den klassischen Taijiquan-Formen die Acht Brokat-Übungen oder auch die fünf Tierbewegungen nach Hua Tuo, um nur einige zu nennen.

Kapitel 5: Die Geschichte des Qigong

5.1 Traditionelles Qigong in China

Die Ursprünge des Qigong

Die Ursprünge des Qigong liegen im Dunkeln, bzw. im Reich der Legenden. Das verwundert nicht, waren doch gesundheitsfördernde Bewegungsübungen laut alten Geschichtsbüchern schon um 4000 v.Chr. in China bekannt. So wird von einem legendären Herrscher namens Yao berichtet, der einen Tanz erfand, durch den seine Untertanen in einer schwierigen Zeit ihre Betrübnisse verlieren und ihre Vitalität wiedergewinnen sollten[17].

Auch wurde ein Gürtelanhänger aus Jade aus dem 7. bis 3. Jhd. v.Chr. gefunden, der detaillierte Anweisungen zur Atmung und zum Lenken des Qi enthält. Während in der Legende vom Tanz des Herrschers Yao der Aspekt der Bewegung betont wird, liegt hier der Schwerpunkt auf dem Aspekt der Atemübung. Auch ist hier zum ersten Mal ein theoretischer Ansatz einer bestimmten Qigong-Methode sichtbar[18].

Trotz der vorhandenen Legenden und einiger archäologischer Funde ist es unmöglich, einen bestimmten Ausgangspunkt für das heutige Qigong in der Geschichte Chinas zu ermitteln. Das liegt vor allem daran, dass Qigong-Übungen aus den unterschiedlichsten Bereichen und Anlässen heraus entwickelt, gepflegt und praktiziert worden sind. Oft waren diese Körperübungssysteme auch Bestandteil einer Kampfkunst und wurden möglichst geheim gehalten.

So wurde selbst der Sammelbegriff Qigong (ältere Schreibweise: Chi Kung) erst in den 50er Jahren des vorigen Jahrhunderts zur Bezeichnung bestimmter Körperübungen eingeführt. Die praktizierten Übungsformen hatten in der chinesischen Antike viele Namen, z.B.: „Tu Na“ (Einatmen und Ausatmen), Lian Qi (Übung der Lebensenergie) oder Daoyin Tu (Methode zum Leiten des Qi und Dehnen des Körpers).

Die konfuzianische Schule

Die Methoden des heute verbreiteten Qigong sind aus den Praktiken verschiedenen Schulen hervorgegenagen. Man unterscheidet die daoistische, die buddhistische und die konfuzianische Schule, bei denen mehr oder weniger der philosophische Hintergrund eine große Rolle spielte, die rein medizinische Schule, die therapeutische Aspekte der Übungen zur Vorbeugung oder Behandlung von Krankheiten in den Mittelpunkt stellte, und die Schule der Kampfkünste, die die durch Qigong entwikkelte innere Energie in den Kampfkünsten der äußeren Muskelkraft entgegenstellte. Im Folgenden sollen nun kurz die Besonderheiten des Qigong dieser fünf Schulen beschrieben werden[18].

Konfuzius[20], nach dem die konfuzianische Schule benannt ist, lebte im 5. Jahrhundert v.Chr. Die wirren politischen und sozialen Verhältnisse seiner Zeit ließen Konfuzius eine Ethik entwickeln, die auf eine strenge moralische Erziehung zur Erhaltung der gesellschaftlichen Ordnung baute. Das konfuzianische Ideal war die in sich selbst ruhende Persönlichkeit, die umfassend gebildet und sich ihrer Stellung in der sozialen Hierarchie bewusst war.

Für Konfuzius waren Regeln und Normen die unabdingbare Grundlage für die Ausbildung eines tugendhaften Menschen. Konfuzius akzeptierte das sogenannte Schlechte oder Böse nicht als notwendige Kehrseite des Guten und Tugendhaften, sondern versuchte, bildend in den Entwicklungsprozess des Menschen einzugreifen. Der Konfuzianismus richtete sein Hauptaugenmerk also auf gesellschaftspolitische Verhältnisse und die soziale und moralische Stellung des Einzelnen in der Gesellschaft. Für Mystik und Naturbetrachtung war in dieser Lehre wenig Platz. So war auch in der konfuzianischen Klassenstruktur der Platz des Arztes in der Schicht der Handwerker angesiedelt. Der Arzt kam in seiner sozialen Stellung also noch nach dem Bauern[21].

So haben die Qigong-Übungen der konfuzianischen Schule neben den gesundheitlichen Aspekten immer auch die Aufgabe, den Übenden zur Beharrlichkeit, zur Disziplin und zur Bescheidenheit zu erziehen. Sie sollen zwar die Lebenskraft fördern, aber den Menschen auch auf die Aufgaben vorbereiten, die er in Staat und Familie zu erfüllen hat. Es geht so gesehen um eine Zähmung des Geistes, um größtmögliche Moral und Tugendhaftigkeit zu ermöglichen. Auch einigen heute existierenden Qigong-Arten ist der Gedanke, durch Körperübungen zur Beherrschung der Triebhaftigkeit und zur Ausbildung sittlicher Reife zu gelangen, nicht fremd.

Die daoistische Schule

In der Frage der Wichtigkeit der Normen steht die konfuzianische Auffassung in krassem Gegensatz zum Daoismus, der den natürlichen Lauf der Dinge schon gestört sah, wenn vom Menschen gemachte Regeln und Moralvorstellungen das Leben bestimmten. So schreibt Lao-zi[22] im 57. Kapitel des Daodejing:

Je mehr Einschränkungen und Verbote es gibt,
desto ärmer wird das Volk.
Je mehr scharfe Waffen die Menschen haben,
desto mehr Verwirrung ist in der Welt.
Je mehr Geschick und Schlauheit die Menschen haben,
desto mehr seltsame Dinge kommen auf.
Je mehr Gesetze und Verordnungen erlassen werden,
desto mehr Räuber und Diebe gibt es.

Die daoistische Schule leitet ihren Namen von dem Wort Dao ab, dem Begriff, von dem der Begründer und der berühmteste Philosoph des Daoismus, Laozi, in seinem Buch Daodejing gleich zu Anfang sagt:

Das aussagbare Dao ist nicht das ewige Dao
Der nennbare Name ist nicht der ewige Name.

Das Schriftzeichens „Dao“ kann mit „Weg“ übersetzt werden[23], und so ist seine eigentliche Bedeutung wohl als die des harmonischen Wandels in der Natur zu verstehen, als das schöpferische Urprinzip, das aus sich heraus alle Dinge gebiert, erhält und wieder auflöst. Das Dao kann auch als die Urkraft eines Potentials an Wandlung und Harmonie aufgefasst werden

Der Weg des Dao, wie ihn die Daoisten in der Medizin und anderen Disziplinen verfolgen, ist also nicht der Weg der Manipulation und des Ausschöpfens alles Machbaren, sondern der Weg der Einsicht in unser Eingebundensein in die Prozesse der Natur. Der Daoist sieht sich als eins mit der Natur. Für ihn sind alle wahrnehmbaren Erscheinungen nichts anderes als unterschiedlich differenzierte Erscheinungsformen des Einen, des Dao. So gesteht der Daoist allen Erscheinungen und Geschehnissen ihre Berechtigung zu und versucht nicht, die menschlichen Kategorien der Moral oder der Planbarkeit an ihm begegnende Erscheinungen oder Menschen anzulegen. Sein Ideal ist es, in Einklang zu leben mit der Natur und den Wandlungen, die natürlichen Prozessen zugrunde liegen. Dieses Lebensprinzip wird in der daoistischen Philosophie „Wu Wei“ genannt, siehe dazu auch Kapitel 4 im zweiten Teil dieses Buches.

Eine wichtige Disziplin im Leben jedes daoistischen Weisen war die Naturbetrachtung. Aufgrund dieser Tatsache waren es innerhalb der chinesischen Kultur vor allem immer wieder Daoisten, die Naturgesetze und ihre Zusammenhänge mit dem menschlichen Organismus erkannten und für die Medizin nutzbar machten.

Die Daoisten versuchten, durch ihre Lebensführung die Gesetzmäßigkeiten der Natur zu erforschen und sich mehr und mehr mit den natürlichen Gegebenheiten in Einklang zu bringen. Die Praktiken, die in daoistischen Kreisen geübt wurden, waren sehr vielfältig und beschränkten sich nicht nur auf heilgymnastische Übungen und Meditationsformen, sondern schlossen genauso verschiedene Kampfkünste (z.B. Taiji) oder bestimmte sexuelle Praktiken ein. Ziel war es immer, das Leben zu verlängern und letztendlich Unsterblichkeit zu erlangen. Nun darf der Wunsch nach Unsterblichkeit aber nicht wörtlich verstanden werden[24]. Unsterblichkeit hatte erlangt, wer seinen feinstofflichen Körper so rein entfaltet hatte, dass er – obwohl sein grobstofflicher Körper verfiel und starb – an den Wandlungen des Dao weiter teilhaben konnte.

So dienen Qigong-Übungen, die der daoistischen Schule entstammen, vor allem der Kultivierung und Bewahrung des Lebens und der Vitalisierung der Lebensprozesse des Individuums, wobei Körper und Geist als Einheit betrachtet und gleichermaßen geschult werden.

Die buddhistische Schule

Die dritte philosophische Schule, die das chinesische Denken nachhaltig beeinflusst hat, ist der Buddhismus. Der Buddhismus kam im 6. Jhd. n.Chr. aus Indien nach China, als der buddhistische Meister Bodhidharma[25] auf der Suche nach einem würdigen Nachfolger Indien verließ und in China den Chan-Buddhismus begründete, der später in Japan die Grundlage für den im Westen so populären Zen-Buddhismus bildete. Der Buddhismus hat die chinesische Kultur gerade im Bereich der Medizin und der Körperübungssysteme nachhaltig beeinflusst. Erst durch die Verbreitung des Buddhismus und dem mit ihm verbundenen Gedanken des Mitgefühls entstanden – zumeist in buddhistischen Klöstern – die ersten Hospitäler und Einrichtungen zur stationären Pflege von kranken Menschen[26].

Mit dem Buddhismus flossen außerdem Elemente des indischen Yoga in die chinesischen Übungen zur Körperpflege ein. So wurden einerseits neue Meditationspraktiken in das damalige Qigong integriert, andererseits trug die buddhistische Schule auch entscheidend zur Entwicklung und Vervollkommnung des harten Qigong bei. Hochentwickelte Kampfkunsttechniken boten den wandernden buddhistischen Mönchen einen Schutz vor Überfällen. Weltweit bekannt ist das im buddhistischen Shaolin-Kloster entwickelte Gongfu. Im Shaolin-Kloster wurde aber nicht nur Kampfkunst gelehrt, die buddhistische Übungspraxis bestand genauso aus Körperübungen, die der Gesundheitspflege und der Vertiefung der meditativen Fähigkeiten dienten. So stehen unter dem Vordach eines Nebengebäudes im Shaolin-Kloster Holzfiguren, die verschiedene Qigong-Übungen darstellen.

Die Schule der Kampfkunst

Die Schule der Kampfkunst ist genauso wenig wie die medizinische Schule auf eine bestimmte philosophische Richtung fixiert. Jede chinesische, ja jede asiatische Kampfkunstart betont die Nutzbarmachung von Qi zum Kämpfen, ob sie jetzt wie das Gongfu aus der buddhistischen Tradition entstammt oder wie das Taiji aus der daoistischen. Allen Qigong-Übungen, die aus der Kampfkunst stammen, ist gemeinsam, dass der therapeutische Aspekt in den Hintergrund tritt, da es sich ja bei den Ausübenden um gesunde Menschen handelt. Qigong dient hier dazu, Qi in solch einer Weise zu aktivieren, dass es möglich ist, sich vor Verletzungen zu schützen und Energie im Kampf mit einem Gegner einzusetzen.

Aus den drei oben genannten philosophischen Strömungen sind über einen Zeitraum von nun fast 2000 Jahren immer wieder Übungen zur Gesundheitsvorsorge und zur Behandlung bestimmter Krankheiten in wechselnder Gewichtung und Intensität in das Konzept der Traditionellen Chinesischen Medizin eingeflossen. Dies sind vor allem Übungen

Die medizinische Schule

zur Lebenspflege, zur Beseitigung von Beschwerden und Erkrankungen sowie vorbeugende Qigong-Methoden in außerordentlicher Vielzahl. Diese Körperübungssysteme wurden aber im Gegensatz zu anderen Bereichen der TCM in den Klassikern nicht systematisch abgehandelt und katalogisiert. Auch als um 620 n.Chr. in der Tang-Dynastie zum ersten Mal ein kaiserliches Büro für Medizin eingerichtet wurde und verschiedene Teilgebiete der TCM somit im gesellschaftlichen System des Konfuzianismus zum ersten Mal einen „offiziellen Wissenschaftsstatus" erhielten, war Qigong nicht unter diesen Teilgebieten.

Qigong wurde, genauso wie unterschiedliche Massagetechniken (z.B. Tuina), über Jahrhunderte in den Randbereich der sogenannten „Volksmedizin" abgedrängt. Qigong war auch nicht Bestandteil der Arztprüfungen, die im alten China abgehalten wurden. Eine Überlieferung fand hier vor allem aufgrund der praktischen Weitergabe durch unterschiedliche und voneinander unabhängige Lehrer an ihre Schüler statt, sodass die heutzutage aus alter Zeit bekannten Körperübungssysteme zumeist auf der Tradition verschiedener Stile beruhen, wie sie in einzelnen Familien, Clans oder Klöstern oder durch einzelne Ärzte weitergegeben wurden.

Erst als die neue politische Führung der Volksrepublik China in den 1950er Jahren die gleichberechtigte Anwendung von alter Traditioneller Chinesischer Medizin und westlicher Schulmedizin propagierte, begann Qigong neben Behandlungsformen wie Akupunktur, Moxibustion oder Kräutermedizin als eigenständiger Zweig der chinesischen Medizin zu gelten.

Trotzdem finden sich auch in den klassischen medizinischen Schriften Hinweise auf die Bedeutung und Anwendung des Qigong in der medizinischen Praxis. Als frühester Beleg für die medizinische Bedeutung von Qigong-Übungen gilt ein bemaltes Seidentuch aus dem 2. Jahrhundert v.Chr., das 1973 in einer Grabkammer gefunden wurde. Es zeigt 44 Männer und Frauen bei der Ausübung gymnastischer Übungen. Jeder der dargestellten Positionen ist eine Bezeichnung in Form von chinesischen Schriftzeichen beigegeben. So konnten einige der Übungen identifiziert werden. Die Namen verweisen auf Übungen gegen bestimmte Krankheiten und Schmerzzustände, auf die Nachahmung von Tierbewegungen und auch auf die Selbstmassage von Akupunkturpunkten und Meridianverläufen. Diese Techniken sind auch heute noch im medizinischen Qigong bekannt[27].

Ein weiteres Beispiel für die medizinische Tradition des Qigong sind die „Bewegungen der fünf Tiere" von Hua Tuo, einem Arzt aus der späten Han-Dynastie (ca. 200 n.Chr.), dessen Ausführungen über Qigong als eine der ältesten theoretischen Schriften über Qigong als Heilbehandlung gelten.

Auch im Huangdi Neijing, dem fast 2000 Jahre alten Klassiker der chinesischen Medizin, wird über Bewegungsübungen als Behandlungsform und vorbeugende Gesundheitspflege berichtet.

Geschichtliche Entwicklung seit 1900

Die Geschichte des Qigong in China ist natürlich immer eng verknüpft mit der Geschichte des chinesischen Reiches selber. Dies gilt vor allem für die wende vom 19. zum 20 Jahrhundert, als das traditionelle chinesische Gesellschaftssystem durch die politischen Umstände schwer erschüttert wird.

Drängten schon seit Beginn der Neuzeit die europäischen Seemächte auf der Suche nach neuen Handels- und Absatzmärkten nach Asien, so kam es in China 1840 zur ersten Auseinandersetzung. Im sogenannten „Opiumkrieg“ wurde China gezwungen, alle wichtigen Häfen für den Handel unter europäischer Kontrolle zu öffnen. In vielen wichtigen chinesischen Hafenstädten existierten europäische Besatzungsmächte, die neues und revolutionäres Gedankengut mit nach China brachten.

1911 setzte Sun Yat-sen den letzten Mandschu-Kaiser ab. China wurde Republik. Qigong und TCM allgemein standen in dieser Zeit zumindest auf politischer Ebene nicht hoch im Kurs, da sie als Bestandteil einer veralteten und überholten Kultur betrachtet wurden und weil die TCM von der naturwissenschaftlich orientierten westlichen Medizin, die über die Kolonialmächte immer stärker nach China drängte, abgelehnt wurde.

1931 folgte die japanische Invasion und Besetzung, die erst 1945 durch die Kapitulation der Japaner im Zweiten Weltkrieg endete.

China wurde daraufhin von einem Bürgerkrieg zwischen den Kommunisten unter der Führung von Mao Zedong (Mao-tse Tung) und der Guomindang unter der Führung von Jiang Jieshi (Chiang Kai-shek) heimgesucht. Der Bürgerkrieg endete 1949. Jiang Jieshi floh mit seinen Anhängern auf die Insel Formosa und gründete dort den Staat Taiwan. Am ersten Oktober 1949 wurde auf dem Kontinent die Volksrepublik China proklamiert. Taiwan öffnete sich so schnell wie möglich dem Westen, da seine internationale Anerkennung – vor allem durch die USA – der einzige Weg war, Schutz vor dem übermächtigen Rotchina zu erlangen; der Volksrepublik China blieb die internationale Anerkennung des Westens noch einige Zeit versagt. Vor allem von Taiwan, Hongkong und anderen ostasiatischen Ländern breiteten sich Auslandschinesen auch in der westlichen Welt aus und brachten Kenntnisse der traditionellen Übungssysteme mit.

5.2 Qigong im heutigen China

Qigong in der Volksrepublik China

Die Volksrepublik China propagierte schon bald nach ihrem Entstehen die gleichberechtigte Anwendung von westlicher Schulmedizin und TCM. Die wissenschaftliche Forschungsarbeit zu unterschiedlichen Methoden der TCM wurde aufgenommen. Erst zu diesem Zeitpunkt wurde Qigong neben der Kräutermedizin, der Akupunktur und anderen Behandlungsformen ein fester Bestandteil der chinesischen Medizin, und erst zu diesem Zeitpunkt wurde der vereinheitlichende Begriff Qigong für bestimmte Körperübungssysteme geprägt.

Erstmals wurde Qigong 1955 im Tangshou-Sanatorium von Liu Guishen angewendet. Die Pioniere der medizinischen Qigong-Bewegung in der jungen Volksrepublik China waren oft wie Liu Guishen Mediziner, die selber schwer erkrankt gewesen und von Qigong-Meistern, die in einer Familientradition standen, geheilt worden waren. Das Wissen um Qigong-Übungen wurde von ihnen mit ihren medizinischen Kenntnissen kombiniert und floss in die Entwicklung der Qigong-Therapien der chinesi- schen Krankenhäuser und Sanatorien mit ein. Auch die heute existierende medizinische Schule bedient sich also der Qigong-Formen, die seit Jahrhunderten in Klöstern, Familien oder Clans überliefert wurden, und spezifizierte diese Übungen für rein therapeutische Zwecke. Außerdem entwickelten die Vertreter der nun offiziell anerkannten medizinischen Schule des Qigong unzählige neue Qigong-Übungen und -Übungsreihen durch Kombination, Abwandlung oder Erweiterung klassischer Übungsformen. Heutzutage wird Qigong in chinesischen Krankenhäusern und Sanatorien in der Regel als eine von mehreren Therapien eingesetzt, um Wirkungen zu optimieren und zu harmonisieren. Qigong-Therapie hat sich als besonders effektiv bei der Rehabilitation von Krebserkrankungen, nach Schlaganfällen und Operationen, zur Begleitung der Chemotherapie und bei vielen chronischen Krankheiten erwiesen.

Die Zeit der Kulturrevolution

1966 begann in China die Kulturrevolution. Sie wurde von der politischen Führung dargestellt als der Versuch der Emanzipation des chinesischen Volkes von überkommenen und unzeitgemäßen Werten und schloss eine kulturelle Umerziehung ein, zu der auch die Zerstörung kostbarer alter Kulturgüter gehörte. Sie stürzte das Land in ein wirtschaftliches und soziales Chaos und brachte den Menschen im Land viel Leid. Auch Qigong wurde von offizieller Seite als Relikt aus feudalistischen Zeiten geächtet. Etliche Taiji- oder Qigong-Meister verließen freiwillig oder unfreiwillig ihre Heimat. Öffentliches Üben und Lehren von Qigong wurde weitestgehend untersagt. Eine Ausnahme bildeten bestimmte Taiji-Formen. Die unterschiedlichen Familienstile wurden von einem Sportkomitee der Regierung in neue, standardisierte Formen gepresst. So wurde die in Europa so populäre Bejing-Form mit 24 Folgen 1958 als Kurzform aus dem traditionellen Yang-Stil entwickelt, wobei allerdings wesentliche Bewegungsprinzipien des Yang-Stil geändert oder außer Acht gelassen wurden. Das sogenannte „Combined Taijiquan“ entstand als Mischung aus traditionellen Stilen, es hat aber, sowohl was die Ausführung betrifft, die neuerdings in Schauwettbewerben auf eine rein ästhetische Qualität reduziert wird, als auch was die Einbindung in einen gewachsenen philosophischen Hintergrund angeht, nicht mehr viel gemeinsam mit den traditionellen Familienstilen .

Neue Popularität des Qigong in den 80er Jahren

1978 wurde die Kulturrevolution offiziell für beendet erklärt. Die Forschungen der medizinischen Schule über Qigong wurden wieder intensiviert. Im Juli 1979 wurde am Internationalen Institut für Traditionelle Chinesische Medizin die „Nationale Arbeitskonferenz für Qigong-Forschung“ einberufen. Die heutigen Forschungsarbeiten beziehen sich vor allem auf den Zusammenhang von Qigong mit den Grundtheorien der TCM und auf die Entwicklung von neuen Konzepten der therapeutischen und vorbeugenden Anwendung von Qigong in Sanatorien oder der geriatrischen Praxis.

Mit dem Ende der restriktiven Politik der Kulturrevolution kam nicht nur eine neue politische Demokratiebewegung auf, es entstand auch eine ungeahnte Massenbewegung auf dem Gebiet des Qigong. Sie stand – im Gegensatz zum Qigong vor der Kulturrevolution – außerhalb der medizinischen Tradition und wurde von dieser in der Anfangszeit ihrer Entstehung sogar bekämpft.

Dieses „Qigong-Fieber“ der 1980er Jahre in China hat zwei herausragende Merkmale. Erstens wurde eine Unmenge neuer Übungssysteme entwickelt, propagiert und geübt. Laut unterschiedlichen Schätzungen und Statistiken kann man davon ausgehen, dass in China heutzutage zwischen 500 und 2000 verschiedene Qigong-Übungsformen existieren, von denen aber mindestens über die Hälfte erst nach 1979 entwickelt wurde.

Zweitens fand besonders eine Form des Qigong eine überwältigende Zahl von Anhängern, nämlich das Qigong mit spontaner Selbstbewegung. Auch in Europa bekannt ist das „Kranich-Qigong“, das seit 1980 von Zhao Jingxiang in Bejing propagiert wird, und das „Spontane Spiel der 5 Tiere“ aus dem Sportinstitut Guangzhou. Diesen Übungen ist gemeinsam, dass in der letzten Phase des Übens unkontrollierte Bewegungen und eine gefühlsmäßige Ekstase stattfinden. Das passt nun gar nicht in das Bild, das wir vom Qigong normalerweise haben. Hier zeigt sich, wie weit der Begriff Qigong heute gefasst wird. Fast alles, was der Entspannung dient und sich durch langsame Bewegung oder Ruhe auszeichnet, wird Qigong genannt. Die für das Qigong eigentlich unübliche gefühlsmäßige Ekstase des Qigong mit spontaner Selbstbewegung kann aber auch die Popularität dieser Übungen verstehen helfen. Das Sich-Fallenlassen in einen Zustand der Unkontrolliertheit und der freie Ausdruck durch spontane Bewegungen und Gefühlsäußerungen können als Ausdruck der Befreiung von der Unterdrückung durch die Kulturrevolution gedeutet werden.

Vielleicht kann man die große Popularität des Qigong im heutigen China besser verstehen, wenn man sie als Ausdruck einer Sehnsucht nach dem Alten, den mystisch-religiösen Inhalten versteht, die die chinesische Kultur über Jahrtausende verfeinert hatte und die ihr mit einem Kommunismus maoistischer Prägung genommen wurden.

Für denjenigen, der hier im Westen nach einer Art von Qigong sucht, die sich für die tägliche Übungspraxis eignet, sind die oben dargestellten Tatsachen bei seiner Orientierung allerdings kaum hilfreich. Allen Angeboten von Qigong in Europa liegen fast ausnahmslos zwei werbende Versicherungen bei: erstens, die Übung habe eine jahrtausendealte Tradition, und zweitens, die Übung entstamme dem System der Traditionellen Chinesischen Medizin. Beides trifft aber im engeren Sinne auf die wenigsten Übungen zu. Das bedeutet zwar nicht, dass diese Übungen unbedingt weniger Qualität und Wirkung haben als andere – es war schon immer ein Merkmal der chinesischen Kultur im Allgemeinen und ihrer Medizin im Besonderen, dass vorhandene Erkenntnisse und Übungssysteme nicht abgeschafft und ersetzt wurden, sondern verfeinert und verbessert – aber es verleitet den uninformierten Europäer allzu schnell dazu, in einen Topf zu werfen, was nichts miteinander zu tun hat. Auch heute existieren sowohl in China als auch in der westlichen Welt Qigong-Formen nebeneinander, die aus unterschiedlichen Traditionen stammen, die unterschiedliche Hintergründe und Ziele haben und die auch in der Praxis nichts miteinander zu tun haben.

Einordnung des Qigong unserer Schule

Nachdem nun kurz die geschichtliche Entwicklung des Qigong mit seinen unterschiedlichen konzeptionellen Schwerpunkten beschrieben wurde, soll das in diesem Buch vorgestellte Qigong in die erläuterten Zusammenhänge eingeordnet werden.

Das in diesem Buch besprochene Qigong

- ist in der daoistischen Philosophie verwurzelt,
- lehnt sich in seiner theoretischen Konzeption an das Gebäude der traditionellen chinesischen Medizin an,
- entstammt dem Bereich der gesundheitspflegenden Übungen, arbeitet also auf eine umfassende Yin-Yang-Harmonisierung hin; Ausgangspunkt ist dabei die Arbeit an einer in sich ausgewogenen und korrekten Körperhaltung
- entwickelt dadurch die innere Kraft des Qi
- gestaltet die Bewegungen ökonomischer, sodass das entwickelte Qi in den unterschiedlichsten Bereichen des Lebens (z.B. Kampfkunst, Medizin, Alltag) genutzt werden kann.

5.3 Qigong heute in Europa

Popularität des Qigong im Westen

Seit Jahrzehnten erfreuen sich Qigong, Taiji, Yoga und andere asiatische Bewegungskünste auch im Westen wachsender Beliebtheit.

Grund dafür ist einerseits sicherlich das Bedürfnis des westlichen Menschens nach einem Gegenpol zu der rational zweckorientierten Welt, in der er sich normalerweise bewegt, und die - außer einem Freizeitkonzept, das Freizeitbeschäftigung entweder nach den gleichen Kriterien von Leistungszwang und Arbeitsvermögen oder als unbewusstes Abschalten und Sich-Gehen-Lassen organisiert - kein ganzheitliches System anbietet, das sich sowohl zur körperlichen als auch zur seelisch-spirituellen Weiterentwicklung eignet. Diese Nachfrage wird in Deutschland gedeckt durch eine inzwischen fast unüberschaubare Masse von Angeboten, in seiner Freizeit innerhalb einer Institution oder eines Vereins eine der chinesischen Bewegungskünste zu praktizieren.

Ein anderer Grund für die Popularität des Qigong ist sicherlich darin zu suchen, dass auch die chinesische Medizin mit ihren einzelnen Fachrichtungen, allen voran die Akupunktur, aufgrund eindeutig nachzuweisender Erfolge immer mehr Beachtung und Verbreitung fand.

Gesundheitsvorsorge

Hier mag auch die Tatsache von Bedeutung sein, dass unser Gesundheitssystem aufgrund stetig steigender Kosten nicht mehr daran vorbei kommt, Gesundheitsvorsorge und kostengünstige Behandlungsformen stärker zu berücksichtigen. Dafür bieten sich chinesische Therapieformen wie Qigong geradezu an. Das traditionelle chinesische Gesundheitssystem, wie es in alten Zeiten in China bestand, hatte eine vollkommen andere Struktur als das heutige europäische. Es beruhte nicht auf einem Versicherungsprinzip, aus dem der Versicherte allzu leicht ein Anspruchsdenken ableiten kann, woraufhin er sich der Verantwortung für seine Gesundheit enthoben fühlt. Die chinesischen Ärzte wurden über Steuern bezahlt, die pro Großfamilie regelmäßig zu entrichten waren. Wurde ein Mitglied der Familie krank, durfte die Familie die Steuerzahlungen so lange einstellen, bis das Familienmitglied wieder gesund war. Der Arzt bekam also nur Geld, solange die Leute gesund blieben, und nicht wie unsere westlichen Ärzte nur dann, wenn Leute krank werden und zu ihnen zur Behandlung kommen. Da die chinesischen Ärzte – wie die meisten Menschen – am Geldbeutel sehr empfindlich waren, bildete sich als Konsequenz aus diesem Gesundheitssystem eine Medizin heraus, die sehr viel Wert auf vorbeugende und gesundheitserhaltende Maßnahmen legte.

Wie wichtig die Vorbeugung für die damaligen Ärzte war, kann man anhand eines Zitats aus dem Huangdi Neijing ersehen. Dort sagt der Leibarzt zum Gelben Kaiser:

„Medikamente zu verabreichen für Krankheiten, die bereits aufgetreten sind, und Aufstände unterdrücken, die bereits ausgebrochen sind,

kann man mit dem Verhalten solcher Leute vergleichen, die erst dann ein Brunnenloch graben, nachdem sie bereits durstig geworden sind; ein solches Verhalten ist vergleichbar mit dem, wenn man erst dann Waffen herstellt, nachdem die Schlacht bereits begonnen hat."[28]

Diese vorbeugenden und gesundheitserhaltenden Maßnahmen, wie sie unter anderem das Qigong bietet, sind heutzutage auch im Westen gefragt. Eine Zeit lang erlebte man es, dass Krankenkassen Zuschüsse zu Taiji- oder Yoga-Kursen gewährten oder vermehrt sogar selber kostenlos oder kostengünstig anboten. Dass die Volkshochschulen eigene Qigong- und Taiji-Kurse anbieten, ist inzwischen fast selbstverständlich.

So gesehen ist der große Zuspruch, den Qigong zurzeit in Deutschland und in ganz Europa findet, wohl auch Ausdruck eines Vertrauensverlustes gegenüber dem vorhandenen Gesundheitsversorgungssystem und einer medikamentös orientierten Schulmedizin. Qigong, das Fremde, das aus einem anderen Kulturkreis stammt und sich dort anscheinend seit Jahrtausenden bewährt hat, wird zum Hoffnungsträger auf der Suche nach Gesundheit, langem Leben und spiritueller Weiterentwicklung. Dies erklärt auch das hierzulande oft zu beobachtende Phänomen, dass die Wirksamkeit von Qigong überschätzt wird, wohingegen der persönliche Übungsaufwand meist unterschätzt wird.

Diese Fehleinschätzung findet man leider nicht nur bei Teilnehmern von Qigong-Kursen, sondern manchmal auch bei Veranstaltern, die – oft aus mangelnder Sachkenntnis und Erfahrung – falsche Erwartungen schüren.

So lobenswert die Bemühungen sind, Qigong einer breiten Öffentlichkeit zugänglich zu machen, Qigong lässt sich nicht an einem Wochenende oder an zehn Abenden erlernen. Qigong ist ein Übungsweg, d.h. die Praxis muss zum Alltag werden. Die Veränderungen, die Qigong in der Körper-Geist-Einheit bewirkt, benötigen Zeit, um sich stabilisieren zu können. Ohne Kontinuität in der Übungspraxis ist ein Rückfall in alte innere und äußere Haltungsmuster kaum zu vermeiden.

Qigong als Gesundheitsübung bedeutet im weitesten Sinne die Übernahme von Eigenverantwortung für seine Gesundheit und die Gestaltung seines Lebens. Qigong ist keine bittere Arznei, die man verabreichen kann wie eine Pille. Qigong muss schmecken, wenn es wirken soll. Qigong ist auch keine einmalige oder kurzfristige Sache; Qigong ist ein Übungsweg, auf dem man immer weiter nach oben schreitet. Wie beim Bergwandern kann es beim Qigong zwar nützlich sein, ab und zu nach oben zum Gipfel zu schauen, um sich zu vergewissern, dass man noch auf dem richtigen Weg ist und um sich anzuspornen; im Allgemeinen liegt das Hauptaugenmerk aber auf dem nächsten Schritt. Anhaltendes Schielen nach dem Ziel oder nach schnellen Erfolgen führt zu nichts. Es schürt die Ungeduld und birgt die Gefahr des Strauchelns.

Zeittafel: Die Geschichte des Qigong

vor 2000 v.Chr.	Von Stämmen gewählte Einzelherrscher; einer von ihnen war der mythische „Gelbe Kaiser", der im Huangdi Neijing erscheint und als Stammvater der Chinesen angesehen wird. Der fünfte Herrscher nach ihm, Yao, erfand den Tanz für die Vitalität (siehe Kapitel 5.1).
um 1100 v.Chr.	Wahrscheinliche Entstehungszeit der ursprünglichen Fassung des I Ging, des ältesten Orakel- und Weisheitsbuches. Dieses Buch wurde später immer wieder vor allem durch konfuzianisch ausgerichtete Kommentare erweitert.
	Zu dieser Zeit sind wahrscheinlich auch schon die philosophischen Grundlagen der TCM, wie die Lehre von Yin und Yang sowie von den Fünf Elementen entstanden. Auch das Konzept des Qi dürfte schon entwickelt worden sein.
ca. 770-221 v.Chr.	Aus dieser Zeit wurde ein Gürtelanhänger aus Jade mit Anweisungen zu Atemübungen gefunden.
ca. 550-479 v.Chr.	Wahrscheinliche Lebenszeit des Konfuzius
475-221 v.Chr.	Wahrscheinliche Entstehungszeit des Huangdi Neijing, der Grundlage der TCM. Die Autorschaft wird zwar dem Gelben Kaiser selbst zugeschrieben, wahrscheinlicher ist aber, dass das Neijing im genannten Zeitraum als Zusammenfassung bisheriger Erkenntnisse der chinesischen Medizin und als Abgrenzung gegen die volkstümliche Geistermedizin entstand. Im Neijing finden sich Hinweise auf die medizinische Wirkung von Bewegungsübungen.
4. Jh. v.Chr.	Wahrscheinliche Lebenszeit von Laozi, dem Begründer des philosophischen Daoismus und dem Autor des Daodejing. Oft wird Laozi als Zeitgenosse von Konfuzius auch ins 5./6. Jh. v.Chr. datiert.
206 v.-24 n.Chr.	Während der westlichen Han-Dynastie wird die konfuzianische Lehre zur Staatsdoktrin. In dieser Zeit wird auch die Seidenstraße gebaut und als Handelsweg genutzt. Es kommt zu ersten Kontakten der chinesischen Kultur mit Persien, Kleinasien und Europa.
ca. 200 v.Chr.	Aus diesem Zeitraum stammt ein archäologischer Fund, der Frauen und Männer bei der Ausübung von gymnastischen Übungen zur Gesundheitspflege zeigt (siehe auch Kapitel 5.1).
ca. 250 n.Chr.	In dieser Zeit lebt Hua Tuo, der daoistische Arzt, der die Tierstile entwickelte. Sie dienten zwar hauptsächlich medizinischen Zwecken, hatten aber auch starken Einfluss auf die Kampfkünste. In diesem Zeitraum entstanden wohl auch die ersten theoretischen Schriften über Qigong im Rahmen der TCM.

ca. 520 n.Chr.	Der indische Mönch Bodhidharma verlässt Indien und gründet in der chinesischen Provinz Henan das Kloster „Shaolin". Erste Krankenhäuser und Hospitäler in China.
um 620 n.Chr.	Unter der Tang-Dynastie wird ein Kaiserliches Büro für Medizin ein-gerichtet, und verschiedene Gebiete der TCM erhalten erstmals „offiziellen Wissenschaftsstatus" im gesellschaftlichen System des Konfuzianismus. Qigong gehört zu dieser Zeit nicht zu den offiziell anerkannten Zweigen der TCM. Die Weitergabe von Qigong-Traditionen liegt vor allem in den Händen einzelner Ärzte und Meister, von Familien und Klöstern.
12. Jh. n.Chr.	Yue Fei, ein bekannter Meister des Shaolin-Gongfu und General, der lange erfolgreich gegen die Mongolen kämpfte, entwickelt die heute noch bekannten Acht Brokatübungen aus gesundheitsfördernden daoistischen Übungen als Kräftigungs- und Aufwärmtraining für seine Soldaten.
13. u. 14. Jh. n.Chr.	1249 erobern die Mongolen unter Kublai Khan das gesamte chinesische Reich. Nachrichten- und Verbindungswege wurden verbessert und bis nach Europa ausgebaut (Marco Polo kam in dieser Zeit nach China). 1351 wird die mongolische Regierung gestürzt. Auch der daoistische Eremit Zhang Sanfeng, der in Legenden als Begründer des Taijiquan genannt wird, soll in dieser Zeit gelebt haben.
ca. 1500 n.Chr.	Mit Beginn der Neuzeit gehen die europäischen Seemächte auf Entdeckungsreise nach Osten, um neue Handelsräume zu erschließen. 1516 kommen die Portugiesen, 1557 die Spanier, 1606 die Holländer und 1637 die Engländer nach China.
ab 1644	Die Mandschu übernehmen die Herrschaft über das chinesische Reich. Das Shaolin-Kloster wird von ihnen niedergebrannt, da von dort aus Aufstände der Chinesen gegen die Fremdherrschaft der Mandschu unterstützt werden.
1840-1842	„Opiumkrieg" zwischen China und westlichen Handelsmächten. China wird gezwungen, wichtige Häfen für den Handel mit Europa zu öffnen. In einigen Hafenstädten existieren europäische Besatzungsmächte.
1911	Sun Yat-sen setzt den letzten Mandschu-Kaiser ab. China wird Republik. Qigong und TCM allgemein stehen zumindest auf politischer Ebene nicht hoch im Kurs, da sie als Bestandteil einer veralteten und überholten Kultur betrachtet werden und weil sie von der naturwissenschaftlich orientierten westlichen Medizin, die über die Kolonialmächte immer stärker nach China drängt, abgelehnt wird.
1931-1945	Japan besetzt große Teile Chinas. Die Besetzung endet erst mit Japans Niederlage im Zweiten Weltkrieg.
1946-1949	Bürgerkrieg zwischen den Kommunisten unter Mao Tse-tung und den Truppen Chiang Kai-Sheks.

1.10.1949	Proklamation der Volksrepublik China. Es wird die gleichberechtigte Anwendung von westlicher Schulmedizin und TCM propagiert.
1955	Erste Anwendung von Qigong als Therapie im Tangshou-Sanatorium von Liu Guishen. Erst jetzt wird Qigong neben der Kräutermedizin, der Akupunktur und anderen Behandlungsformen ein fester Bestandteil der chinesischen Medizintheorie. Es entwickelt sich eine Vielzahl von Sanatorien und Einrichtungen, an denen Qigong als medizinische Methode erforscht und eingesetzt wird.
1966-1978	Kulturrevolution. Qigong wird von offizieller Seite als Relikt aus feudalistischen Zeiten betrachtet und geächtet. Viele Qigong- und Taiji-Meister verlassen China. Über Hongkong und andere ostasiatische Staaten erreichen die chinesischen Bewegungskünste zum ersten Mal in größerem Umfang die USA und Europa.
ab 1978	Mit Ende der Kulturrevolution findet Qigong eine große Popularität. Diese Massenbewegung steht außerhalb der medizinischen Schule, die vor der Kulturrevolution aufgebaut wurde. Sie nährt sich zum Teil aus traditionellen Übungsstilen, zumeist aber aus neu entwickelten Übungsformen, z.B. dem Qigong mit spontaner Selbstbewegung.
Juli 1979	Die „Nationale Arbeitskonferenz für Qigong-Forschung“ wird am Internationalen Institut für TCM einberufen. Wissenschaftliche Studien über Wirkung des Qigong beginnen.
ab ca. 1990	Nachdem sich Taiji in der westlichen Welt schon einigermaßen etabliert hat, schwappt Anfang der 1990er Jahre die Qigong-Welle auch auf Europa über.

Kapitel 6: IDOGO – Brücke zwischen traditionellem östlichen Wissen und westlichen Trainingsmethoden

Das letzte Kapitel des ersten Teils beschäftigt sich mit IDOGO. IDOGO ist ein neues Übungssystem zur Steigerung der Bewegungskoordination, der Atemkapazität und somit zur allgemeinen Leistungssteigerung bei Bewegungsübungen aller Art.

Die Wurzeln des IDOGO-Übungssystems

1987 lernte ich auf einer Chinareise den Qigong-Stab als traditionelles Übungsgerät kennen und begann damit zu experimentieren. Das IDOGO-Übungssystem und das dazugehörige Übungsgerät, der IDOGO-Stab, wurden von mir innerhalb der folgenden zehn Jahre entwickelt und verfeinert. Sowohl IDOGO als Übungssystem als auch der IDOGO-Stab stellen eine Weiterentwicklung des traditionellen Qigong bzw. des traditionellen Qigong-Übungsstabes dar. Insofern gilt für dieses Kapitel nicht, was für die anderen Kapitel des ersten Teiles dieses Buches gilt; IDOGO gehört nicht zu den traditionellen Qigong-Übungen, deren verschiedene Aspekte bisher in möglichst allgemeingültiger Form besprochen wurden.

IDOGO hat jedoch seine Wurzeln in den chinesischen Bewegungskünsten des Qigong und Taijiquan. Die Verwendung des IDOGO-Stabes und das Beachten der Prinzipien des IDOGO-Übungssystems ermöglichen es, die von den chinesischen Bewegungskünsten bekannten Auswirkungen der Pflege der menschlichen Vitalkraft, der Bewegungskoordination und Haltungsschulung direkt und ohne zusätzlichen Übungsaufwand auf westliche Körperübungssysteme – angefangen von physiotherapeutischer Gymnastik über Fitnesstraining und Sport bis hin zu Entspannungsübungen – zu übertragen. Insofern stellt IDOGO eine Brücke zwischen traditionellem östlichen Wissen und modernen westlichen Trainingsmethoden dar. IDOGO ist einerseits eine Weiterentwicklung des im ersten Teil beschriebenen traditionellen Qigong, andererseits baut es auf den Prinzipien des weichen Aufbau-Qigong auf, die im zweiten Teil beschrieben werden. So ist dieses sechste Kapitel nicht nur als eine kurze Information über dieses neuartige Übungssystem gedacht, sondern auch als Überleitung zwischen den beiden Teilen dieses Buches.

Das Wort „IDOGO" scheint beim ersten Hinhören aus dem japanischen Sprachraum zu stammen, hat aber tatsächlich nichts mit der japanischen Sprache oder einem asiatischen Begriff zu tun. „IDOGO" ist aus dem Englischen entlehnt. Dort hat der Ausdruck „I do go" die Bedeutung von „Ich packe es an" oder „Ich schaffe mehr". Dieser Name wurde gewählt, weil durch das IDOGO-Training prinzipiell eine Leistungssteigerung erreicht wird.

6.1 Das Übungsgerät – Der IDOGO-Stab

Die Entwicklung des IDOGO-Stabes

IDOGO-Training basiert auf der Verwendung eines speziellen Trainingsgerätes, des IDOGO-Stabes.

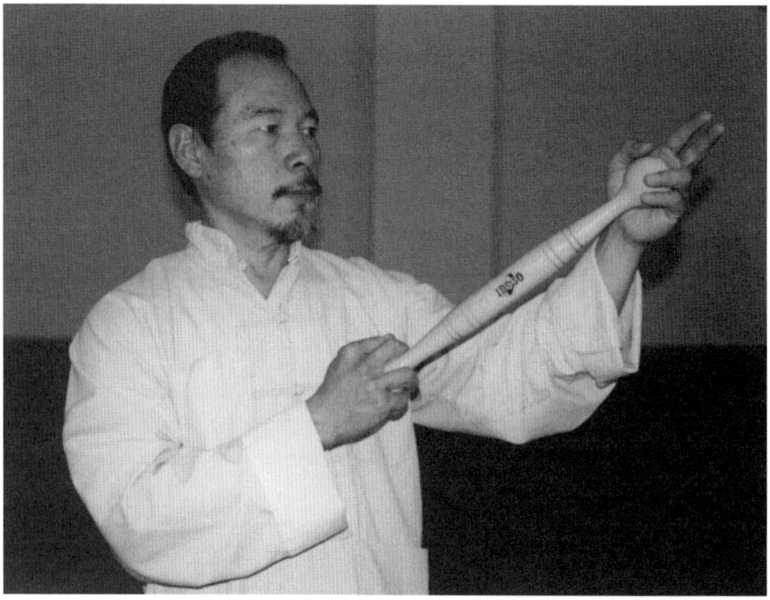

Der Stab hat zwei kugelförmige Enden, die in der Hand gehalten werden. Beide Kugeln sind durch einen Stab fest miteinander verbunden. Der Stab, der die beiden Kugeln verbindet, ist an der Stelle, an der er an den Kugeln befestigt ist, wesentlich dünner als in der Mitte. Dadurch wird es möglich, den Stab während des Übens in alle möglichen Richtungen zu drehen und dabei auch die dünnen Teile des Stabes zwischen die Finger gleiten zu lassen.

Das System des IDOGO-Trainings und der spezielle IDOGO-Stab wurden in nunmehr zehnjähriger Arbeit entwickelt. In die Entwicklung floss neben meiner über 40jährigen Erfahrung in unterschiedlichen asiatischen Bewegungskünsten auch meine langjährige Tätigkeit als Qigong- und Taijiquan-Lehrer mit ein. So wurden unterschiedliche Anwendungsmöglichkeiten mit Mitgliedern der Qigong-Fortbildungsgruppen an meiner Schule erprobt. Dabei wurde auch über Jahre hinweg mit unterschiedlichen Modellen, Variationen in Stablänge und Kugelgröße und unterschiedlichen Form- und Größenverhältnissen experimentiert, um das nun vorliegende „optimale Standardmodell“ zu entwickeln.

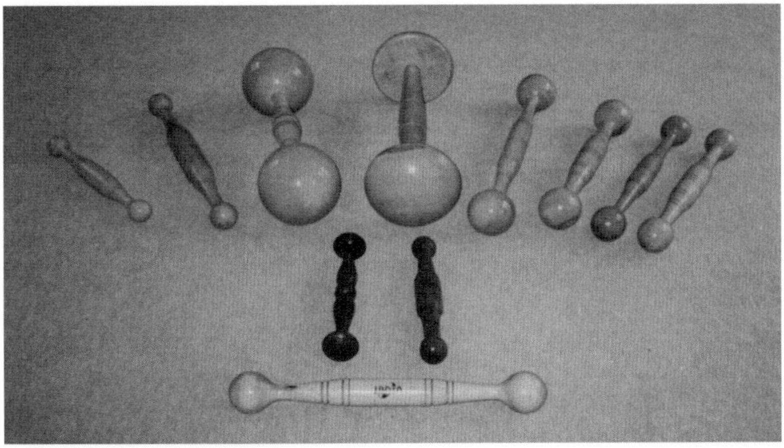

Verschiedene Prototypen auf dem Weg vom traditionellen Qigong-Stab (links oben) zum IDOGO-Stab (im Vordergrund)

Ziel der Entwicklung des IDOGO-Trainings war es von vornherein, die positiven Auswirkungen, die beim Praktizieren der traditionellen chinesischen Bewegungskünste auftreten und die ich nicht nur an mir selber, sondern auch an Hunderten von Schülern beobachten konnte, für jede Art von Körperübungssystem nutzbar zu machen, sodass der Übende in den Genuss einer gesteigerten Vitalität und körperlich-energetischen Ausgeglichenheit gelangen kann, ohne erst über Jahre hinweg eine der traditionellen chinesischen Bewegungskünste erlernen zu müssen.

Ausgangspunkt für die Entwicklung des IDOGO-Übungssystems und des IDOGO-Stabes war also, sowohl was die Bewegungsprinzipien als auch die Betrachtungsweise des menschlichen Körpers und des Energiebegriffs betrifft, die chinesische Bewegungskunst des Qigong, wie sie in diesem Buch beschrieben wird.

Sie erinnern sich sicherlich an die Definition des Begriffes Qigong, die am Beginn dieses Buches gegeben wurde: Unter Qigong versteht man im weitesten Sinne alle Übungen, die darauf abzielen, die körpereigene Vitalkraft, das „Qi" zu stärken. Sie erinnern sich sicherlich auch daran, dass sich das alte chinesische Schriftzeichen für Qi in zwei Teile gliedert (siehe Teil 1/Kapitel 2.1). Der obere Teil des Schriftzeichens steht für die Luft, die der Mensch zum Leben braucht, der untere Teil des Schriftzeichens steht für einen im Wachsen begriffenen Reissetzling, der allgemein die Nahrung symbolisiert, die der Mensch zu sich nehmen muss. Tatsächlich werden die Atmung und die Nahrungsaufnahme in der Traditionellen Chinesischen Medizin als die beiden wichtigsten Energiequellen des Menschen betrachtet.

Das neu entwickelte IDOGO-Körperübungssystem stellt im Sinne der chinesischen Medizin eine Möglichkeit dar, die Energiegewinnung durch die Atmung zu optimieren und dadurch nicht nur Bewegungsübungen aller Art in ihrer Wirkung zu unterstützen, sondern vor allem auch das sogenannte „Qi“, also die körpereigenen Vitalkräfte, zu steigern. Anders ausgedrückt: die korrekte Verwendung des IDOGO-Stabes macht aus fast jeder Bewegungsübung eine Qigong-Übung.

Für das IDOGO-Training musste also ein Trainingsgerät und Übungsformen gefunden werden, mit denen die Pfeiler der traditionellen chinesischen Bewegungskunst Qigong – diese Pfeiler sind Körperhaltung, Bewegungskoordination und eine optimale Ausnutzung der vorhandenen Atemkapazität bei gleichzeitig größtmöglicher Entspannung – zwingend auf andere Körperübungssysteme und Bewegungsübungen übertragen werden können. Mit der Entwicklung des IDOGO-Stabes, der beim IDOGO-Training in den unterschiedlichsten Bereichen Anwendung findet, wurde dieses Ziel erreicht.

Herkömmliche Qigong-Übungsgeräte und der IDOGO-Stab

Bei der Entwicklung des IDOGO-Stabes spielten neben dem Ausgangspunkt, dem traditionellen Qigong-Stab, auch andere, schon existierende Trainingsgeräte wie Bälle, Kugeln oder Stöcke, die auch im traditionellen Qigong zum leichteren Erlernen einer korrekten Bewegungsweise genutzt werden, eine große Rolle. Es ist eine Besonderheit, dass der IDOGO-Stab als Trainingsgerät für Qigong die Übungshilfen von Bällen, Kugeln und Stäben integriert. Um dieses Wirkungsprinzip des IDOGO-Stabes speziell für die Bewegungskünste des Qigong und des Taijiquan deutlich zu machen, sollen hier kurz einige bereits bekannte Qigong-Trainingsgeräte in ihren Anwendungen und Auswirkungen vorgestellt werden.

Ein Bewegungsprinzip, das für das Taijiquan vor allen Dingen im Bereich der Kampfkunst von entscheidender Bedeutung ist, ist der Umstand, dass sich die Hände bei allen Armbewegungen auf Ausschnitten von Kugeloberflächen bewegen. Jede Taiji- und jede Qigong-Bewegung ist rund und hat drei Dimensionen, findet also auf einer Kugeloberfläche statt. Dieses „Prinzip der drei Kreise“ wird im klassischen Yang-Stil normalerweise in der zweiten Vertiefungsstufe, der „Qi-Form“, unterrichtet, da die Bewegung der Hand auf Bahnen, die dem Ausschnitt einer Kugeloberfläche entsprechen, durch eine spezielle Drehung im Ellbogengelenk, der Qi-Armspirale, gesteuert wird.

Vor diesem Hintergrund ist es einleuchtend, dass ein großer Gummi- oder Gymnastikball, dessen Durchmesser in etwa dem Durchschnittsabstand der Hände in der Taiji-Form entsprach, ein beliebtes Trainingsgerät war, um durch Drehen des Balles in entsprechende Richtungen eine Koordination der beiden Hände und eine Handbewegung auf Kugeloberflächenausschnitten zu erreichen.

Diese Funktion kann der IDOGO-Stab problemlos übernehmen. Er sorgt nicht nur für eine entsprechende Yin-Yang-Koordination der Armbewegung und für Bewegungen auf Kugeloberflächenausschnitten, er hat gegenüber dem Üben mit dem schwereren Gymnastikball auch den

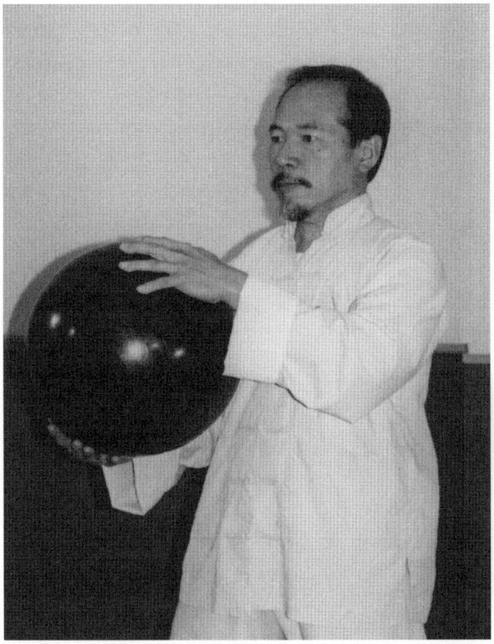

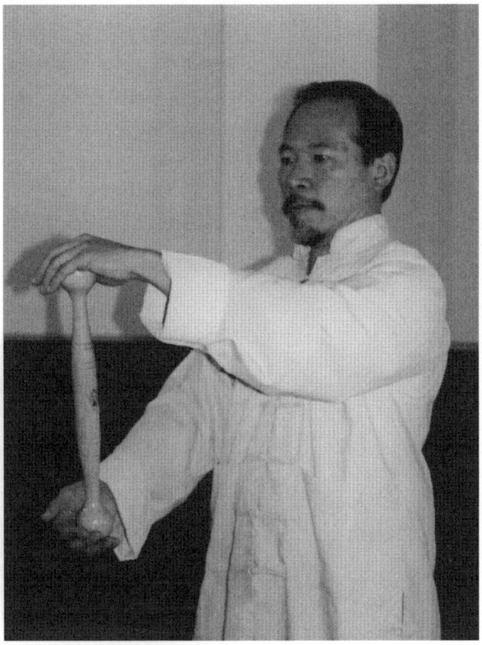

Vorteil, dass er im Gegensatz zu diesem Bewegungen im Handgelenk nicht blockiert.

Die Verwendung des IDOGO-Stabes hat gegenüber der Verwendung von Bällen einen weiteren entscheidenden Vorteil. Sowohl in der Taiji-Form als auch bei fast allen Qigong-Übungen wimmelt es von Bewegungen, bei denen die Hand gedreht werden muss. Laut den im Qigong geltenden Bewegungsprinzipien darf solch eine Handdrehung nicht von der Hand selber ausgeführt werden, sondern muss aus der Schulter wachsen, so dass das Öffnen an der Brust über das Loslassen der Schultern über die Armspirale die Handdrehung verursacht. Auch für dieses Bewegungsprinzip gab es ein spezielles Übungsgerät, eine Holzkugel im Durchmesser von etwa einer Handspanne, die beweglich auf einem Untersatz gelagert war. Durch Drehen dieser Holzkugel auf dem Untersatz übte man früher das Initiieren einer Handdrehung aus dem Schultergelenk. Führte man die Handdrehung isoliert von der Armbewegung aus, sprang die Holzkugel erbarmungslos vom Untersatz.

Dieses Bewegungsprinzip kann durch Benutzen des IDOGO-Stabes aufgrund der Kugeln am Stabende nicht nur genauso effektiv und beidhändig geübt werden, das Wunderbare ist, dass es – wie es auch in den realen Qigong-Übungen verlangt wird – gleichzeitig mit dem oben genannten Bewegungsprinzip der Kugeloberflächenausschnitte geübt werden kann. Durch die Benutzung des IDOGO-Stabes müssen die Übungsprinzipien also nicht mehr separat mit Hilfe von Trainingsgeräten geübt und später auf die eigentliche Qigong-Übung übertragen wer-

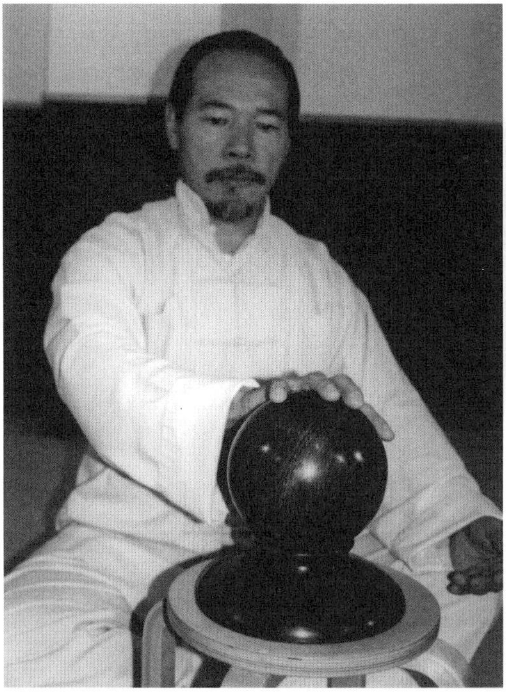

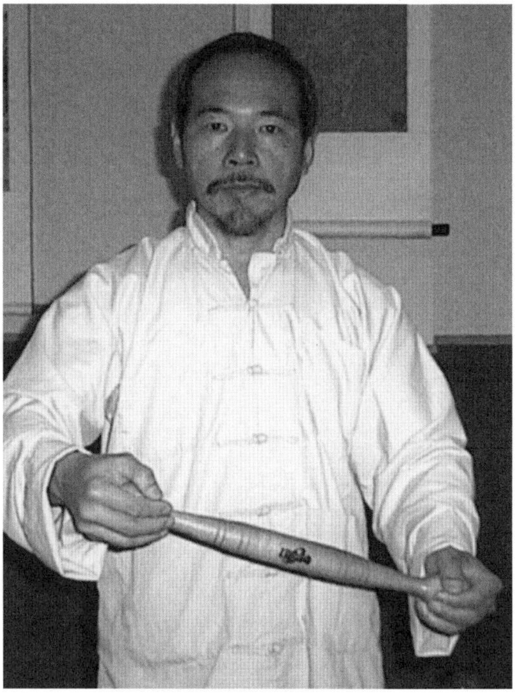

den, der IDOGO-Stab kann nicht nur bei den allermeisten Qigong-Übungen, sondern bei fast allen Bewegungsformen direkt verwendet werden, ohne dass sich der Bewegungsablauf und die heilgymnastischen Wirkungen entscheidend verändern. Gleichzeitig bringt die Verwendung des IDOGO-Stabes die fast zwangsläufige Beachtung der wichtigsten Bewegungsprinzipien des Qigong für den Brust-, Schulter- und Armbereich mit sich.

Eine zusätzliche Auswirkung des IDOGO-Trainings liegt in einer weiteren Parallele mit einem traditionellen Qigong-Übungsgerät, den Qigong-Kugeln. Durch die Kugelform und die Drehung des Stabes in der Hand werden bestimmte Akupunkturpunkte durch Massage der Reflexzonen an den Handflächen aktiviert. Dieser Effekt ist von den Qigong-Kugeln bekannt, die paarweise in der Hand gehalten und umeinander gedreht werden. Beim IDOGO-Stab ist es so, dass vor allem der Akupunkturpunkt Laokung (Hb 8) in der Mitte der Handfläche aktiviert wird. Im Unterschied zu den Qigong-Kugeln, bei denen immer alle Finger an der Drehung beteiligt sind und bei denen dadurch alle Meridiane der Hand gleichmäßig aktiviert werden, kann man beim IDOGO-Stab beim Drehen den Schwerpunkt auf einen oder mehrere Finger seiner Wahl legen und dadurch die entsprechenden Meridiane gezielt aktivieren.

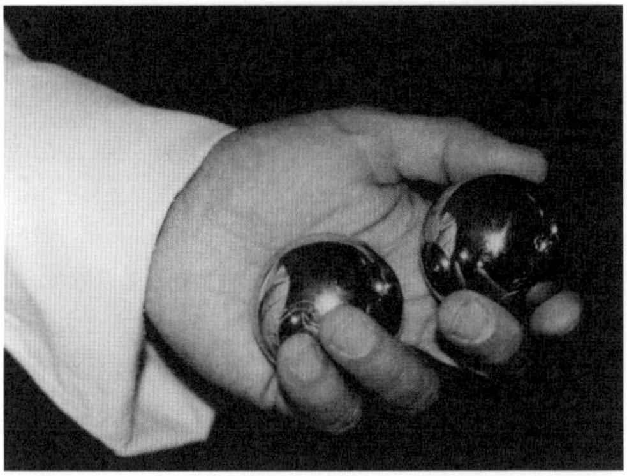

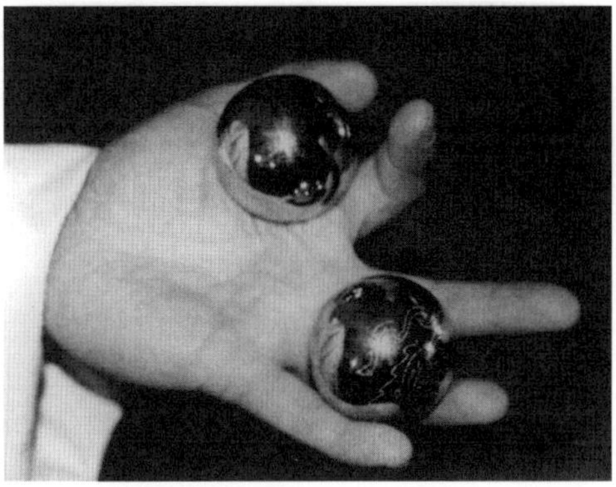

Mit dem IDOGO-Stab liegt also ein Übungsgerät vor, das die Vorzüge vieler traditioneller Übungsgeräte des Qigong in sich vereint und das zudem flexibel ist, da mit seiner Hilfe die Vorzüge der Qigong-Übungen auf eine Vielzahl anderer Bewegungsformen übertragen werden können.

6.2 Auswirkungen des IDOGO-Trainings

Im Folgenden soll nun erläutert werden, worauf die positiven Auswirkungen des IDOGO-Stabes zurückzuführen sind.

Das IDOGO-Training hat deshalb prinzipiell eine positive Auswirkung, weil es die Bewegungskoordination im Brust- und Schulterbereich und damit auch die Tätigkeit der Atemmuskulatur optimiert.

Sanfter, aber stetiger Energiefluss

Allein durch das Halten des IDOGO-Stabes stellt sich automatisch ein Energiefluss ein, der dadurch bedingt ist, dass beide Arme in Beziehung stehen und sich somit der Energiekreislauf der Arme schließt. Das bedeutet nicht, dass beide Arme den IDOGO-Stab berühren müssen, um diese Energiebewegung zu erreichen. Die Energiezirkulation tritt auch schon ein, wenn nur eine Hand den IDOGO-Stab hält. Diese Energiebewegung – die vor allem auf dem im zweiten Kapitel beschriebenen großen Energiekreislauf stattfindet – ist zuweilen recht stark. Natürlich variiert die Wahrnehmung dieser Energiebewegung je nach Offenheit der Meridiane und der Sensibilität des Einzelnen teilweise beträchtlich, doch bei stehenden Meditationen, vor allem wenn sie als Abschluss einer IDOGO-Übungseinheit gemacht werden, zeigt sich deutlich, dass die Verwendung des IDOGO-Stabes hier keine Statik zulässt, sondern eine weiche und intensive, den ganzen Körper erfassende Energiezirkulation unterstützt.

Bewegungskoordination der Arme

Die oben erwähnte Bewegungskoordination der Arme ist außerdem von solch entscheidender Bedeutung, weil sich durch eine unkoordinierte Armbewegung die Muskeln im Schulter- und Brustbereich stauchen oder überdehnen können. Beides bewirkt nicht nur ein

Engerwerden der Blutgefäße der entsprechenden Muskeln und somit eine verminderte Sauerstoffversorgung des arbeitenden Muskels, sondern auch eine Beeinträchtigung der Bewegungsmöglichkeiten des Brustkorbes, dessen freie Beweglichkeit von entscheidender Bedeutung für eine optimale Atemkapazität ist. Die Koordinierung der Bewegungen im Brust- und Schulterbereich sowie eine positive Beeinflussung der Körperhaltung werden im IDOGO-Körperübungssystem durch die Verwendung des IDOGO-Stabes erreicht. Durch die Koordination der Armbewegung sinkt außerdem die Verletzungsgefahr im Schulter- und Nackenbereich erheblich. Man hat, wenn man den IDOGO-Stab hält, fast keine Möglichkeit, sich so ungeschickt zu bewegen, dass man sich einen Muskel im Schulter- und Nackenbereich zerrt oder sich etwas verrenkt.

Verbesserung des Gleichgewichts

Für den Aspekt der Bewegungskoordination und den positiven Einfluss des IDOGO-Stabes auf eine aufrechte und in sich ausbalancierte Körperhaltung ist die Tatsache interessant, dass schon allein das Benutzen des IDOGO-Stabes das Gefühl für das eigene Gleichgewicht objektiv verbessert.

In diesem und anderen Bereichen wurden am Institut für Präventiv- und Sportmedizin Stuttgart unter der Leitung von Dr. med. Thimm Furian die Auswirkungen des IDOGO-Stabes auf den menschlichen Körper unter wissenschaftlichen Bedingungen untersucht. Signifikante Ergebnisse – signifikant bedeutet in diesem Zusammenhang, dass die Ergebnisse regelmäßig bei der überwiegenden Anzahl der untersuchten Personen auftraten und dass auszuschließen ist, dass die Ergebnisse auf andere Einflüsse als auf die Verwendung des IDOGO-Stabes zurückzuführen sind – signifikante Ergebnisse zeigten die Untersuchungen vor allem im Bereich des Gleichgewichts und der Fähigkeit, den eigenen Körper auszubalancieren. Die Verwendung des IDOGO-Stabes verbessert nicht nur objektiv die Wahrnehmung der eigenen Balance, sondern erhöht auch die Fähigkeit, das Gleichgewicht unter erschwerten Bedingungen zu halten.

Verbesserung der Atemkapazität und der Atemausdauer

Interessante Ergebnisse erbrachten die Untersuchungen auch bei der Messung der Atemausdauer unter körperlicher Belastung (z.B. Jogging) mit und ohne IDOGO. Hier verbesserte sich die Atemausdauer um durchschnittlich 14%. Allerdings erbrachte bei dieser Versuchsreihe die Verwendung des IDOGO-Stabes bei einem kleinen Prozentsatz der Versuchspersonen keine messbaren Verbesserungen, während sich bei anderen Personen die Atemausdauer um über 20% besserte. Diese Unregelmäßigkeiten können aber auch darauf zurückgeführt werden, dass weder die untersuchten Personen noch die Personen der Kontrollgruppe in die Handhabung des IDOGO eingewiesen wurden, um die Versuchsreihe nach wissenschaftlichen Standards durchzuführen.

Worauf kann man nun diese eindeutig positiven Auswirkungen dieses einfachen Holzstabes auf den Energiehaushalt zurückführen? Auch hier hilft uns das chinesische Modell des Qi weiter.

Die verbesserte Bewegungskoordination und die aufrecht in sich ausbalancierte Körperhaltung, die der IDOGO-Stab automatisch mit sich bringt, sind Voraussetzung für die Vergrößerung der Atemkapazität. Nur bei einer anatomisch sinnvollen Ausrichtung der körperlichen Strukturen und bei einer entspannten Muskulatur haben die am Atemvorgang beteiligten Muskeln und Gelenke des Brustkorbes den nötigen Spielraum, um die Atmung entspannt und nicht mit dem Einsatz von Muskelkraft voranzutreiben. (Siehe auch Teil 2, Kapitel 3 dieses Buches; dort werden die Prinzipien einer entspannten und vollständigen Atmung ausführlich erklärt.)

Von zentraler Bedeutung für eine befreite Atmung und eine damit verbundene genügende Sauerstoffversorgung der Muskulatur ist ein entspanntes „Öffnen an der Brust", das einhergeht mit einer permanenten Öffnung des Akupunkturpunktes „Zhongfu", dem Anfangspunkt des Lungenmeridians.

Dieses Öffnen stellt sich alleine durch das Halten des IDOGO-Stabes automatisch ein. Das Pflegen dieser Öffnung durch die Benutzung des IDOGO-Stabes ermöglicht nicht nur einen ungehinderten Energiefluss vom Brustbereich in die Arme, sondern verbessert auch die Atmung, wie die wissenschaftlichen Untersuchungen ja gezeigt haben.

Die Optimierung der Atemkapazität und Atemausdauer findet also über eine Verbesserung der Haltung und der Bewegungskoordination im oberen Brustbereich statt, die der Atemmuskulatur ein effizienteres Arbeiten ermöglicht und Atemräume erweitert, so dass sich insgesamt die Atemkapazität trotz größerer Entspannung vergrößert. Die verbesserte Atemkapazität sichert wiederum eine bessere Versorgung der Muskeln mit Sauerstoff und sorgt dafür, dass diese effektiver und ausdauernder arbeiten können.

Zusammenfassung der Wirkungsprinzipien

Zusammenfassend lässt sich sagen, dass das Prinzip des IDOGO-Stabes eine „Energiegewinnung" durch optimierte Atemvorgänge ist, die sich aufgrund einer selbsttragenden und entspannten Körperhal-tung und Bewegungsweise einstellen. Die nötige Körperhaltung und Bewegungskoordination wiederum wird durch die Verwendung des IDOGO-Stabes zumindest im Brust- und Schulterbereich automatisch gewährleistet.

Die grundsätzlichen Auswirkungen des IDOGO-Trainings sind:

1. eine sanfte, aber stetige Energiezirkulation, und daraus resultierend
2. eine vergrößerte Vitalkraft (IDOGO erhöht die Atemausdauer, beruhigt den Puls und regelt den Blutdruck),
3. eine verbesserte Bewegungskoordination (IDOGO wirkt positiv auf Beweglichkeit sowie Bewegungsharmonie und löst Spasmen),

4. eine verbesserte, selbsttragende Körperhaltung (IDOGO lockert die Muskulatur, verbessert Gleichgewicht und Stabilität) und
5. eine Optimierung der Atemkapazität.

Die verbesserte Bewegungskoordination und die selbsttragende Körperhaltung führen zu einer ökonomischeren Bewegungsweise, es ist für dieselbe Bewegung weniger Muskelarbeit nötig. Die Optimierung der Atemkapazität sorgt für eine bessere Sauerstoffversorgung der arbeitenden Muskeln und verhindert so Überanstrengung und Erschöpfungszustände.

Im Gegensatz zum herkömmlichen Konditionstraining beruht die erzielte größere Leistungsfähigkeit also nicht darauf, dass der Körper an immer höhere Leistungsgrenzen gewöhnt wird, sondern darauf, dass er aufgrund einer in sich ökonomischen Bewegungs- und Atemweise auftretende Belastungen leichter verkraften kann. Deshalb ist das IDOGO-Training auch dazu geeignet, die Auswirkungen eines herkömmlichen Konditionstrainings zu verbessern.

6.3 Anwendungen in westlichen Übungsformen

Der entscheidende Vorteil und das Neuartige am Übungssystem des IDOGO ist aber wohl die Tatsache, dass das oben beschriebene Prinzip der optimierten Atmung und der daraus resultierenden gesteigerten Leistungsfähigkeit nicht nur im Kontext asiatischer Bewegungssysteme angewendet werden kann, sondern aufgrund seiner Einfachheit in den unterschiedlichsten Bereichen Verwendung findet. Man muss also keine asiatische Bewegungskunst erlernen, um von den Vorzügen des IDOGO-Stabes zu profitieren; der IDOGO-Stab lässt sich mühelos in die verschiedensten westlichen Körperübungssysteme integrieren, ob es sich dabei um physiotherapeutische Übungen, Fitnesstraining, Jogging, traditionelle westliche Gymnastik, Tanz oder um Entspannungsgymnastik für zu Hause oder für' s Büro handelt.

Bei der Kürze der Zeit, seit der das IDOGO-System zur Verfügung steht, ist es natürlich noch nicht möglich, allgemeingültige Aussagen über die Verwendung des IDOGO-Stabes und IDOGO-Übungsformen bei verschiedenen Krankheitsbildern zu machen. Doch liegen erste Erfahrungen bereits vor.

Anwendung von IDOGO in Rehabilitation und Physiotherapie

Das Atem- und Naturheilsanatorium Dr. Graether im Schwarzwald wendet seit 1996 IDOGO in verschiedenen Bereichen der Ganzheitstherapie an, vor allem in der Krankengymnastik, der Wirbelsäulengymnastik, bei Schulter-Arm-Syndrom, aber auch bei Multipler Sklerose. Laut Erfahrungsberichten der Klinik sind neben durchgehenden Verbesserungen der Körperwahrnehmung und Bewegungskoordination auch die Verbesserung von psychosomatischen Störungen und die Verbesserung des Schlaf-Wach-Rhythmus festzustellen sowie eine Verbesserung des Befindens von Schmerzpatienten, die in vielen Fällen ihre Schmerzpräparate reduzieren können.

In der Stuttgarter Lungenklinik Schillerhöhe wird IDOGO in der Gruppentherapie, aber auch bei Einzelpatienten sowohl in der Chirurgischen Abteilung als auch in der Inneren Abteilung eingesetzt. Der Einsatz erfolgt hier schwerpunktmäßig zur Kontrakturprophylaxe bei postoperativen Patienten.

Auch in der Geriatrie hat IDOGO erste Anwendungen gefunden, so z.B. im Altenheim „Samariterstift" in Gärtringen, wo vor allem die positiven Auswirkungen von IDOGO auf Vitalkraft und Bewegungskoordination genutzt werden.

Die Vermutung liegt nahe, dass mit IDOGO zwar keine Therapieform vorliegt, die auf spezielle Krankheitsbilder als alleinige Behandlungsmethode angewandt werden kann, dass durch das IDOGO-System aber eine Vielzahl von herkömmlichen Behandlungsmethoden unterstützt werden kann, ähnlich wie auch in chinesischen Qigong-Kliniken Qigong als ergänzende Behandlungsmethode eingesetzt wird, um die Vitalkräfte des Patienten zu stärken, Selbstheilungsprozesse zu fördern und Nebenwirkungen einer starken medikamentösen Behandlung zu lindern.

Anwendung von IDOGO als Entspannungsgymnastik im Büro und zu Hause

Die ausgleichenden Wirkungen des IDOGO-Übungssystems können natürlich auch im privaten Bereich genutzt werden, ohne gleich einen IDOGO-Übungskurs belegen zu müssen. IDOGO-Übungen wirken schnell und intensiv und können quasi in jeder Lebenslage ausgeführt werden, sei es nun als fünfminütige Pause bei der Arbeit an einem Schreibtisch, als Pausenprogramm für eine längere Autofahrt oder vor dem Fernseher während der Tagesschau. Es gibt eine Reihe von fünf grundlegenden Übungen, die sich als sehr wirkungsvoll für die schnelle Entspannung vor allem in Schulter- und Nackenbereich erwiesen hat und die recht einfach zu erlernen ist. Diese Übungen werden in dem folgenden Praxisband über das IDOGO-Übungssystem vorgestellt.

IDOGO im Sport und Fitnessbereich

Sprinter Tobias Röse (Dreifacher Süddeutscher Junioren-Meister 1997) und Mittelstreckenläufer Joachim Dehmel (Olympia-Teilnehmer in Atlanta) trainieren beide mit dem IDOGO-Stab. Der Stab wird dabei nicht nur bei Lockerungs- und Koordinationsübungen verwendet, sondern auch direkt beim Lauftraining. Die Erfahrungen der beiden Leichtathleten bestätigen das Konzept von IDOGO. Die Verwendung des IDOGO-Stabes lockert Schultern und Arme, verbessert die Atmung, koordiniert das Gesamtsystem und vermindert somit die Verletzungsanfälligkeit.

Auch von Freizeitsportlern ist der IDOGO-Stab beim Joggen oder Walken sicherlich unproblematisch anwendbar. Gerade bei Freizeitsportlern und Joggern kann man oft beobachten, dass eine unökonomische Bewegungsweise und Körperhaltung – z.B. hochgezogene Schultern oder verkrampfte Arme während des Laufens – verhindern, dass die eigentlich vorhandene konditionelle Leistungsfähigkeit auch voll genutzt wird. Die durch den IDOGO-Stab verbesserte Bewegungskoordination und die selbsttragende Körperhaltung führen zu einer ökonomischeren Bewegungsweise, es ist für dieselbe Bewegung weniger Muskelarbeit nötig. Die Optimierung der Atemkapazität sorgt für eine bessere Sauerstoffversorgung der arbeitenden Muskeln und verhindert so Überanstrengung und Erschöpfungszustände.

IDOGO lässt sich aber nicht nur beim Lauftraining einsetzen, sondern auch in anderen Fitnessbereichen bis hin zum Tanz. Das Stuttgarter Tanzstudio „Step and Jump“ hat IDOGO vollständig in sein Programm integriert. Es bietet IDOGO-Aerobic Kurse an, bei denen der IDOGO-Stab nicht nur zur Verbesserung der Atmung eingesetzt wird, sondern auch, um bei bestimmten Bewegungen die Verletzungsgefahr durch Überdehnung zu vermindern. Außerdem wurden Tanzchoreografien ausgearbeitet, bei denen der IDOGO-Stab eingesetzt wurde, um den Gleichklang von Bewegungen bei schwierigen Bewegungsphasen einzustu- dieren. Auch ein Ballettstudio in Weinsberg benutzt inzwischen den IDOGO-Stab für grundlegende Bewegungsübungen der Tänzerinnen und Tänzer.

6.4. Idogo-Qigong

Auch für das herkömmliche Qigong wurden Übungsreihen entwickelt, in denen jeweils Einzelübungen bzw. Einzelbewegungen zu einer Übungsreihe zusammengestellt wurden. Es existieren derzeit vier IDOGO-Übungsreihen, die im Stehen ausgeführt werden und jeweils 8-9 Einzelübungen umfassen sowie drei dynamische Übungsreihen mit Schritten, die aus jeweils 5 Einzelbewegungen zusammengesetzt sind.

Diese Übungsreihen werden an unserer Schule anstelle von oder im Wechsel mit traditionellen Übungsreihen unterrichtet. Wir haben sehr gute Erfahrungen mit diesen Übungsreihen gemacht. Schüler, die diese Übungsreihen des IDOGO-Qigong regelmäßig üben, machen im Allgemeinen recht schnelle Fortschritte beim Aufbau einer guten Körperstruktur. Dies zeigt sich vor allem im Schulter- und Nackenbereich bei der Aufrichtung der Hals- und der oberen Brustwirbelsäule, die ansonsten durch Bewegungsübungen nur schwer zu beeinflussen ist. Die Verwendung des IDOGO-Stabes bringt eine fast zwangsläufige Ausführung vieler interner Übungsprinzipien des Qigong, vor allem im Brust- und Kopfbereich, mit sich, so dass der Übende während des Übens mit dem IDOGO-Stab hervorragend beobachten kann, wie sich die korrekte Bewegung anfühlen muss.

Hier wird deutlich, dass IDOGO kein Wundermittel ist, das bei seiner Verwendung automatisch zu perfektem Qigong führt; IDOGO ist ein Hilfsmittel und ein Lehrinstrument, mit dem der Qigong-Übende die Möglichkeit hat, schnellere Fortschritte zu machen, da ihn IDOGO immer wieder zwingend auf die Korrektheit seiner Bewegung hinweist. Das Lernen selber, die Achtsamkeit und die Entwicklung von Sensibilität kann einem IDOGO aber nicht abnehmen. So sind die IDOGO-Qigong-Übungen auch nicht Selbstzweck, es sind nicht einfach vier weitere Übungsreihen, die es auch noch zu erlernen gilt; die IDOGO-Übungssets führen den Qigong-Übenden zu einem vertieften Verständnis des herkömmlichen Qigong. Ziel ist es, das durch das IDOGO-Qigong erworbene vertiefte Verständnis von Bewegungsgesetzen zuerst auf das traditionelle Qigong zu übertragen und anschließend auf die Bewegungsmuster im Alltag. Deshalb bestehen die neu entwickelten IDOGO-Qigong-Übungssets auch nicht aus vollkommen neuen Bewegungen, sondern stellen oft eine Abwandlung von bekannten traditionellen Übungen dar. Dabei sind die Übungssets von ihrer Zusammenstellung so aufgebaut, dass sie die internen Übungsprinzipien des Qigong und Taijiquan systematisieren. IDOGO-Qigong Set 1 achtet auf einen ausgewogenen Aufbau der gesamten Körperstruktur, IDOGO-Qigong Set 2 trainiert vor allem die Entspannung und die Yin-Yang-Dynamik des Schultergürtels sowie die auf der dadurch entstehenden Vorwärtsenergie aufbauenden Armspirale, IDOGO-Qigong Set 3 trainiert außerdem die Kopfspirale, die die Yin-Yang-Dynamik der Arme aufgreift und im oberen Rumpf verankert, IDOGO-Qigong Set 4 ist aus Einzelbewegungen des Taijiquan aufgebaut und vereint sämtliche Übungsprinzipien, sodass das

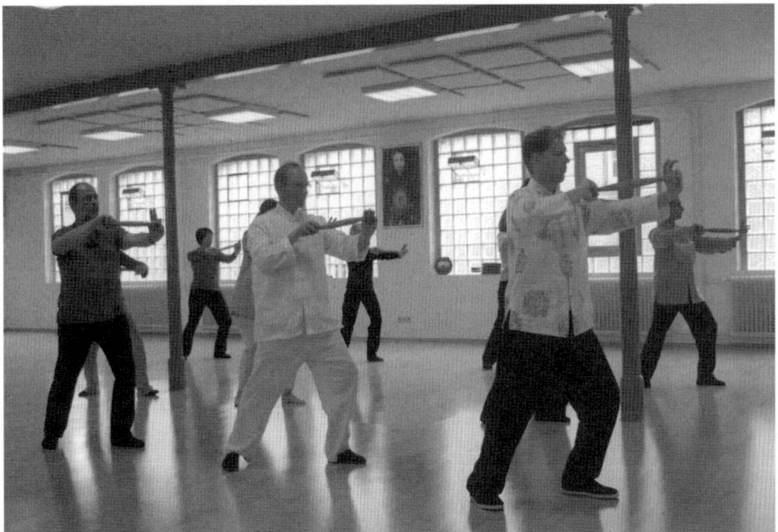

Die Lehrerfortbildungsgruppe 1 beim Üben der IDOGO-Taiji-Form

gleichzeitige Üben der internen Übungsprinzipien in ihrer Gesamtheit im Vordergrund steht.

Als fortgeschrittenste Stufe des IDOGO-Trainings wurde – konsequent diesem didaktischen Konzept folgend – eine Taiji-Form entwickelt, die mit dem IDOGO-Stab ausgeführt wird und sämtliche Übungsprinzipien gleichzeitig enthält.

Teil 2:
Grundprinzipien der Praxis des weichen Aufbau-Qigong

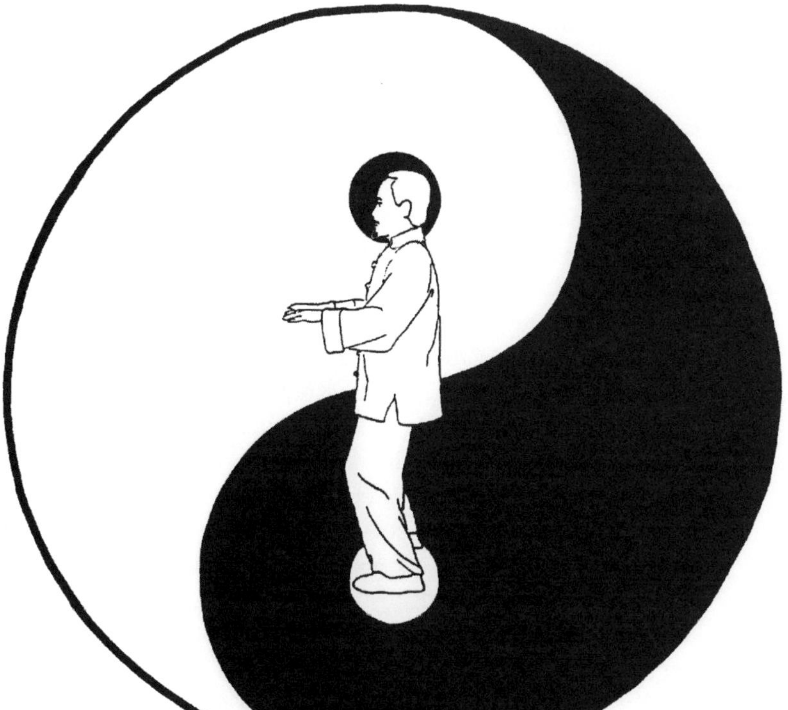

Einführung: Grundlagen der Qi-Entwicklung

Im ersten Teil dieses Buches wurden theoretische Grundlagen des Qigong aus der chinesischen Philosophie und Medizin besprochen, die für alle mir bekannten Qigong-Arten als grundlegend gelten. Der zweite Teil des Buches versucht nun, die Grundlagen für die Praxis des weichen Aufbau-Qigong, wie es an unserer Schule unterrichtet wird, darzustellen. Die Übungssysteme verschiedener Schulen unterscheiden sich teilweise beträchtlich. Die folgenden Kapitel beschränken sich sinnvollerweise auf die Darstellung der Übungsprinzipien, die für unsere Schule gelten. Es kann durchaus sein, dass einige der im Folgenden geschilderten Grundprinzipien vom Standpunkt anderer Übungssysteme aus unangemessen sind und auch nicht mit anderen Übungssystemen kombiniert oder vermischt werden können. Die im Folgenden beschriebene Übungsweise hat sich aber als sehr sinnvoll für das Erreichen des vorrangigen Zieles des an meiner Schule unterrichteten Qigong erwiesen, nämlich der Qi-Entwicklung.

Die drei wichtigsten Aspekte der Übungspraxis des Qigong

Die drei wichtigsten Bereiche, die bei der Übungspraxis im Qigong traditionell eine große Rolle spielen, sind:

1. dZie Körperhaltung und Bewegungsweise
2. Die Atmung
3. Die Geisteshaltung.

Jedes mir bekannte Qigong-Übungssystem hat die positive Beeinflussung dieser drei Bereiche zum Ziel. Die Körperhaltung soll entspannt und aufrecht sein, die Atmung tief und entspannt und die Geisteshaltung ruhig oder konzentriert. Die Betonung dieser drei Aspekte für die Qigong-Praxis ist nicht nur sinnvoll, sondern ergibt sich aus der Tatsache, dass sich die natürliche Regulierung von Geist, Atmung und Körperhaltung/Bewegung von vorneherein bedingen, da der menschliche Organismus eine Einheit darstellt, bei der Atemmuster, Körperhaltung, Bewegungsmuster oder geistige Prozesse lediglich unterschiedliche Aspekte und Ausdrucksformen einer energetischen Gesamtverfassung sind.

So hat eine entspannte Geisteshaltung unweigerlich Einfluss auf die Atmung, die umso ruhiger wird, je weniger geistige und emotionale Aktivität besteht. Ein natürlicher und entspannter Atemfluss wiederum wirkt durch eine ausgeglichene und ausreichende Sauerstoffversorgung des Organismus auf eine entspannte Körperhaltung hin. Dass eine entspannte Körperhaltung den Geist beruhigt – und hier schließt sich der Kreis wieder – gehört seit Jahrtausenden zum Prinzip der stillen Meditationen. Die Einflussnahme zwischen Geist, Atmung und Körper geschieht aber nicht nur in der eben beschriebenen Richtung, sondern auch umgekehrt, im Schaubild durch das Dreieck dargestellt. Die Körperhaltung und Bewegungsweise hat einen ent-

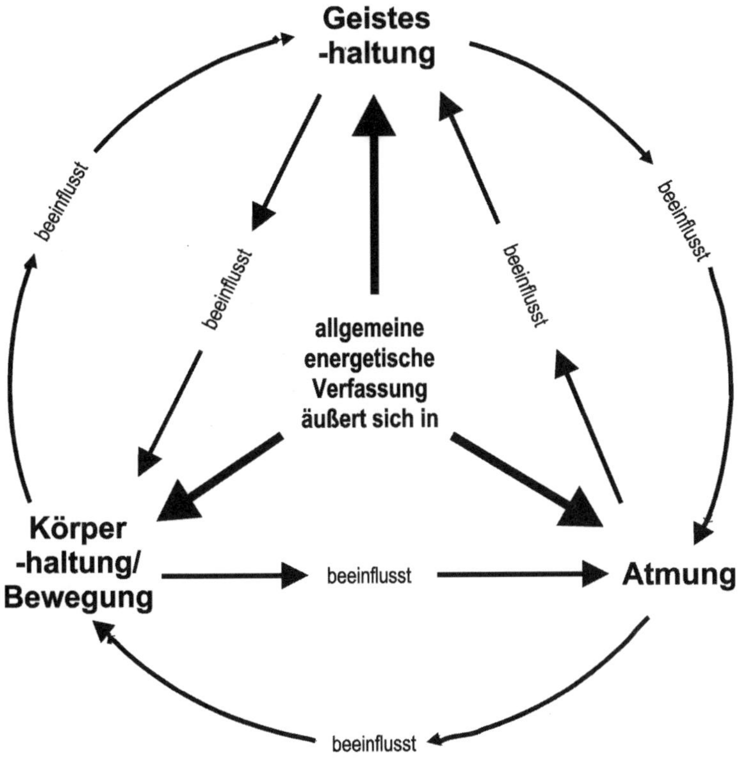

Gegenseitige Beeinflussung der Aspekte einer energetischen Gesamtverfassung

scheidenden Einfluss auf die Atmung, da durch sie Atemweise und Atemkapazität mitbestimmt werden. Eine ruhige und tiefe Atmung fördert einen entspannten Geisteszustand, und dass wir durch eine bestimmte Geisteshaltung unseren Körper beeinflussen können, erfahren wir nicht nur bei bewusster Steuerung von Körperhaltung und Bewegung, sondern auch bei unseren Stimmungen und Gefühlen, die sich meistens sehr deutlich durch den Körper äußern.

Wie gesagt, letztendlich sind Körperhaltung, Atmung und Geisteshaltung nichts anderes als drei sich auf unterschiedlichen Ebenen manifestierende Aspekte unserer energetischen Gesamtverfassung. Unsere energetische Gesamtverfassung, das „Wahre Qi", lässt sich also über jeden dieser Aspekte beeinflussen, und die positive Beeinflussung des „Wahren Qi" ist ja das Grundziel der meisten Qigong-Übungssysteme. Die einzelnen Systeme unterscheiden sich grundsätzlich am Ansatzpunkt ihrer Beeinflussung. Qigong-Methoden, die an der Atmung oder der Geisteshaltung ansetzen, wurden im ersten Teil in Kapitel 3.5 und 3.6 kurz beschrieben. Unsere Schule verfolgt zur Qi-Entwicklung einen Weg, der sich – zumindest in den ersten Jahren des Übens – weitgehend auf die Regulierung der angesprochenen Prozesse durch die Körperhaltung beschränkt. Die Qi-Entwicklung vollzieht sich dabei auf der Grundlage folgender Beeinflussungsmöglichkeiten im oben aufgezeigten System.

Das Prinzip der Qi-Entwicklung an unserer Schule

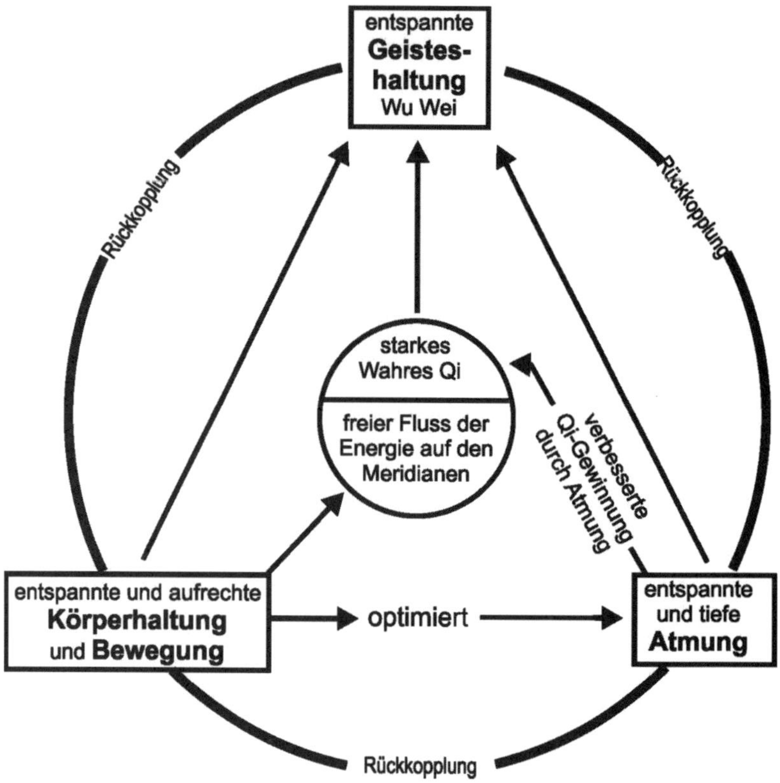

Der äußere Eingriff in den Regelkreis erfolgt bei der Körperhaltung in Form einer direkten Korrektur, die auf eine entspannte, aufgerichtete und entsprechend ihren anatomischen und energetischen Strukturen ausgerichtete Körperhaltung und Bewegungsweise hinarbeitet. Dadurch wird einerseits ein freier Energiefluss auf den Meridianen gewährleistet und andererseits der Atemvorgang optimiert. Mit zunehmender Übungspraxis stellt sich über diese Optimierung der Atemvorgänge durch vermehrte Sauerstoffzufuhr und durch einen verbesserten Energieaustausch mit der Außenwelt eine wachsende Qi-Gewinnung durch die Atmung ein (siehe auch Schaubild in Kapitel 2.1 des ersten Teils), die zu einem starken Wahren Qi führt. Es handelt sich hier also nicht nur um eine Pflege von schon vorhandenem Qi, sondern um Qi-Entwicklung, wie sie für das Aufbau-Qigong typisch ist. Die entspannte und aufrechte Körperhaltung, die tiefe und ruhige Atmung sowie das starke „Wahre Qi" beeinflussen nun die Geisteshaltung, indem sie einerseits geistige Ruhe und eine innere Zufriedenheit fördern und andererseits Einblick in die Gesetzmäßigkeiten der energetischen Strukturen des Menschen und des Lebens erlauben, sodass das stetige Üben letztendlich auch zu Wu Wei, zum Tun durch Nicht-Tun führt. Gleichzeitig finden natürlich Rückkopplungen statt; eine gegenseitige positive Beeinflussung aller drei Aspekte der energetischen Gesamtverfassung ist gegeben.

Geübt und unterrichtet wird in unserer Schule vorrangig die Regulierung des Körpers und der Bewegung. Weder Atmung noch Geisteshaltung werden gesteuert oder einem Zwang unterworfen. Atmung und Geisteshaltung entwickeln sich auf natürliche Weise durch die Beeinflussung vonseiten der Körperhaltung, denn es kann durch die Regulierung der Körperhaltung und die entsprechenden Beobachtungsaufträge sehr wohl auch Einfluss auf den geistig-emotionalen Bereich und auf die Atmung genommen werden. Eine entspannte Körperhaltung und Bewegung ist nur möglich, wenn Geist und Atmung mitziehen. Dies belegt auch die zunehmende Zahl der körperorientiert arbeitenden Psychotherapien, die alle von dem Ansatz ausgehen, dass über ein Einbeziehen und Arbeiten an körperlichen Mustern psychische und emotionale Probleme bewältigt werden können.

Ein weiterer Grund, sich zumindest in den ersten Jahren des Übens auf die Regulierung der Körperhaltung zu beschränken, ist die Tatsache, dass, wie in Kapitel 3.5 und 3.6 des ersten Teils schon erwähnt wurde, die zwanghafte Regulierung der Atmung oder der geistigen Aktivität unter Umständen gefährlich oder kontraproduktiv sein kann. Die Vermeidung solcher Gefahren stellt auch den Versuch dar, ein Qigong zu unterrichten, bei dem Schüler in keinster Weise in ein Abhängigkeitsverhältnis zu ihrem Lehrer oder zur unterrichteten Methode geraten. Es ist für den Übenden, zumal für einen Anfänger, sehr viel einfacher, den Körper zu regulieren, ohne dadurch in seiner Auffassung und Wahrnehmung überfordert zu werden.

Außerdem kann ein Qigong-Lehrer, der einen Schüler korrigieren muss, nur seine Körperhaltung korrekt verbessern. Für die geistige oder emotionale Haltung kann man zwar Anweisungen oder Beobachtungsaufträge geben, aber es ist unmöglich, objektiv deren Ausführung nachzuvollziehen. Das einzige, was man als Lehrer objektiv beurteilen und testen kann, sind Körperhaltung, Bewegungsweise und die Qualität des Qi-Flusses. So erscheint die anfängliche Arbeit über den Körper als die sicherste Methode, unnötige Irr- und Umwege in der Übungspraxis zu vermeiden.

So ist es in unserer Schule auch nicht wichtig, subjektive Gefühle von Entspannung oder das Spüren von Energieflüssen zu erzeugen, sondern objektive Prinzipien für das Tun zu vermitteln. Subjektive Gefühle können aufgrund von Gewohnheiten täuschen. Wir lernen, das Körpergefühl nach einer äußeren Korrektur wahrzunehmen, es in unserer täglichen Übungspraxis wiederzufinden und somit die Prinzipien der Qi-Entwicklung jederzeit zur Anwendung parat zu haben.

Diese Prinzipien der Körperhaltung und Bewegungsweise spielen nicht nur für die Übungspraxis selbst eine große Rolle, sondern auch für den Alltag. Man kann auch Qigong üben, ohne explizit bestimmte Qigong-Übungen auszuführen. Dazu müssen die Prinzipien der korrekten Bewegung auch in alltäglichen Situationen bewusst angewendet werden. So lernen wir, die Dynamik unserer Alltagsbewegungen zu verstehen und letztendlich aus unserem alltäglichen Tun ähnliche Vorteile zu ziehen wie aus der eigentlichen Qigong-Praxis. Natürlich gibt es Situationen oder Berufe, bei denen dies fast unmöglich ist. Ein Zahnarzt oder ein Monteur wird selten eine Arbeitshaltung einnehmen können, die den in diesem Buch geschilderten Grundbedingungen entspricht. In solch einem Fall ist es wichtig, in Arbeitspausen zur Regeneration immer wieder eine korrekte Haltung einzunehmen, damit sich der Körper nicht an die unökonomische Haltung gewöhnt und sie als normal verfestigt.

Das vorliegende Buch beschreibt also die Grundprinzipien eines Qigong, das von Beginn an den größten Wert auf eine korrekte Körperhaltung und eine entsprechende Bewegungsweise legt, um den Qi-Fluss auf den Meridianen zu aktivieren und so Qi zu entwickeln und nutzbar zu machen.

Die im zweiten Teil des Buches vorgestellten Haltungs- und Bewegungsprinzipien gelten somit nicht nur für das Qigong, sondern auch für das Taiji, das an unserer Schule unterrichtet wird. Taiji ist Qigong, welches das durch die Übungspraxis entwickelte Qi zum Kämpfen nutzt. Dabei besteht die Taiji-Form zwar aus einer Aneinanderreihung von Bewegungsfolgen, von denen jede einzelne eine Anwendung in der Kampfkunst beinhaltet, das Üben der Taiji-Form selbst ist aber nicht nur Kampfkunsttraining, sondern auch Qigong; das bedeutet: sobald die Taiji-Form nach den Prinzipien des weichen Aufbau-Qigong geübt wird, wird die Qi-Entwicklung genauso gefördert wie beim weichen Aufbau-Qigong selbst. Die Taiji-Form hat in dieser Hinsicht gegenüber den Qigong-Übungsformen sogar den Vorteil, dass die Entwicklung des Qi durch den ausgewogenen Aufbau der Taiji-Form gleichmäßig und konsequent gefördert wird und dass dadurch das Problem einer unausgewogenen Übungspraxis kaum entstehen kann.

Zum Aufbau des zweiten Teils

Der zweite Teil des Buches ist so aufgebaut, dass in den ersten beiden Kapiteln die Grundprinzipien der Körperhaltung und Bewegung geschildert werden, wobei das erste Kapitel die Bedeutung verschiedener Körperstrukturen und Kräfte, die auf den Körper einwirken, klärt und das zweite Kapitel energetische und funktionale Grundprinzipien der Körperhaltung beschreibt und erklärt, wie aufgrund einer bestimmten Körperhaltung ein freier und verstärkter Fluss der Energie auf den Meridianen erreicht werden kann. Im dritten Kapitel folgt eine Beschreibung der in unserer Schule üblichen Atemweise einschließlich einer kurzen Darstellung der anatomischen Grundlagen der Atmung. Hier wird deutlich werden, wie über Körperhaltung und Bewegung die Atemkapazität so beeinflusst werden kann, dass eine vermehrte Qi-Gewinnung durch die Atmung stattfindet. Im vierten Kapitel schließlich wird die Geisteshaltung unserer Qigong-Praxis erläutert. Hier wird vor allem der Bezug unserer Übungspraxis zu den Kernstücken der daoistischen Philosophie erläutert werden.

Kapitel 1: Qigong als Bewegungskunst

Unterschiedliche Betrachtungsweisen des menschlichen Körpers

Sowohl in der Literatur als auch in praktischen Übungssystemen begegnen wir einer Reihe unterschiedlicher Betrachtungsweisen des menschlichen Körpers und seines Bewegungsapparates. Sie unterscheiden sich vor allem in der Bedeutung, die innerhalb dieser Systeme einzelnen Körperbausteinen und ihren Funktionen zugeordnet werden. Dementsprechend unterschiedlich sind auch die Auffassungen, welche Art von Training oder körperlicher Betätigung als sinnvoll für den menschlichen Organismus anzusehen ist und wie „gute Bewegung“ überhaupt zu definieren ist.

Sportler z.B. betonen im Allgemeinen die Bedeutung der Muskelkraft für das Erbringen einer körperlichen Leistung. Demzufolge ist der Aufbau von Muskelkraft ein wesentlicher Bestandteil für das Training der allermeisten Sportarten, auch der sogenannten äußeren Kampfkünste wie Karate oder externes Gongfu[29]. Andere Betrachtungsweisen findet man in verschiedenen Körpertherapien, wo je nach Ansatz andere Körperbausteine – z.B. das Bindegewebe – als wesentlich für eine gute Haltung und Bewegungsweise angesehen werden. Das vorliegende Buch legt seinen Schwerpunkt auf die Bedeutung des Qi für eine gesunde Körperfunktion und Bewegungsweise.

Bewegungs- und Haltungsmuster des Menschen

Tatsächlich leiden heutzutage viele Menschen an gesundheitlichen Problemen, die zumindest zum Teil auf eine unzweckmäßige Körperhaltung zurückzuführen sind. Verspannte Schultern, eine verhärtete Nackenmuskulatur, die Kopfschmerzen hervorruft, Probleme mit der Lendenwirbelsäule oder den Füßen sind heutzutage so allgegenwärtig, dass wohl nur eine Minderheit in der Bevölkerung nicht davon betroffen ist. Dass eine eingeschränkte Funktionstüchtigkeit des Bewegungsapparates auch Einschränkungen im persönlichen Ausdruck und in der Lebensfreude mit sich bringt, weiß die Mehrheit aus eigener Erfahrung.

Oft werden Tiere mit ihren geschmeidig und natürlich anmutenden Bewegungen als Vorbild für eine „gute“ Bewegungsweise benutzt. Gerade in den chinesischen Bewegungskünsten finden sich zahlreiche Beispiele dafür, dass Bewegungen nach dem Vorbild von Tieren benannt und in der Ausführung von der Tierbewegung abgeleitet werden. Wer beneidet nicht eine Katze um die natürliche Geschmeidigkeit und anmutige Mühelosigkeit ihrer Bewegung? Wenn man aber die Muster von Tierbewegungen mit denen von Menschen vergleicht, fällt – abseits von allen subjektiven Vorlieben und Eindrücken – ein Unterschied sofort ins Auge. Die Bewegungsmuster verschiedener Tiere der gleichen Art unterscheiden sich nur minimal, wohingegen sich bei verschiedenen Menschen sehr große Abweichungen in Körperhaltung und Bewegungsmuster ergeben, obwohl in allen Fällen der gleiche anatomische Bewegungsapparat zugrunde liegt. Es reicht also im Endeffekt nicht aus, die natürliche Bewegung der Tiere zu bewundern und nachzuahmen, man muss sich auch darüber im Klaren sein, dass die Bewegungsmuster eines Menschen eben nicht nur von den durch die Natur gegebenen anatomischen und funktionalen Aspekten abhängen, sondern auch durch andere Faktoren aus dem kulturellen und psychischen Bereich bedingt sind.

Nachahmung von Haltungs- und Bewegungsmustern

So führt z.B. das Lernen durch Nachahmung beim Menschen in die unterschiedlichsten Richtungen. Schon das Haltungs- und Bewegungsvorbild der Eltern beeinflusst das Heranbilden von Bewegungsmustern. Später können verschiedene Körperhaltungen oder Bewegungen Ausdruck einer bestimmten Gruppenzugehörigkeit werden. So ist bei manchen Jugendlichen ein schlurfender Gang „in“, während in anderen Gruppierungen vielleicht hängende Schultern als „cool“ gelten oder eine nach vorn und oben gestoßene Brust ein Zeichen von Stärke darstellt. Unsere Bewegungsvorbilder sind also im seltensten Fall natürlich und betonen keine funktional-natürliche Bewegungsweise, wie es bei Tieren der Fall ist, sondern unsere Haltungsmuster sind zum Großteil kulturell geprägt und von individuellen oder kollektiven Schönheitsidealen abhängig. Angesichts der Körperhaltung der Modepuppen in den Schaufenstern und der Models in den Modezeitschriften erscheint es nicht verwunderlich, wenn aufgrund von Arbeitsmarktprognosen dem Arbeitsfeld der Körpertherapie eine wachsende Bedeutung zugeschrieben wird.

Der Einfluss psychologischer Verhaltensmuster auf die Körperhaltung

Neben dieser kulturellen Prägung sind es vor allem auch psychologische Verhaltensmuster, die auf unsere Körperhaltung zurückwirken. So verrät schon der alltägliche Sprachgebrauch einiges über die Beziehung zwischen Bewegung und Psyche. Nicht umsonst spricht man von Halsstarrigkeit, wenn man Sturheit meint, oder man erkundigt sich nach dem Befinden des anderen mit den Worten „Wie geht es?“. Menschen, die ängstlich sind, ziehen z. B. oft die Schultern hoch. Solche Bewegungen mögen als momentane Schutzfunktion zwar sinnvoll sein, aber genauso wie kulturelle Einflüsse unsere Körperhaltung und unsere Bewegungsmuster langfristig konditionieren, können auch emotionale oder psychische Verspannungen sich dauerhaft im Körper als chronische Muskelverspannungen niederschlagen und unsere Bewegungsfreiheit beeinträchtigen. Nicht umsonst spricht man in vielen Körpertherapien vom Muskelpanzer, der so aufgebaut wird und den es zu lockern oder abzubauen gilt. Grundsätzlich wird sich an der Körperhaltung aber nur etwas ändern, wenn es gelingt, die mit der Fehlhaltung verbundene Konditionierung aufzulösen und durch eine sinnvollere zu ersetzen. Damit soll nicht behauptet werden, dass manipulative Körpertherapien keine langfristige Verbesserung erzielen können; oft mag es auch so sein, dass ein Mensch zwar aufgrund seiner seelischen und emotionalen Entwicklung durchaus schon bereit ist, seine (Ver)haltensmuster zu ändern, dass aber der Körper noch „klemmt". In so einem Fall ist eine manipulative Behandlung oft effektiver und führt zu schnelleren Erfolgen als ein mühsames, jahrelanges Üben einer Bewegungskunst. Grundsätzlich haben aber solche Übungssysteme wie das Qigong oder das Taiji den Vorteil, dass sie direkt an der Konditionierung ansetzen und dem Körper neue Bewegungsmuster als Ersatz für die alten anbieten. Der Körper hat so die Möglichkeit, aus eigener Erfahrung zu erkennen, welche Art von Bewegung ihm im momentanen Stadium gut tut, und die neuen Prinzipien zu verinnerlichen. Auch darf man nicht vergessen, dass sich die vorhandenen Muskelpanzer nicht aufs Geratewohl gebildet haben, sondern zum Zeitpunkt ihres Entstehens sinnvolle Schutzmechanismen dargestellt haben. Es ist also nicht damit getan, diese Muskelpanzer zu bekämpfen und ersatzlos aus der Welt schaffen zu wollen; der Körper braucht in dem Augenblick, in dem er alte Verhaltensmuster aufgeben soll, ein Alternativangebot, das er als sinnvoller erkennen kann.

Hier scheint es auch von Vorteil zu sein, dass das Qigong zu einem großen Teil aus der Kampfkunst und der Heilkunst stammt und Bewegung nicht nur nach abstrakten Prinzipien begreift, sondern immer auch nach ihrer Anwendung, also nach ihrem Zusammenhang mit der Außenwelt fragt. Als Kampfkunst im weitesten und auch heute noch sehr aktuellen Sinn lehrt es Prinzipien, wie man mit Energien, die den eigenen Körper beeinflussen, auf eine gesunde und natürliche Art und Weise umgehen kann. Kampfkunst, als das Üben eines humanen und selbsterhaltenden Umgangs mit anderen Menschen verstanden, und Heilkunst, als das Üben einer unterstützenden Kommunikation mit anderen Menschen verstanden, machen die Panzerungen des eigenen Ichs nach und nach unnötig.

Äußere Beeinflussung unserer Haltungs- und Bewegungsmuster

Den dritte Faktor, der unsere Haltungs- und Bewegungsmuster beeinflusst, bilden natürlich Einflüsse körperlicher Art. So können sich aufgrund von Unfällen unökonomische Bewegungsmuster einschleifen, weil man z.B. nach einer Verletzung den verletzten Körperteil schont und dafür andere, zu diesem Zeitpunkt gesunde und funktionstüchtige Körperteile mehr belastet. Diese zum Zeitpunkt der Verletzung sinnvollen Schonhaltungen werden oft auch noch beibehalten, wenn der Anlass, die eigentliche Verletzung, nicht mehr gegeben ist.

Genauso spielen die Möbel, die wir tagtäglich benutzen, eine große Rolle für das Herausbilden einer bestimmten Körperhaltung. Wenn man den halben Tag in sich zusammengesunken mit einem Rundrücken am Schreibtisch oder in einer Schulbank sitzt, wird der Körper sich an diese Haltung gewöhnen und ihre Struktur als „normal" verfestigen.

Zusammenfassung und Schlussfolgerung für ein sinnvolles Bewegungstraining

Zusammenfassend lässt sich festhalten, dass unsere momentane Körperhaltung und unsere momentanen Bewegungsmuster das Resultat einer lebenslangen Konditionierung sind, die von kulturellen, psychologisch-emotionalen und körperlichen Einflüssen asgeht.

Ein sinnvolles Bewegungstraining sollte nicht nur die oben genannten Konditionierungen und Einschränkungen bewusst machen und somit Verhaltens- und Bewegungsmuster entautomatisieren, es sollte auch darauf hinarbeiten, dass die Bewegung ökonomisch wird. „Gute Bewegung" sollte jeden unnötigen Energieverbrauch durch überflüssige Muskelarbeit vermeiden und von einer gewissen Mühelosigkeit und Natürlichkeit gekennzeichnet sein.

Gute Bewegung sollte außerdem so organisiert sein, dass sie Abnutzungserscheinungen am Körper so weit wie möglich vermeidet; sie muss dazu den natürlichen anatomischen Gegebenheiten Rechnung tragen. So kann Bewegung und Beweglichkeit eine Sache werden, deren Qualität mit zunehmendem Alter wächst und die das herrschende Vorurteil, dass der menschliche Körper mit Mitte zwanzig seinen Höhepunkt erreicht und danach verfällt, widerlegt.

Gute Bewegung sollte weiterhin so flexibel und energetisch sein, dass es dem Menschen möglich wird, durch seine Bewegung seine Persönlichkeit ausdrücken zu können und Bewegung als Freude zu erleben.

Dieser dritte Punkt ist zweifellos der Aspekt der Bewegung, der sich am wenigsten lehren lässt, sofern man diesen Ausdruck nicht auf kreative Kunstformen wie den Tanz und das Theater beschränkt, sondern auf das alltägliche Leben ausweitet. Darum werden auch die folgenden Kapitel dieses Buches kaum von Kreativität oder persönlichem Ausdruck handeln, sondern ihren Schwerpunkt auf die körperlichen Grundbedingungen legen. Dazu soll nun der menschliche Körper unter verschiedenen Gesichtspunkten betrachtet werden, um durch die Untersuchung verschiedener, die Bewegung beeinflussender Faktoren Prinzipien abzuleiten, die den oben erhobenen Ansprüchen an „gute" Bewegung gerecht werden.

1.1 Die Bedeutung von Skelett und Muskeln für die Bewegung

Das menschliche Skelett

Normalerweise wird bei der Beschreibung der Bewegung des menschlichen Körpers die Funktion der Knochen und der Muskeln besonders betont. Diese Betrachtungsweise ist im Grunde genommen ein architektonisches Modell, da die Grundbedingung der menschlichen Haltung im Skelett, also den Knochen, gesehen wird, während die Funktion der Fortbewegung dieses Grundgerüstes Aufgabe der Muskeln ist.
Knochen sind die härtesten Bauelemente unseres Körpers, obwohl auch sie in einem gewissen Grad elastisch sind. Prinzipiell sind es aber diejenigen Bauelemente unseres Körpers, die gegenüber Zugspannung und Verformung am stabilsten sind. Knochen haben innere Hohlräume, in denen sich blutbildendes Knochenmark befindet. So werden sie auch leichter und können ihre Funktion, dem Körper ein stabiles, inneres Gerüst zu liefern, besser wahrnehmen.

Das menschliche Skelett, das aus den einzelnen Knochen besteht, ist jedoch nicht selbsttragend. Wenn das Knochengerüst nicht von außen gehalten wird, fällt es in sich zusammen. Das liegt daran, dass die einzelnen Knochen gelenkig miteinander verbunden sind. Dadurch wird das Aufrichten des Skeletts für das tragende Bindegewebe und die Muskulatur ein ständiger Balanceakt. Man kann diesen Balanceakt vereinfacht mit dem Versuch vergleichen, zwei Stöcke senkrecht aufeinanderzustellen und den ersten Stock dann auf dem zweiten zu balancieren, indem man sich den zweiten auf die Fingerspitze stellt. Nur ist beim menschlichen Skelett die Situation viel komplexer und somit auch die Balance extrem schwierig zu halten.

Das Aufrechterhalten des Skeletts ist ein ständiger Balanceakt

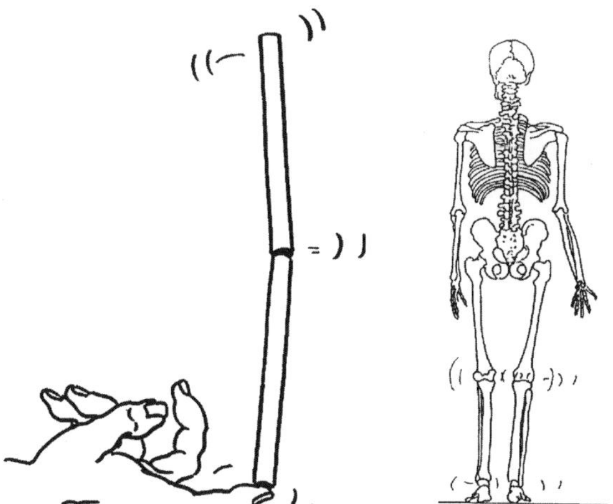

Der Einfluss der Schwerkraft

Die Kraft, die das Skelett zusammensinken und zu Boden fallen lässt, ist die Schwerkraft. Diese Kraft wirkt als Anziehungskraft der Erdmasse immer exakt senkrecht zur Erdoberfläche und wirkt auf den menschlichen Körper als Kraft, die der Aufrichtung entgegenwirkt. Hier gewinnt der Begriff der Energie auf rein mechanischer Ebene eine sehr konkrete Bedeutung. Wir müssen uns in jeder Sekunde unseres Lebens mit der Schwerkraft arrangieren, die unsere Körperhaltung und Bewegungsweise fortlaufend mitbestimmt. Dieser „alltägliche Kampf gegen die Schwerkraft" kostet uns Energie im wahrsten Sinne des Wortes, nämlich die Energie, die unser Bewegungsapparat, besonders die Muskeln, verbraucht, um uns aufrecht zu erhalten.

Unsere Körperhaltung hat also einen entscheidenden Einfluss darauf, wie viel Energie wir in Form von Haltearbeit der Muskulatur aufwenden müssen, um der Schwerkraft entgegenzuwirken. So wiegt z.B. der Kopf eines Menschen zwischen sechs und acht Kilo. Wird der Kopf ständig außerhalb der Schwerkraftlinie des Körpers gehalten, so muss dieses Gewicht andauernd von der Halsmuskulatur mitgetragen werden. Folgen sind nicht nur der Einsatz eigentlich unnötiger Muskelkraft, sondern über kurz oder lang auch eine Verkürzung der ständig kontrahierten Nackenmuskulatur, evtl. mit unangenehmen Begleiterscheinungen wie Kopfschmerzen oder Konzentrationsschwäche, da durch die angespannte Muskulatur sowohl der Blut- als auch der Qi-Fluss behindert werden.

Der Einfluss der Schwerkraft auf unseren Energieverbrauch am Beispiel der Körperhaltung im Nacken- und Kopfbereich

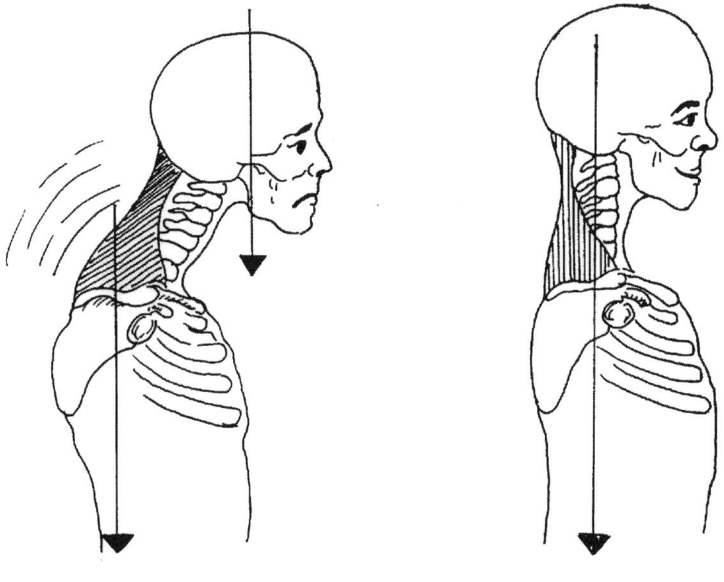

Die Muskeln wirken der Schwerkraft entgegen

Den Muskeln kommt also als erste Hauptaufgabe zu, der Schwerkraft entgegenzuwirken. Muskeln stabilisieren das Skelett. Zu dieser Stabilisation führt der menschliche Körper die ganze Zeit – außer wenn wir liegen – kleine Korrekturbewegungen durch, die durch ein fein abgestimmtes Zusammenspiel vielfältigster und oft winziger Muskeln im ganzen Körper zustande kommen. Dieses Zusammenspiel der unterschiedlichsten Muskeln findet unbewusst statt, also ohne dass wir diese Ausgleichsbewegungen kontrollieren müssen.

Ein Teil unserer Muskeln arbeitet also immer, auch wenn wir versuchen, ganz entspannt und locker zu stehen, und auch wenn wir das subjektive Gefühl haben, vollkommen entspannt zu stehen oder zu sitzen. Die Menge der aufzuwendenden Muskelarbeit hängt nun davon ab, wie unsere Knochen im Schwerkraftfeld der Erde angeordnet sind. Wir werden im zweiten Kapitel noch etliche Beispiele dafür sehen, welch sinnvolle Mechanismen sich die Natur beim Bau unseres Skelettes erdacht hat, um unser Skelett bei einer optimalen Körperhaltung weitestgehend selbsttragend zu gestalten, denn: Je größer die Abweichung des Skeletts von einer idealen Ausrichtung ist, desto größer wird der Einfluss der Schwerkraft und desto größer wird auch die Muskelarbeit, die geleistet werden muss, um das Skelett und damit den ganzen Körper aufrecht zu halten. Muskelarbeit ist immer mit Energieaufwand verbunden, und unnötige Muskelarbeit ist nicht nur ein Energieverlust; unnötige Muskelspannung kann auch, wenn sie chronisch wird – also aufgrund einer ständigen Fehlhaltung dauernd auftritt – zu Muskelverhärtungen und Muskelverkürzungen führen, da sich Muskeln bei Anspannung zusammenziehen. Weil Muskeln immer zwei Knochen miteinander verbinden, können verhärtete Muskeln ungünstig auf das Gelenk zwischen diesen beiden Knochen wirken, indem die Knochenenden zu fest oder bei einseitiger Verhärtung nicht entsprechend ihrer natürlichen Lage aufeinander gefügt werden. So kann eine überhöhte Muskelspannung auch ein Grund für Abnutzungserscheinungen der Gelenke sein.

gute Körperhaltung

Somit könnte ein erstes Prinzip für die „gute Körperhaltung" folgendermaßen formuliert werden: Durch eine optimale Ausrichtung des Skeletts im Schwerkraftfeld der Erde kann Muskelarbeit gespart und kann Abnutzungserscheinungen im Bewegungsapparat vorgebeugt werden.

Schwerkraft und Stützkraft der Erde

Durch diese selbsttragende Aufrichtung des Skeletts macht man sich die Gegenkraft der Schwerkraft, die Stützkraft der Erde, zunutze. Die Erde antwortet auf die Gewichtskraft des menschlichen Körpers, die auf sie wirkt, mit einem stabilisierenden Gegendruck. Dieser Gegendruck ist eine nach oben wirkende Kraft, die in ihrer Stärke immer genau der Gewichtskraft entspricht. Je direkter wir also die Gewichtskraft des eigenen Körpers nach unten richten, desto besser und desto zentrierter können wir die Stützkraft der Erde für unsere Aufrichtung nutzen.

Schwerkraft und Stützkraft der Erde

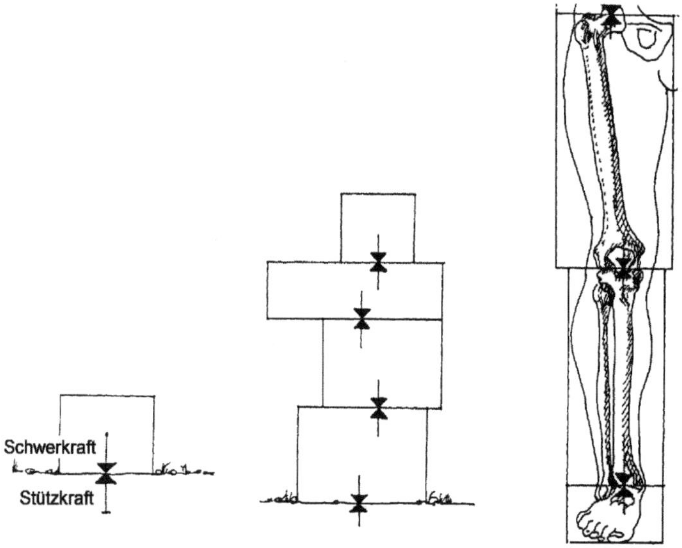

Als Bild für den Zusammenhang zwischen Skelett und Muskulatur mag ein einfaches Zelt dienen, wobei die Stange, die in der Mitte des Zeltes aufgerichtet werden soll, für das menschliche Skelett steht, während die Schnüre, die nach unten ziehen, die Muskulatur symbolisieren. Die Zeltstange muss, um ihre Aufgabe als tragendes Teil zu erfüllen, nicht fest im Boden verankert werden. Sie steht stabil, wenn die Schnüre gut, d.h. in einem richtig ausbalancierten Gleichgewicht gespannt sind. So entsteht eine Dynamik zwischen nach unten fallenden und aufrichtenden Kräften. Im Körper entsteht diese Dynamik allerdings nicht durch Zugspannung wie bei den Schnüren des Zeltes; Körperteile sollten nicht mit Muskelkraft nach unten gezogen werden. Im Körper entsteht diese Dynamik dadurch, dass die Muskulatur der Schwerkraft folgt. Sobald eine ausgewogene Entspannung der Muskulatur in allen Körperbereichen ge-

Aufrichtung durch ausbalancierte Entspannung

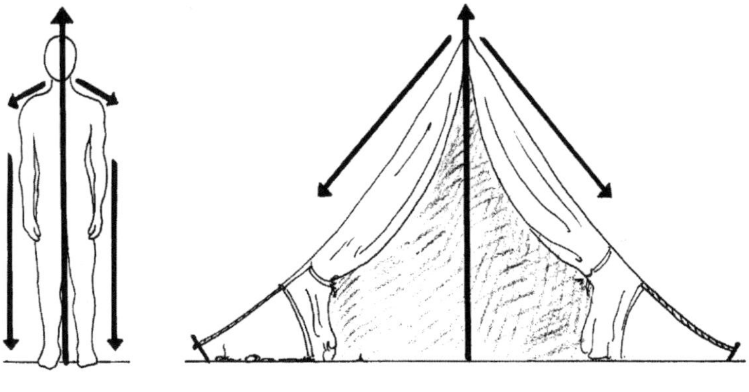

währleistet ist, wird eine mühelose Aufrichtung des tragenden Skeletts begünstigt.

Wir müssen unser Gewicht also der Erde anvertrauen, bevor wir ihre stützende Kraft nutzen können. Wir sind jetzt nicht mehr weit davon entfernt, diese Gesetzmäßigkeit nach dem Prinzip des Yin und Yang zu formulieren: Was aufsteigend wirken will, muss zuerst sinken.

Muskeln als Auslöser von Bewegung

Die zweite große Aufgabe, die den Muskeln normalerweise zugewiesen wird, ist ihre Funktion, das Knochengerüst zu bewegen. Die mechanisch-anatomische Betrachtungsweise des menschlichen Körpers geht davon aus, dass eine Muskelanspannung und somit eine Muskelverkürzung die Bewegung zweier Knochen gegeneinander auslöst. Diese Annahme wird in der Regel nicht angezweifelt. Grundsätzlich kann sich aber jeder Muskel in unserem Körper nicht nur anspannen, sondern auch noch mehr entspannen, als er schon ist.

Der Muskeltonus – das Standgas der Muskeln

Das liegt daran, dass jeder Muskel einen sogenannten Tonus hat. Das ist seine Ruhespannung. Muskeln sind also auch im vermeintlich entspannten Zustand – wenn sie keine Arbeit verrichten müssen – nie ganz entspannt, sondern weisen immer eine bestimmte Grundspannung auf, vergleichbar mit dem Standgas eines Autos. Auch das Auto verbraucht Benzin, sobald der Motor an ist, egal ob es fährt oder nicht. Das bedeutet, dass Muskeln auch im Ruhezustand Energie verbrauchen. Die Höhe der verbrauchten Energie hängt dabei mit der Höhe der Grundspannung, des Tonus, zusammen. Wie beim Auto kann dieses „Standgas der Muskeln“ zu hoch oder zu niedrig eingestellt sein. Überarbeitete und übertrainierte Muskeln neigen zu einem Hypertonus, zu einer zu hohen Grundspannung. Diese verbraucht viel Energie und kann eine optimale Gelenkfunktion beeinträchtigen. Das andere Extrem ist der Hypotonus, eine permanente Unterspannung der Muskeln, die dazu führen kann, dass Muskeln zu schlaff werden und ihre Funktion nicht mehr ausreichend erfüllen können.

Ziel eines effektiven Bewegungstrainings sollte es sein, dass Standgas der Muskeln so niedrig wie möglich einzustellen, ohne dass dabei der Motor ins Stottern gerät. Entspannung, wie sie im Qigong immer wieder gefordert wird, bedeutet also nicht vollständiges Erschlaffen der Muskulatur, sondern das Aufwenden von exakt der Muskelkraft, die für die Bewegung nötig ist, und das Vermeiden aller unnötigen Muskelanspannung. Der Muskeltonus kann genauso wie die zur Ausführung der Bewegung nötige Muskelarbeit im Laufe der Übungspraxis immer weiter reduziert werden, da zunehmend Qi die Stabilisierung der Bewegung und des Skeletts übernimmt. Dies kann bis zur vollständigen Entspannung auch in ansonsten körperlich anstrengenden Stellungen und Bewegungen gehen. Der Muskeltonus als Standgas der Muskeln ist also keine unveränderbare Festeinstellung, sondern die Übungspraxis des Qigong ist der Prozess, der das Standgas immer niedriger einstellt und dabei die volle Funktionstüchtigkeit des Bewegungsapparates wahrt.

Zur Erklärung mag folgendes Bild hilfreich sein. Der Zustand eines Muskels mit hohem Muskeltonus kann verglichen werden mit einem Ballon, der mit festem Material gefüllt ist. Das feste Material steht hier für die durch Anspannung relativ harten Muskeln. Der Prozess, der im Laufe der Qigong-Praxis stattfindet, lässt sich nun mit einem „Weichmachen" dieses festen Materials vergleichen, so dass ein Muskel mit einem niedrigen Muskeltonus mit einem mit Wasser oder Luft gefüllten Ballon verglichen werden kann. Durch die Qigong-Praxis verschwindet also die Muskulatur nicht, genauso wenig wird ihre Fähigkeit zur Verrichtung von Arbeit beeinträchtigt. Die Muskulatur wird weicher und geschmeidiger. Sie lässt durch die zunehmende Entspannung immer mehr Platz für den Qi-Fluss und bleibt gleichzeitig voll funktionstüchtig.

Für den Übenden ist es wichtig, sich daran zu erinnern, dass dieser Prozess der Entspannung nie abgeschlossen ist; es ist immer möglich, erstens einen Muskel noch mehr zu entspannen und zweitens die Gesamthaltung noch entspannter auszubalancieren.

Unter dem Aspekt der Bewegung ist am Muskeltonus vor allem Folgendes interessant: Eine Bewegung zweier Knochen gegeneinander muss grundsätzlich mit einer Tonusveränderung einhergehen. Diese Tatsache wird uns auch in den nächsten Abschnitten noch beschäftigen, in denen gezeigt werden soll, dass nicht nur durch eine Tonuserhöhung (also durch Muskelanspannung), sondern auch durch eine Tonusverminderung (also durch Muskelentspannung) eine Bewegung in Gang gesetzt werden kann.

Einen Hinweis auf die nötige Fähigkeit, Muskeln zu entspannen, um sich zu bewegen, liefert allerdings auch das anatomische Modell im Prinzip der Antagonisten. Unter Antagonisten versteht man zwei Muskeln, die zwar dieselben Knochen verbinden, aber entgegengesetzt wirken. Beispiele dafür wären der Bizeps und der Trizeps, die beide Ober- und Unterarmknochen miteinander verbinden. Während der Bizeps aber als Unterarmbeuger fungiert, also den Unterarm bei Anspannung anwinkelt, dient der Trizeps als Unterarmstrecker. Diese beiden Muskeln müssen bei der Bewegung des Unterarms zusammenarbeiten. Das heißt, dass sich der eine Partner verlängern und entspannen muss, während der andere sich anspannt und kontrahiert, sonst muss der aktive Partner nicht nur den Unterarm bewegen, sondern auch noch den Widerstand – sprich den zu hohen Muskeltonus – seines Antagonisten überwinden. Und diese Energie wäre wirklich verschwendet, da sich ihre Wirkung im Körper selbst aufhebt und nicht nach außen wirken kann. Gezielte Kraftausübung nach außen kann also nie durch ein unkoordiniertes Anspannen

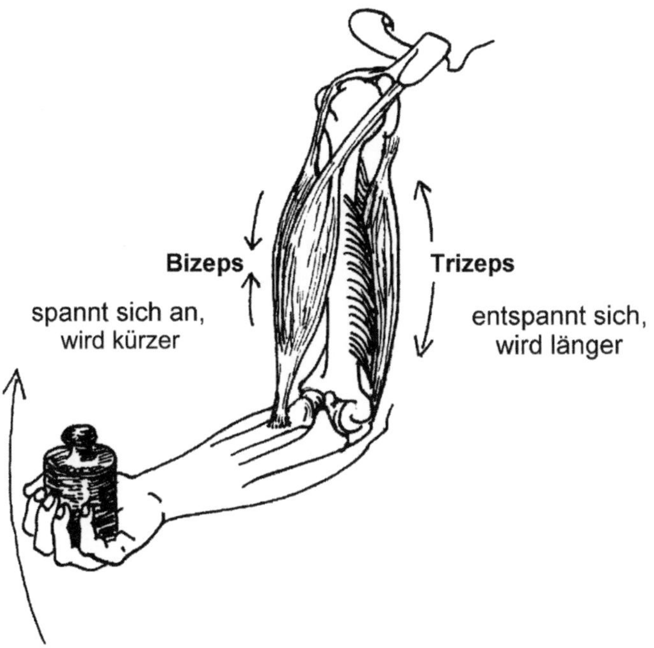

Antagonisten – die Beziehung zwischen Muskeln als Partner und Gegenspieler

möglichst vieler Muskeln erreicht werden, sondern erfordert immer Koordination und Entspannung.

Vor- und Nachteile der anatomisch-mechanischen Betrachtungsweise

Die Betrachtung der anatomischen und mechanischen Grundstrukturen des menschlichen Körpers hat sich vor allem im medizinischen Bereich als erfolgreich erwiesen, weil sie sehr viele Fragen über den Aufbau des Körpers erklären hilft und Zusammenhänge zwischen einzelnen Teilen deutlich macht. Sie kommt allerdings an ihre Grenzen, wenn es darum geht, Bewegung als Einheit zu beschreiben, weil es ein grundsätzliches Charakteristikum dieser Betrachtungsweise ist, den Körper nicht als Einheit, sondern als aus verschiedenen Teilen zusammengesetzt zu betrachten. Wir haben gesehen, dass jede Muskeltonusänderung Bewegung nach sich zieht und dass jede noch so kleine Bewegung Ausgleichsbewegungen im ganzen Körper erfordert. Der Versuch einer ganzheitlichen Beschreibung von Bewegungsprinzipien anhand des anatomischen Modells würde deshalb sehr schnell viel zu komplex.

Äußere und innere Muskelschichten

Ein gutes Beispiel für diese Komplexität bietet die Unterscheidung zwischen intrinsischer und extrinsischer Muskulatur.

Die intrinsische Muskulatur liegt tiefer im Körperinneren und ist zwar meist nicht sehr kräftig ausgebildet, arbeitet dafür aber ökonomisch. Die intrinsische Muskulatur dient oft zur Stabilisierung des Gleichgewichts bei Bewegungen und ist auch zum Großteil für die oben genannten Ausgleichsbewegungen zum Erhalten der Balance nötig. Wir sind uns dieser intrinsischen Muskulatur meist nicht bewusst und nehmen auch ihre Wirkung und Arbeitsweise selten wahr. Das liegt nicht nur daran, dass diese Muskulatur tief im Körper liegt, sondern eben auch daran, dass die intrinsischen Muskeln meistens nicht so kräftig und groß sind wie die äußerlich angeordneten Muskeln.

Die großen, an der Oberfläche des Körpers angeordneten Muskeln bilden die extrinsische Muskulatur. Sie sind im Gegensatz zur inneren Muskulatur groß, kräftig und schnell und wirken auf das Knochengerüst als wirksame Hebel für kräftige Bewegungen vor allem der Extremitäten. Aufgrund ihrer Wirksamkeit und ihrer großen Kraftentfaltung stauchen die extrinsischen Muskeln bei ihrem Einsatz den Körper und beeinträchtigen auch das Gleichgewicht. Deswegen muss bei kräftigen und schnellen Bewegungen der extrinsischen Muskulatur zusätzlich die intrinsische Muskulatur in ihrer Funktion als Stabilisator des Gleichgewichts aktiviert werden.

Einsatz von Muskulatur im Qigong

Bodybuilder und Kraftsportler trainieren fast ausschließlich die extrinsische Muskulatur. Der Preis für die Fähigkeit, kräftige und wirksame Bewegungen schnell ausführen zu können, ist oft ein erhöhter Muskeltonus, Abnutzungserscheinungen in den Gelenken und ein allgemein erhöhter Energieverbrauch. Im Qigong dagegen wird sehr viel Wert auf die natürliche Selbstorganisation der Bewegung gelegt, die durch ein optimiertes Zusammenspiel von intrinsischer und extrinsischer Muskulatur gewährleistet wird. Es wird darauf geachtet, dass das Gleichgewicht des Körpers in der Bewegung erhalten bleibt, so dass die intrinsische Muskulatur wenig Ausgleichsarbeit leisten muss. In der Praxis des weichen Aufbau-Qigong kommt die extrinsische Muskulatur nicht als Ansatzpunkt einer Bewegung in Frage, sondern dient allerhöchstens der Endbeschleunigung. Da die Qigong Übungen aber alle in einem sehr langsamen Tempo ausgeführt werden, kann sich die extrinsische Muskulatur weitestgehend entspannen. Dadurch wird auch ein möglichst niedriger Muskeltonus bei gleichzeitiger Förderung der vollen Funktionstüchtigkeit des Bewegungsapparates trainiert.

1.2 Die Bedeutung des Bindegewebes für die Bewegung

Eine Betrachtungsweise, die die Funktion des Bindegewebes in den Vordergrund stellt, geht davon aus, dass das Erscheinungsbild eines Menschen, also auch seine Bewegung und seine Körperhaltung, nicht vorwiegend von der Form der Knochen und den Spannungsmustern der Muskulatur geprägt wird, sondern zu einem entscheidenden Teil von dem Zustand des Bindegewebs- oder Fasziennetzes abhängt.

Faszien als begrenzende und elastische Umhüllungen

Unter Faszien versteht man die Hüllen, die jeden Muskel unseres Körpers, jedes Organ, die Knochen und den Menschen als Ganzes einschließen. Faszien bestehen aus kollagenen Fasern, die zumeist netzartig angeordnet sind. Für den Aspekt der Bewegung und den der Körperhaltung sind die Faszien, die die Muskeln umschließen und begrenzen, von besonderer Wichtigkeit.

Faszien als Umhüllungen von dreidimensionalen Körperstrukturen sind aufgrund ihres netzartigen Aufbaus in gewissem Maße dehnbar, elastisch und flexibel, so dass die umschlossenen Muskeln ihre Form innerhalb bestimmter Grenzen verändern können. Man kann die Faszien mit der Hülle eines Balles oder eines Luftballons vergleichen. Die Funktionen sind dieselben. Sowohl die Faszien als auch die Ballhülle schließen einen Innenraum ab und erhalten einen leichten Überdruck im Inneren aufrecht. Im Gegensatz zum Ball sind die Faszien allerdings nicht mit Luft gefüllt, sondern mit Muskelgewebe, das eher eine weiche Konsistenz hat, da es, wie der menschliche Körper überhaupt, zum Großteil aus Wasser besteht. Die Faszien sind also im Ruhezustand leicht gespannt, sie wirken dem höheren Innendruck durch eine konstante Zugspannung entgegen. Diese leichte Zugspannung ist allerdings – im Gegensatz zum Grundtonus bei der Muskelspannung – „gratis", d.h. sie verbraucht keine Energie, da die Faszien von ihrem Aufbau her in sich leicht elastisch sind.

Durch chronische Fehlhaltungen und Verspannungen kommt es allerdings häufig dazu, dass diese Faszien verhärten oder verkleben, sodass ein freies Bewegen der Gelenke nur noch eingeschränkt möglich ist. Dies ist der Punkt, an dem die meisten tiefen Bindegewebsmassagen von der körperlichen Seite her ansetzen. Sie lösen diese Verhär-tungen und Verklebungen im Bindegewebssystem. In fortgeschrittenen Stadien der Qigong- oder Taiji-Praxis erfährt der Körper eine solche innere Bindegewebsmassage durch die Bewegung. Dabei findet aufgrund der fein abgestimmten Bewegungsstruktur andauernd ein leichtes, aber kontinuierliches Verschieben der Faszien gegeneinander statt, so dass die Geschmeidigkeit des Bindegewebes trainiert wird.

Faszien speichern Energie

Für die Betrachtung von Bewegung ist die Tatsache interessant, dass jede Bewegung des Körpers die Form des Fasziennetzes der beteiligten Muskeln ändert. Wird eine Faszie gedehnt und in eine andere Form gebracht, baut sich eine Zugspannung auf, genauso, wie sich bei einem Luftballon, den man eindrückt, die Oberflächenspannung erhöht. Diese Zugspannung der Faszien macht sich vor allem bei Dehnbewegungen als Widerstand gegen die Bewegung bemerkbar. Man könnte auch sagen, dass sich in der erhöhten Zugspannung der Faszie die Energie der Bewegung speichert.

Vereinfachte Darstellung der Struktur und Funktion der Muskelfaszien

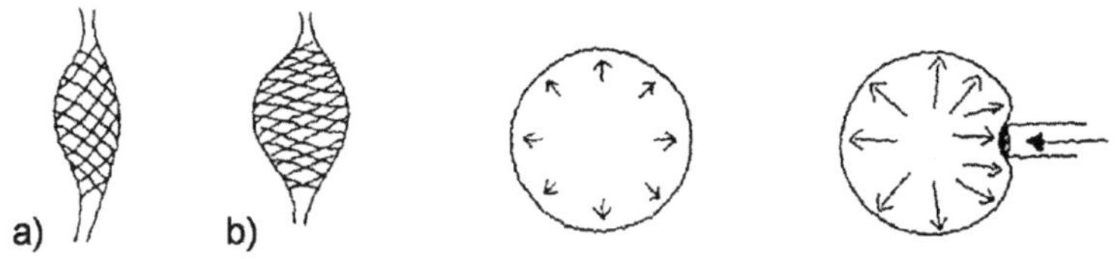

Die netzartige, elastische Struktur der Muskelfaszien bei a) einem entspannten Muskel und b) einem kontrahierten Muskel

Durch Verformung des Muskels baut sich eine erhöhte Oberflächenspannung auf, ähnlich wie bei einem Ball, den man eindrückt.

Faszien leiten Energie

Im Qigong oder im Taiji manifestiert sich diese Zugspannung allerdings nicht, da Bewegungen nicht bis an ihren absoluten Endpunkt ausgeführt werden. Bei der Bewegungsweise, die im weichen Aufbau-Qigong geübt wird, findet eine ständige Verschiebung der Faszien gegeneinander statt. D.h., dass die Energie einer Bewegung sich nicht in der wachsenden Zugspannung einer einzelnen Muskelfaszie manifestiert, sondern durch die Verschiebung an benachbarte Faszien weitergegeben wird und so, bei einer entsprechend abgestimmten Bewegungsweise, durch den ganzen Körper geleitet werden kann.

In der Natur lässt sich dieses Prinzip der gegenseitigen Verschiebung zur Kraftübertragung sehr deutlich an den Fortbewegungsmechanismen einer Schlange oder einer Raupe beobachten. Auch hier ist eine äußere Verformung der Grund für das Aufbauen einer Zugspannung, die sich an anderer Stelle des Körpers als eine Kraft manifestiert, die zur Fortbewegung genutzt werden kann.

Um die Fähigkeit zu erreichen, mittels der Verschiebung der Muskelfaszien Energie zu übertragen, bedarf es nicht nur eines intakten und geschmeidigen Bindegewebssystems, sondern auch der entsprechenden Bewegungskoordination. Im Prinzip ist es wie bei einem Uhrwerk, bei dem auch die Kraft in Form von Bewegung von einem Rädchen auf das nächste übertragen wird, bevor sie sich in der exakten Bewegung der Zeiger äußert. Genauso wie beim Uhrwerk die Räder alle rund laufen und in ihrer Dynamik fein aufeinander abgestimmt sein müssen, genauso

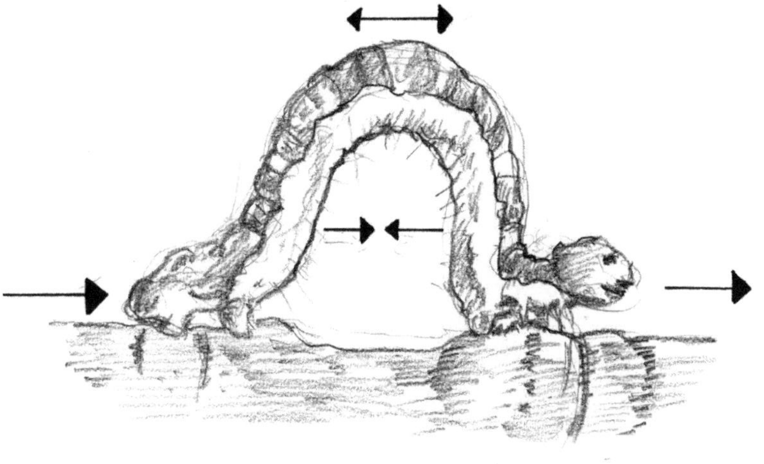

Das Prinzip der gegenseitigen Verschiebung zur Kraftübertragung am Beispiel einer Raupe

abgestimmt und rund müssen die Bewegungen im Qigong sein, um ein Leiten des Qi durch die Bewegung zu ermöglichen. Auf einer rein körperlichen Ebene können die Bindegewebsstrukturen des Körpers mit den Rädchen des Uhrwerks verglichen werden. Sie speichern und übertragen die Energie der Bewegung.

Die Elastizität der Faszien als Auslöser von Bewegung

Genauso wie die Bewegung die Oberfächenspannung der Faszien beeinflusst, hängt die Bewegung von der Veränderung der Faszienstruktur, der daraus resultierenden Oberflächen- und Zugspannung und der Verschiebung der Faszien gegeneinander ab. Eine Veränderung der Form des Fasziennetzes kann also auch Bewegung auslösen, ohne dass dazu unbedingt Muskelkontraktion nötig wäre. Die nötige Energie zur Bewegungsauslösung wird hier nicht durch Muskelkraft geliefert, sondern durch die Ausnutzung der Zugspannung der Faszien. Man kann das in etwa vergleichen mit einem Gummiband, das Bewegungsenergie abgeben kann, nachdem es gespannt worden ist, nur dass die potentielle Bewegungsenergie im Körper durch die Verschiebung der Faszien geleitet wird und sich somit auch an anderer Stelle manifestieren kann. Die Faszienspannung ist dabei, wie schon oben erwähnt, nicht nur konstant vorhanden, sondern zudem auch noch gratis, also ohne einen zusätzlichen Energieaufwand nutzbar.

Bewegung beginnt durch Entspannung

Ein scheinbar widersprüchlicher Bewegungsgrundsatz des Qigong ist also auch auf anatomisch-physikalischer Ebene zu belegen: Bewegung beginnt durch Entspannung. Im Qigong wird diese Tatsache mit der Bewegungsanweisung umschrieben: Am Anfang der Bewegung loslassen. Das benutzte Wort „loslassen" beinhaltet dabei auch die Tatsache, dass ein Muskel immer noch weiter entspannt werden kann, als er es gerade schon ist (siehe auch Kapitel 3.1). Die Beeinflussung des Muskeltonus geschieht dabei durch Impulse des zentralen Nervensystems. Dies wird uns im übernächsten Abschnitt „Die Bedeutung des Nervensystems für die Bewegung" beschäftigen.

Vorerst genügt es, festzuhalten, dass die Regel, nach der Bewegung durch Muskelentspannung ausgelöst werden kann, selbstverständlich auch für Bewegungen nach oben gilt, für Bewegungen also, die die Schwerkraft überwinden müssen.

Ein Beispiel: Der Sprung einer Katze

Veranschaulichen lässt sich diese Art der Bewegung am besten mit einem Beispiel aus dem Tierreich, in dem solche Bewegungsmechanismen noch ganz natürlich funktionieren. Wenn eine Katze nach vorne oder nach oben springen will, geht sie zuerst hinten etwas in die Knie und verkürzt ihren Rumpf; sie faltet sich entlang ihrer zentralen Achse und hängt sich somit unter Entspannung möglichst vieler Muskeln in ihr Fasziensystem. Dieses Falten hat nichts mit Eng-Werden oder In-sich-Zusammenziehen zu tun, sondern geht mit einem Öffnen der Gelenke und einer Dehnung des Fasziensgewebes, also auch mit einer Entspannung der an der Bewegung beteiligten Muskulatur einher. Dieser Bewegungsabschnitt der springenden Katze hat eine sehr gute Energiebilanz: Energie verbraucht die Katze höchstens für minimale Ausgleichsbewegungen der intrinsischen Muskulatur und um die eingenommene Körperhaltung des Faltens zu halten. Durch die Entspannung von Muskeln und durch Nutzen der Schwerkraft wird Faszienspannung aufgebaut, die sich aber nicht manifestiert, sondern durch die stetige Verschiebung des Bindegewebes im Körper der Katze weitergeleitet wird. Durch das „Einsitzen" der Katze kann die Energie bis zum Boden fallen und von dort wieder aufsteigen.

Nun ist es für das Verständnis dieser Bewegungsweise wichtig festzustellen, dass die Energie zum Aufsteigen einen anderen Weg nimmt als zum Fallen. Genauso, wie das Meridiansystem des Menschen separate Leitbahnen für aufsteigende und absteigende Energieströme kennt, darf sich hier auf- und absteigende Energie in der Bewegung der Katze nicht begegnen, da sie sich sonst gegenseitig blockieren würde. Wenn man die Bewegung der Katze vor dem Sprung genau beobachtet, wird man feststellen, dass die Katze vor allem am Rücken nach unten, hinten geht, so dass sich dort die auf den Boden treffende Energie der Bewegung verdichten kann. Mit Hilfe der Bindegewebsverschiebung baut sich durch diese Verdichtung eine aufsteigende Energie auf, die sich nun aber an der Körpervorderseite manifestiert und der die Katze bei ihrem Sprung folgt.

So kann die Elastizität des Bindegewebes genutzt werden, um den Einsatz von Muskelkraft bei der Bewegung zu verringern. Der Energieverbrauch für die Bewegung ist zum Zeitpunkt des Sprungansatzes sehr gering, da noch keinerlei große, extrinsische Muskulatur aktiviert wurde. Erst in der Schlussphase des Absprungs kommen – soweit überhaupt benötigt – die großen, extrinsischen Muskeln zum Einsatz, die jetzt sehr effektiv arbeiten können, da die Bewegung von ihrer dynamischen Struktur her schon angelegt und in Gang gekommen ist.

Oft wirkt die Katze beim Sprung „wie von einem Katapult“ abgeschossen wirkt. Das Bild des Katapultes ist aber zur Beschreibung des Bewegungsablaufes nur bedingt geeignet. Es enthält zwar den Umstand der im Bindegewebe aufgebauten und weitergeleiteten Zugspannung, zeigt aber nicht, dass aufsteigende und absteigende Energie verschiedene Wege benutzen. Genau darum wirkt der Sprung einer Katze ja so ansatzlos, weil es eben nicht – wie bei einem gespannten Gummiband – einen kurzen Moment der Bewegungslosigkeit gibt, sondern weil durch die stetige Verschiebung der Bindegewebsschichten die Energie nie stillsteht. Schon während die Katze sich duckt, die Energie sich also an der Körperrückseite gegen den Boden verdichtet, wirkt die aufsteigende Kraft an der Körpervorderseite. Dieser Bewegungsablauf ist ein Beispiel für die umfassende Yin-Yang-Dynamik einer Bewegung. Yin und Yang, Einsitzen und Abspringen, erzeugen sich gegenseitig und verwandeln sich stetig ineinander.

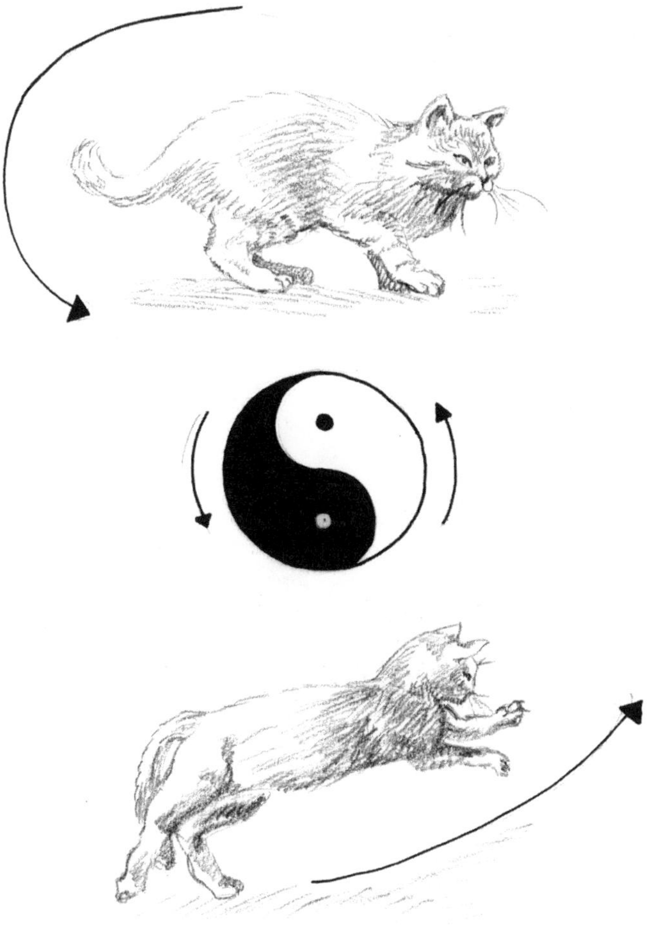

Die Yin-Yang-Dynamik einer Bewegung am Beispiel der springenden Katze

Ein weiteres, sehr prägnantes Beispiel aus der Tierwelt für die Yin-Yang-Dynamik und das Nutzbarmachen der Faszienspannung für die Bewegung ist das Känguru. Bei jedem Landen nach einem Sprung nutzt es die Schwerkraft, die beim Zu-Boden-Kommen wirkt, um sich wieder in sein Fasziennetz zu hängen und so die nötige Spannung aufzubauen, um sich sofort wieder vom Boden wegkatapultieren zu können. Aber auch hier ist es so, dass die Energie an anderer Stelle aufsteigt, als sie fällt. Der Bewegungsablauf beim Springen eines Kängurus lässt sich also nicht mit einer Sprungfeder vergleichen, sondern eher mit einem elastischen Ball, der über den Boden hüpft. Einen Unterschied gibt es allerdings zwischen Ball und Känguru.

a)

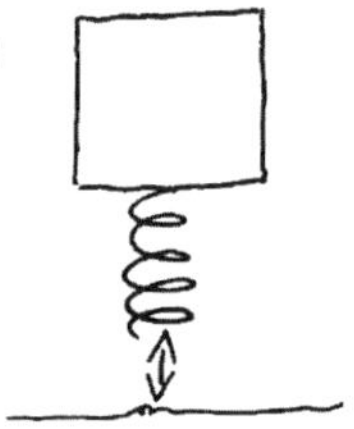

a) Der Sprung eines Kängurus lässt sich nicht mit einer Sprungfeder vergleichen

b) sondern mit einem springenden Ball, der neben der Sprungbewegung (auf und ab) durch die Vorwärtsbewegung eine Eigendrehung erhält.

b)

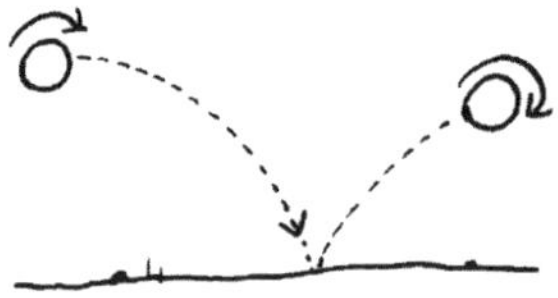

c) Um der Eigendrehung entgegenzuwirken, muss die innere Dynamik der Bewegung des Kängurus der Drehbewegung entgegenlaufen

c)

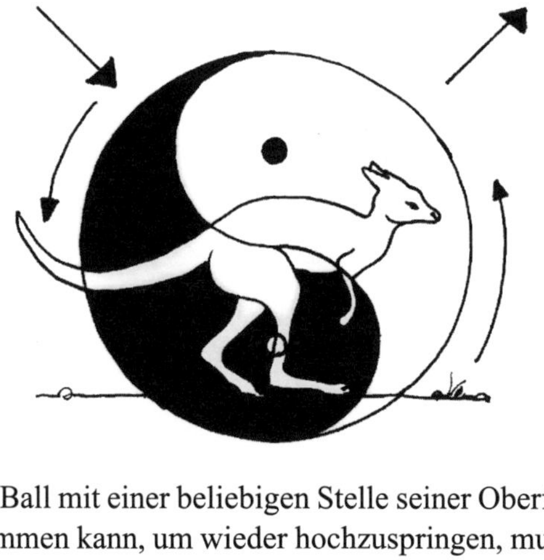

Während der Ball mit einer beliebigen Stelle seiner Oberfläche auf dem Boden aufkommen kann, um wieder hochzuspringen, muss das Känguruh immer auf den Füßen landen. Während der Ball also durch das Hüpfen eine Vorwärtsdrehung erhält, muss das Känguru dieser Tendenz entgegenwirken. Dies geschieht, indem es – wie die Katze – das Sinken an der Körperrückseite betont und das Aufsteigen an der Körpervorderseite, also genau entsprechend dem Verlauf der Meridiane des großen Energiekreislaufs beim Menschen. Hier wird auch deutlich, dass die innere Dynamik einer Bewegung nicht unbedingt mit der äußerlichen, tatsächlichen Bewegung übereinstimmen muss. Die innere Dynamik des Kängurus ist immer, auch beim Absprung, das Sitzen nach hinten, unten.

Wird das oben dargestellte Yin-Yang-Zeichen als Symbol für das Prinzip der Bewegungsweise eines Sprunges verstanden, so stellt der Zusammenhang zwischen Körpergröße und Radius die Bewegungsrichtung dar. Ist der Durchmesser des Kreises gleich der Körpergröße, findet eine Aufwärtsbewegung ohne Vorwärtsbewegung statt. Je größer der Radius der inneren Drehbewegung des Känguruhs im Verhältnis zu seiner Körpergröße wird, desto größer wird der Anteil der Vorwärtsbewegung.

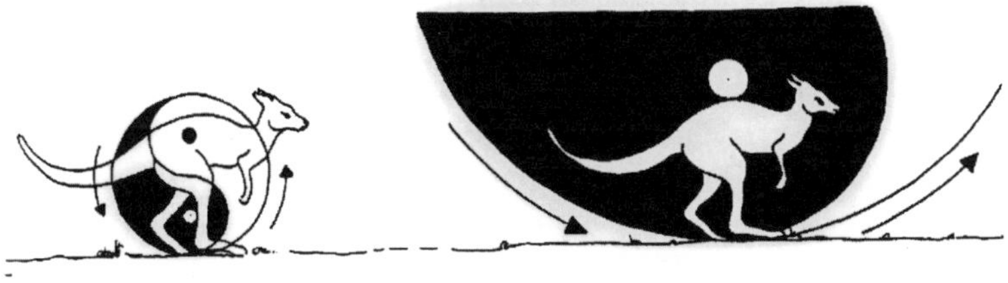

Zusammenhang zwischen Radius der inneren Drehbewegung und Vorwärtsbewegung

Qigong als Dehnübungen

Eine Grundbedingung für die Fähigkeit, die Struktur des Bindegewebes für die eigene Bewegung nutzen zu können, ist natürlich ein intaktes Bindegewebssystem und damit einhergehend eine gewisse Geschmeidigkeit und Gelenkigkeit des Körpers. Deshalb seien zum Abschluss dieses Abschnitts noch ein paar Worte über Dehnungen, Dehnungsübungen und Bewegungskoordination erlaubt.

Auch Qigong-Übungen sind in gewissem Sinne Dehnungsübungen. Sie arbeiten auf die maximale Geschmeidigkeit des Fasziennetzes hin. Die Art, wie Qigong als Dehnungsübung funktioniert, wird vor allem von zwei Gesichtspunkten bestimmt.

Erstens nutzt Qigong zum Dehnen keine Muskelkraft, um Gelenke zu öffnen oder Muskeln zu verlängern; Qigong nutzt vor allem die Schwerkraft. Wenn die Muskeln sich in einem entspannten Zustand befinden, werden die einzelnen Körperstrukturen durch die Schwerkraft nach unten gezogen, so dass automatisch eine Dehnung dadurch zustande kommt, dass man sich in seinem Fasziensystem hängend bewegt. So ist eine gleichmäßige und vor allem eine der natürlichen Körperstruktur entsprechende Dehnung möglich.

Zweitens wird die Dehnung sehr langsam ausgeführt. Dies verhindert sowohl eine Kontraktion des gedehnten Muskels zum Schutz vor Überdehnung als auch eine Schädigung von Körperstrukturen aufgrund von Überdehnung.

Geschmeidigkeit, Gelenkigkeit und Bewegungskoordination

Geschmeidigkeit, eine der Hauptqualitäten guter und ökonomischer Bewegung, ist nicht unbedingt abhängig von einer größtmöglichen Bewegungsfreiheit der Gelenke. Unsere Gelenke werden außer von Muskeln zumeist von Bändern und Sehnen stabilisiert. Als Bänder bezeichnet man Verbindungen zwischen zwei Knochen; Sehnen verbinden dagegen einen Muskel mit einem Knochen. Sowohl Bänder als auch Sehnen werden dem Bindegewebe zugerech-net und haben wie sämtliches Bindegewebe die Funktion, Körperstrukturen zu stabilisieren. Bänder sind stabiler und fester als Muskeln und lassen sich im Gegensatz zu diesen auch kaum dehnen. Die Bänder, die die Gelenke stabilisieren, sollten stabil und fest sein, damit sie ihre Aufgabe wahrnehmen können. Es ist nicht wünschenswert, zu lockere Bänder zu haben. Eine daraus resultierende größere Beweglichkeit würde auf Kosten eines stabilen Halteapparates gehen.

Ziel von Dehnungsübungen kann es also nicht sein, Gelenkigkeit um jeden Preis zu erreichen und Bänder in ihrer Haltefunktion zu beeinträchtigen. Sinnvolle Dehnübungen setzen immer an dem Teil des Halteapparates an, der erstens am meisten dehnbar ist und zweitens aufgrund seiner Flexibilität die Stützfunktion für die Gelenke wahrnehmen kann. Beides trifft auf die Muskeln zu und auf die Faszienhülle, die den Muskel umgibt. Eine Verbesserung der Beweglichkeit erreicht man nur durch eine Verbesserung des Bewegungspotentials der Muskeln und auch hier spielt die Fähigkeit zur Entspannung und somit zur Verlängerung des Muskels die größere Rolle. Gewaltsames Dehnen von Muskulatur birgt immer die Gefahr der Verletzung und einseitiges Dehnen die der Koordinationsverschlechterung. Auch Geschmeidigkeit ist keine Eigenschaft, die man erzwingen kann. Geschmeidigkeit muss wachsen, da Geschmeidigkeit ohne Bewegungskoordination nicht denkbar ist. Gerade das Erlernen von Bewegungskoordination im Zusammenhang mit einer funktional verträglichen Dehnung des Fasziennetzes ist eine der Hauptauswirkungen des Qigong als Bewegungskunst.

1.3 Die Bedeutung von Qi für die Bewegung

Während die in den vorhergehenden beiden Abschnitten geschilderten Betrachtungsweisen des menschlichen Bewegungsapparates aus der westlichen Welt kommen, entstammt der Gedanke, dass Bewegung und Körperhaltung aufgrund energetischer Begriffe beschrieben werden können, dem asiatischen Kulturkreis. Die energetische Betrachtungsweise hat im Westen kaum eine Tradition in der Darstellung des menschlichen Körpers und seiner Bewegung. Zwar kennt man auch in westlichen Kulturen Entsprechungen für den Begriff der vitalen Lebensenergie, wie das griechische Pneuma oder den alten germanischen Odem, aber im Westen konnte sich der ganzheitliche Energiebegriff zur Beschreibung menschlichen Tuns nicht durchsetzen. Er wurde von einem wissenschaftlich-analytischen Weltbild verdrängt, während in jeder asiatischen Kultur – sei es nun das Qi im Chinesischen, das Ki im Japanischen oder das Prana und Kundalini im Indischen – der Energiebegriff zumindest in deren traditionellen Ausprägungen eine bedeutende Rolle spielt.

Fast der ganze erste Teil dieses Buches handelt von diesem Energiebegriff, seiner Definition und seinen Verflechtungen mit unterschiedlichsten Erscheinungsformen. Deshalb soll an dieser Stelle nur beschrieben werden, welche Bewegungs- und Haltungsprinzipien sich aus der energetischen Betrachtungsweise ableiten lassen.

Freier Qi-Fluss auf den Meridianen als Grundkriterium für gute Bewegung

Die energetische Betrachtungsweise geht von der Grundannahme aus, dass eine „gute" Körperhaltung dann vorliegt, wenn ein ungehinderter Energiefluss auf den Meridianen im ganzen Körper gewährleistet ist. Man kann sich zur Verdeutlichung einen Gartenschlauch vorstellen, durch den Wasser fließt. Ist dieser Schlauch an einer Stelle abgeknickt, gerät der Fluss des Wassers ins Stocken und die Druckverhältnisse im Schlauch ändern sich partiell, so dass ein energetisches Ungleichgewicht entsteht. Der Wasserfluss kann dadurch wieder in Gang gesetzt werden, dass der Schlauch in eine Lage gebracht wird, die dem Fluss des Wassers keinen Widerstand entgegensetzt. Genauso ist der Fluss des Qi auf den Meridianen abhängig von der Körperhaltung und der Bewegung. Dies ist der energetische Aspekt des Qigong als Bewegungskunst. Qigong ist die Kunst, sich so zu bewegen, dass der Qi-Fluss auf allen Meridianen ungehindert vonstatten gehen kann.

So bildet eine Körperhaltung, die möglichst selbsttragend ist, und Bewegungen, die möglichst wenig Energie in Form von Muskelarbeit verbrauchen, die Grundlage des Qigong-Übens. Alle Übungen werden mit einem möglichst hohen Maß an Entspannung auf geistiger und muskulärer Ebene durchgeführt. Dies bewirkt, dass sich der Körper durch die konkreten Übungsanweisungen einerseits und das fortlaufende Üben andererseits an eine Körperhaltung gewöhnt, die ökonomisch ist. Außerdem blockiert Muskelanspannung den Qi-Fluss. Durch eine entspanntere und gleichzeitig korrekte Haltung wird also auch eine bessere Versorgung des Organismus mit Qi gewährleistet. In fortgeschritten Stadien ist es sogar möglich, auch in Stellungen oder bei Bewegungen, die normalerweise einen hohen Aufwand an Muskelkraft erfordern, diese Muskelarbeit weitestgehend durch den Einsatz von Qi zu ersetzen. Sobald die Leitbahnen offen sind und sehr viel Qi transportieren, stabilisiert der Qi-Fluss den Körper in der entsprechenden Richtung, genauso wie bei einem Gartenschlauch, aus dem das Wasser mit einem entsprechend großen Druck hinausschießt, der Wasserstrahl die vom Schlauch vorgegebene Richtung noch eine Weile beibehält, bevor er sich der Schwerkraft fügen muss und das Wasser auf den Boden fällt. Dieses Prinzip der Nutzbarmachung von Qi auch für die alltäglichen Bewegungsmuster trifft vor allem auf das weiche Aufbau-Qigong zu. Hier wird die korrekte Haltung als Grundbedingung für eine gute Durchblutung und die Entspannung der inneren Organe gesehen.

Das Einpassen der Körperhaltung in vorhandene Energiekreisläufe

Aus dieser Grundannahme ergeben sich sehr konkrete Anweisungen für eine korrekte Körperhaltung, da die Meridiane über jeden Teil des Körpers ziehen und somit eindeutige Kriterien vorliegen, wie sich der Körper optimal entlang dem vorhanden Energiefluss ausrichten und in seiner Haltung und Bewegung in die vorhandenen Energiekreisläufe einpassen kann. Solch ein Einpassen der Körperhaltung in Energiekreisläufe ist nun freilich auf einer statischen und rein anatomischen Ebene schlecht vorstellbar.

Um dieses Einpassen zu verstehen, muss man sich mit dem zweiten Grundsatz des energetischen Modells vertraut machen: Eine Körperhaltung ist nie statisch, auch wenn keine äußerliche Körperbewegung sichtbar ist. Stille Meditationen im Sitzen oder das stehende, so genannte „statische" Qigong sind nicht statisch, sondern im energetischen Sinne sehr dynamisch. Dabei kommt es nicht darauf an, zwischen äußerlicher Bewegung oder Nicht-Bewegung zu unterscheiden; das wäre ein rein äußerlicher und mechanischer Betrachtungspunkt. Der Mensch ist aber ein Lebewesen, d.h. in seinem Inneren laufen ständig und unabhängig von äußerlicher Bewegung Prozesse ab, die sehr wohl den Gesetzmäßigkeiten von Bewegung auch im physikalischen Sinne unterliegen. Bei einem Baum stellt sich im Hinblick auf seine Lebendigkeit auch weniger die Frage, ob er sich bewegt oder nicht, sondern ob er wächst.

Wachsen entlang der Meridianverläufe

Dieses Wachsen ist ein Schlüsselwort für die Beschreibung von Körperhaltung und Bewegung im energetischen Modell, da es einen Begriff liefert, der den scheinbaren Widerspruch zwischen Statik und Dynamik in der Bewegung aufhebt. Beim Baum ist das Wachsen nichts anderes als die Verwirklichung eines Potentials, das in der Pflanze steckt. Ermöglicht wird diese Verwirklichung durch die Energieversorgung im Inne-

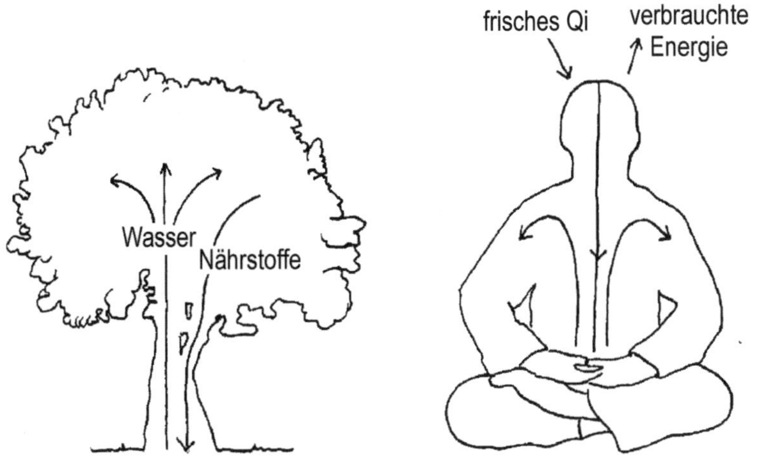

Energie fließt immer, auch bei äußerlicher Ruhe

ren des Baumes, in dem ständig Wasser und Nährstoffe durch den Stamm transportiert werden.

Dies lässt sich ohne weiteres auf menschliche Bewegung übertragen. Auf energetischer Ebene hat eine Bewegung zwei Grundbedingungen; erstens ein entsprechendes Bewegungspotential und zweitens das Vorhandensein von Qi. Beides hängt miteinander zusammen und ist voneinander abhängig. Ohne Bewegungspotential kann Qi nicht wirken und die Bewegung lenken, ohne Qi bleibt das Bewegungspotential ungenutzt und kann sich nicht manifestieren.

Das Bereitstellen eines Bewegungspotentials und das Aktivieren des freien Qi-Flusses lassen sich also in der Körperhaltung durch ein Wachsen entlang den Energieleitbahnen erreichen. Dieses Wachsen geht nicht unbedingt mit sichtbaren Bewegungen einher, sondern bedeutet vielmehr ein Öffnen und leichtes Dehnen der Meridianbahnen in Richtung ihres Energieflusses. Auf anatomischer Ebene ist dieses Wachsen die langsame und stetige Verschiebung des Bindegewebes.

Wie dieses Wachsen konkret aussehen kann, wird im nächsten Kapitel für die einzelnen Körperregionen genauer beschrieben. Deshalb soll hier ein Beispiel genügen, um es zu erläutern. In einigen Taiji-Büchern liest man, dass man mit leicht eingefallener Brust üben sollte. Gerade im oberen Brustbereich ziehen aber alle Meridiane nach oben und außen. (Der Magen-Meridian bildet hier eine Ausnahme. Er ist der einzige Yang-Meridian auf der Vorderseite des Körpers und zieht nach unten.) Also ist es wichtig, die Brust zu öffnen, um dem aufsteigenden Energiefluss von unten Platz zu machen und den Qi-Fluss in die Arme nicht zu unterbrechen. Dass mit diesem Öffnen an der Brust kein Aufblasen des Brustkorbs und kein Nach-oben-Ziehen des Brustbeins gemeint sein kann, diesen Hinweis gibt uns der Ren-Mai aus dem kleinen Energiekreislauf. Er läuft in der Mitte der Brust nach unten. Das Öffnen findet also mehr zur Seite statt. Der Schlüsselpunkt für das Öffnen an der Brust ist der Anfangspunkt des Lungenmeridians Lu 1.

Dieses Beispiel soll an dieser Stelle genügen, um einen Eindruck davon zu vermitteln, was mit einem Einpassen der Körperhaltung in die vorhandenen Energiekreisläufe gemeint ist.

Muskuläre Entspannung als Voraussetzung für den Qi-Fluss

Der Bewegungsimpuls selber geht von einer Muskelentspannung aus. Die Begründung, die uns die energetische Betrachtungsweise dafür liefert, ist allerdings eine andere als die im vorherigen Abschnitt genannte. Die Entspannung von Muskeln ist eine Grundvoraussetzung dafür, dass der Qi-Fluss überhaupt in optimierter Form zustande kommen kann. Ein Dehnungs- und Aktivierungszustand der Leitbahnen ist nur möglich, wenn im fraglichen Bereich des Körpers keine Muskelkontraktion stattfindet. Aktivierung von Qi ist immer mit Öffnen verbunden und mit einem dynamischen „Pflegen" dieser Öffnung; Muskelkraft schließt. Den Muskeln kommt bei der energetischen Betrachtungsweise weniger die Aufgabe der Kraftentwicklung zu, das übernimmt das Qi, sobald es erst einmal stark genug entwickelt ist. Muskeln sind als blutreiches Gewebe Garanten für eine optimale Versorgung mit Sauerstoff, also mit Energie. Deshalb müssen sich die Muskeln so weit wie möglich entspannen, um durchlässig für das Blut, den mit dem Blut transportierten Sauerstoff und für Qi zu werden.

Diese Muskelentspannung in Zusammenhang mit dem Wachsen weist auf ein drittes Prinzip der Körperhaltung und Bewegungsweise des energetischen Modells hin. Die Mittellinie des Körpers und die Zentralachsen der sich bewegenden Extremitäten verlängern sich, da sie weder durch Muskelanspannung noch durch Schwerkraft gestaucht werden.

Runde Bewegungen

Ein weiteres Grundmerkmal der energetischen Bewegungsweise sind runde und spiralförmige Bewegungen. Der Grund dafür ist in der Tatsache zu suchen, dass sich im Qigong nicht nur die Körperhaltung, sondern auch die Bewegung möglichst dem Qi-Fluss und seinen natürlichen Gesetzmäßigkeiten anpassen sollte. Der menschliche Körper besteht zum Großteil aus Wasser, deshalb spielen in diesem Zusammenhang auch Bewegungsanweisungen, die mit dem Wasser zusammenhängen, eine entscheidende Rolle.

Wasser hat zwei grundlegende Eigenschaften in Bezug auf seine Bewegung. Erstens sinkt es immer zur tiefsten erreichbaren Stelle, folgt also der Schwerkraft und lässt sich fallen, und zweitens bewegt sich Wasser immer in kreisförmigen Bahnen. Ein Fluss, der geradeaus strömt, besteht aus einzelnen Wassermolekülen, die sich kreisförmig bewegen; bei Widerständen im Flussverlauf bilden sich Strudel, genauso wie beim Abfluss aus der Badewanne. Wasser bewegt sich nie geradlinig, weil aufgrund der Flexibilität des Wassers - also seiner Eigenschaft, selber keine feste und starre Form zu haben, sondern sich den gegebenen Formen anzupassen - jede geradlinige Bewegung zu einem „Stauchen" führen würde. Dies hätte eine erhöhte Reibung zwischen den einzelnen Wassermolekülen zur Folge und somit auch eine Stockung des gleichmäßigen Flusses des Wassers. Beim Einschenken eines Weizenbieres hält man das Glas genau aus diesem Grund schräg. Man ermöglicht es der Flüssigkeit dadurch, sich auf Kreisbahnen zu bewegen, die Reibung zwischen den Wassermölekülen nimmt ab und das Bier schäumt trotz seines hohen Gehalts an Kohlensäure nicht über.

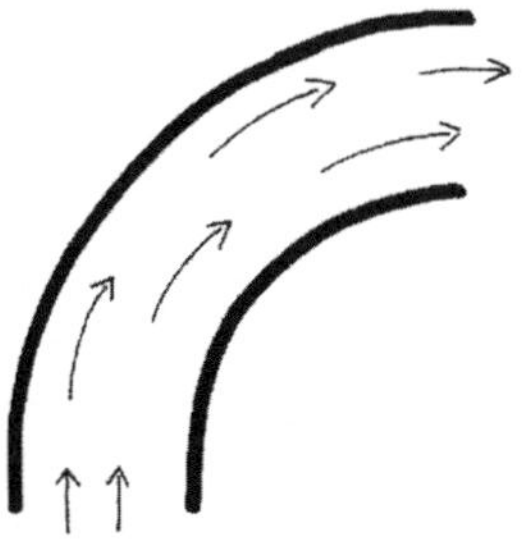

Durch runde Begrenzungen kann Wasser gelenkt werden, ohne seinen Fluss zu hemmen. Durch runde, fließende Bewegungen lässt sich Qi lenken, ohne seinen freien Fluss zu beeinträchtigen.

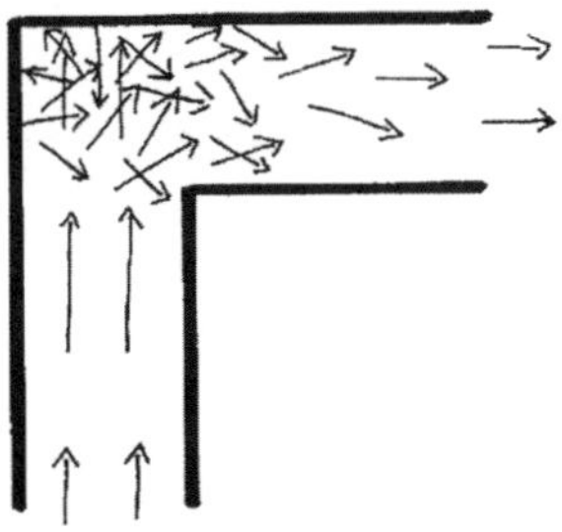

Durch gerade, abrupte Begrenzungen wird Wasser gestaucht, aufgewirbelt und sein Fluss gehemmt.
Eckige, abrupt gestoppte Bewegungen lassen den kontinuierlichen Qi-Fluss stocken.

Auf die Bewegung übertragen heißt das: Wenn man in der Bewegung eine größtmögliche Flexibilität und Entspannung bewahren und gleichzeitig den Qi-Fluss auf den Meridianen konstant halten möchte, sollte man jede eckige Bewegung vermeiden. Dieses Prinzip gilt bis in die Kampfkünste. In externen Kampfkünsten werden Fauststöße meistens geradlinig bis fast zur vollständigen Streckung des Armes durchgeführt. Das hat zur Konsequenz, dass der Schlagende die Wucht seines Schlages am Ende seiner Bewegung mit Muskelkraft abstoppen muss, um nicht die Kontrolle über seine Bewegung und sein Gleichgewicht zu verlieren. In diesem Moment geht eine körperliche Erschütterung nicht nur durch den evtl. Getroffenen, sondern auch durch den Schlagenden selbst. Solche Schlagtechniken können, wenn durch sie Qi entladen wird, eine verheerende Wirkung haben; oft genug sieht man Demonstrationen, bei denen mit solchen Bewegungstechniken Ziegelsteine oder Holzbretter regelrecht zertrümmert werden. Voraussetzung für den Erfolg eines solchen Schlages ist allerdings ein exaktes Timing, sowohl was den Zeitpunkt als auch den Ort der Muskelanspannung und Energieentladung angeht. Eine vollständige Entspannung, wie sie in den internen Kampfkünsten gefordert wird, ist mit dieser Schlagtechnik sicherlich nicht möglich.

Im Taiji als Selbstverteidigung sind Arme, die Schläge ausführen, erstens nie getreckt, so dass immer Bewegungsmöglichkeiten in beide Richtungen offenbleiben, und zweitens werden die Schläge nie geradlinig ausgeführt, sondern auf – allerdings oft winzig kleinen – Kreisbahnen oder auf Kreisbahnausschnitten von sehr großen Kreisen. Da Qi die Bewegung führt und nicht die Muskelkraft, würde ein abruptes Stoppen der Bewegung zu einem Unterbrechen des Qi-Flusses führen. Von entscheidender Wichtigkeit bei einem Taiji-Schlag ist deshalb die Koordination der Gesamtbewegung. Die Kraftentfaltung kommt nicht momentan im Augenblick des Treffens, Qi ist immer da, es wächst mit der Bewegung, da die Verbindung der Bewegung zu ihrem Ursprung nie abreißt. In diesem Sinne ist ein Taiji-Schlag wie ein Geschoss; es ist egal, wann er trifft, er hat in jeder Phase der Bewegung durchschlagende Wirkung.

Vorteile der energetischen Betrachtungsweise

Allgemein kann man sagen, dass sich die Bewegungsprinzipien der energetischen Betrachtungsweise soweit wie möglich an natürlichen Gegebenheiten orientieren. Die Bewegung wird weniger als mechanisches Resultat von physikalisch einwandfrei rekonstruierbaren Aktivitäten verschiedener Körperstrukturen aufgefasst, sondern als Manifestation eines bestimmten energetischen Flusses. So liegt es nur nahe, dass die Beschreibung der Bewegung selbst sich in ihren Kriterien wenig von denen des Qi unterscheidet. In den sogenannten Vertiefungsstufen des Qigong oder des Taiji werden die Prinzipien des Qi auf die Bewegung angewandt und somit auch in eindeutige Bewegungsanleitungen und -kriterien umgesetzt. So befasst sich z.B. die erste Vertiefungsstufe mit der Yin-Yang Polarität in den Bewegungen. Wenn Qi zwei Pole braucht, um ständig fließen zu können, müssen Bewegung und Körperhaltung so organisiert sein, dass beide Pole ständig vorhanden sind. So unterscheidet man in der Statik später z.B. zwischen Yin-Arm und Yang-Arm. Wenn Yin sich nach Erreichen seines Höhepunktes in Yang wandelt und umgekehrt, so muss man in der Dynamik zwischen Yin- und Yang-Phasen einer Bewegung unterscheiden.

Anwendung der Bewegungsprinzipien des Qigong im Spitzensport

Auch bei Bewegungsabläufen westlicher Spitzensportler findet man oft die Prinzipien der Yin-Yang-Dynamik verwirklicht. Der Wurf eines Meisters im Speerwerfen ist ein Musterbeispiel dafür. Beobachten Sie einmal, wie der Speerwerfer kurz vor dem Abwurf die Brust öffnet, sodass die Energie, die die Bewegung durch den Anlauf erhalten hat und die kurz vor dem Abwurf durch das Abbremsen gegen den Boden fällt, an der Körpervorderseite wieder aufsteigen kann. Und nicht nur das. Bei genauem Hinsehen lässt sich feststellen, dass auch die Öffnung an der Brust in sich eine Yin-Yang-Dynamik enthält. Die Brust öffnet zuerst an der unbelasteten Seite, an der der freie Arm in Wurfrichtung zeigt, so dass der Wurfarm nicht unter Belastung öffnen muss, sondern in seiner Öffnung einfach der Yin-Schulter folgen kann, so wie anschließend die Wurfbewegung der aufsteigenden Energie folgt.

Genau das gleiche Bewegungsprinzip der Yin-Yang-Dynamik und die Tatsache, dass die Yin-Hand eine Bewegung führt, lässt sich bei Tennisprofis beim Aufschlag beobachten. Auch bei guten Schwimmern kann beobachtet werden, dass sie instinktiv Prinzipien aus dem Qigong anwenden, z.B. die Qi-Spiralen der Unterarme.

Allerdings ist es meistens so, dass Spitzensportler sich diese Fähigkeiten durch großen Trainingsaufwand und durch Spezialisierung auf wenige Bewegungsabläufe erworben haben, so dass sie die erlernten Bewegungsprinzipien selten auf alltägliche Bewegungsabläufe übertragen können. Dahingegen ist im Qigong letztendlich das Verständnis der Bewegungsprinzipien selbst und ihre universelle Anwendbarkeit das Ziel, obwohl auch hier die Bewegungsprinzipen anhand von festumrissenen Bewegungsformen geübt werden.

Trotz dieser vollkommen unterschiedlichen Ansätze zwischen westlichen und östlichen Betrachtungsweisen im theoretischen Hintergrund gibt es also oft eine erstaunliche Übereinstimmung, was die letztendliche Bewegungsanweisung und Bewegungsausführung anlangt. Man muss sich in diesem Zusammenhang klar-machen, dass diese unterschiedlichen Betrachtungsweisen nie die Realität selber sind, sondern Vorstellungshilfen, die sich der menschliche Verstand zurechtgelegt hat, um die wahrgenommene Realität – in diesem Fall also die menschliche Bewegung – zu beschreiben, zu ordnen und zu erklären. Unterschiedliche Betrachtungsweisen ein und derselben Erscheinung sind im Prinzip nichts anderes als unterschiedliche Blickwinkel auf ein und dieselbe Sache. Jede Betrachtungsweise klärt bestimmte Aspekte der Erscheinung und jede hat auch insofern ihre Richtigkeit und Berechtigung, als sie bestimmte Anwendungsgebiete findet, für die sie sich besonders gut eignet.

ganzheitliche Betrachtung von Bewegung

Für das Gebiet der Bewegung ist die energetische Betrachtungsweise sicherlich sehr sinnvoll, da sie von einer ganzheitlichen Betrachtung ausgeht. Sie hört mit ihren Erklärungen nicht an den Grenzen des Körpers auf, sondern bezieht Auswirkungen und Beziehungen zu anderen Dingen in den Rahmen des Erklärbaren mit ein. Sie ist als System außerdem offen, sehr flexibel und verlangt geradezu danach, durch eigene praktische Erkenntnis erweitert zu werden.

Qigong oder Taiji haben als Übungsformen sicherlich auch den Vorteil, dass sie über Jahrhunderte erprobt, verfeinert und weiterentwickelt wurden. Sie sind insofern „verbraucherfreundlich“, weil sie dem Anfänger klar umrissene Übungsformen und Übungsfolgen an die Hand geben, die die nötige Bewegungsqualität zwangsläufig auf natürliche Art und Weise entwickeln helfen. Es ist vielleicht auch das Einzigartige und Schöne am Qigong, dass wir es mit unserem Kopf allein nicht verstehen können, sondern dass uns die Qigong-Praxis auch lehrt, dass letztendliches Verstehen nicht vom Körper getrennt werden und ohne körperlich-sinnliches Erleben nicht erreicht werden kann.

1.4 Die Bedeutung des Nervensystems für die Bewegung

Die Bedeutung, die das Nervensystem sowohl für jede einzelne Bewegung als auch für unsere Haltungs- und Bewegungsmuster hat, wird deutlich, wenn man sich anschaut, wie Bewegung entsteht.

Bewegung entsteht im Geist

Der erste Impuls für eine Bewegung ist immer eine Sinneswahrnehmung, ein Gedanke oder ein Gefühl. Ob wir das Gefühl des Durstes haben und deshalb nach dem Glas Wasser greifen, das vor uns steht, ob wir das Auto wahrnehmen, das sich uns beim Überqueren der Straße nähert,woraufhin wir unsere Bewegung beschleunigen, oder ob wir ein schlechtes Gewissen bekommen, weil wir uns eigentlich schon lange mal wieder bei Freunden melden wollten, und deshalb zum Telefon greifen, der Impuls für eine Bewegung findet immer im Kopf, im Geist statt.

Im ersten Augenblick liegt hier natürlich der Vergleich zu dem im ersten Teil des Buches zitierten Satz aus den klassischen Texten des Taiji nahe, dass der Geist die Energie und somit auch den Körper lenkt. Der Unterschied zur Übungspraxis des Qigong liegt aber darin, dass man sich beim Qigong-Üben bemüht, Bewegungen bewusst auszuführen, während im Alltag meistens weder die geistigen Impulse für die Bewegung noch die Bewegungen selbst bewusst wahrgenommen werden. Aber auch für die unbewusste alltägliche Bewegung, die ja unsere Bewegungsmuster darstellt und immer weiter verfestigt, gilt der Grundsatz, dass der erste Impuls für eine Bewegung im Geist stattfindet. Sinneseindrücke, Gedanken und Gefühle werden im Gehirn verarbeitet. Es ist nicht das Auge, das sagt: „Da kommt ein Auto. Vorsicht!“; das macht der Verstand. Das Auge nimmt nur den visuellen Sinneseindruck wahr und leitet die Information ans Gehirn weiter, das die Situation dann erfasst. Unserer Gehirn ist somit Sammel- und Verarbeitungsstelle von unterschiedlichsten Informationen. Es gibt aufgrund der gesammelten Informationen – entweder bewusst als willkürliche Bewegung oder unbewusst als Reflex – Anweisungen an die funktionalen Systeme des Körpers, auf diese Situation angemessen zu reagieren. Diese Anweisungen werden im Körper in Form von Nervenimpulsen weitergegeben.

Wenn der erste Schritt einer Bewegung der geistige Impuls ist, so ist der zweite Schritt der Nervenimpuls und im dritten Schritt findet erst die eigentliche Bewegung des Körpers statt.

Nerven vermitteln Impulse zwischen Geist und Bewegung

Im ersten Abschnitt dieses Kapitels haben wir gezeigt, dass eine Bewegung immer mit einer Tonusveränderung des Muskels einhergeht. Der Muskeltonus seinerseits wird ebenfalls durch regelmäßige Nervenimpulse aufrechterhalten. Es ist also nicht so, dass das Nervensystem einen inaktiven Muskel in Ruhe lässt und ihn nur dann beeinflusst, wenn eine Bewegung nötig ist. Vielmehr wird jeder Muskel im Körper laufend von einer bestimmten Anzahl von Nervenimpulsen erreicht. Der Muskeltonus, das Standgas der Muskeln, ist also abhängig von der Anzahl der

Nervenimpulse. Eine Bewegung wird durch eine Veränderung in der Anzahl der Nervenimpulse erzielt. Wenn motorische Nervenzellen im Rückenmark von höheren Zentren aus stimuliert werden, steigt der Muskeltonus, d.h. der Muskel spannt sich an. Findet dagegen eine Hemmung statt, so sinkt der Muskeltonus und der Muskel entspannt sich. Bewegung beginnt im Geist, auch nach der Betrachtungsweise der westlichen Medizin.

Bewegungsmuster als Programme im Gehirn

In unserem Gehirn sind sozusagen die Programme oder „Rezepte" aller Bewegungen, die wir ausführen können, gespeichert. Diese Programme wurden von unserem Gehirn aufgestellt, als wir neue Bewegungsabläufe erlernt oder alte Bewegungsabläufe verändert haben. Sie enthalten Angaben über die Bewegungsqualität, die Bewegungseffizienz, die Bewegungsweise und natürlich auch Angaben über Nervenimpulse, die zum Erreichen der Bewegung eingesetzt werden müssen.

Unsere alltäglichen Bewegungsprogramme weisen fast immer zwei Unzulänglichkeiten auf. Erstens sind wir zumeist in unserem Gehirn darauf programmiert, bei einem Bewegungswunsch motorische Nervenzellen zu aktivieren, sodass eine Tonuserhöhung der Muskeln (= Anspannen und Einsatz von Muskelkraft) die Folge ist. Wünschens-wert wäre aber eine Hemmung der motorischen Nervenzellen und somit eine größtmögliche muskuläre Entspannung. Eine Hemmung von motorischen Nervenzellen findet vor allem in Zuständen geistiger Entspannung und meditativen Zuständen statt.

Zweitens ist in unseren Bewegungsprogrammen meistens die Koordination vernachlässigt. Wir arbeiten viel zu viel isoliert mit einzelnen Körperteilen, vor allem mit den Händen, ohne die Vorteile zu nutzen, die der Einsatz des gesamten Körpers für die Effizienz der Bewegung hätte.

Umprogrammieren verfestigter Bewegungsmuster

Um zu einer effizienteren Bewegungsweise zu gelangen, müssen wir also die Programme in unserem Gehirn ändern und teilweise neu schreiben. Dieses „Neu-Schreiben" der Bewegungsprogramme hängt nach dem oben Gesagten zwangsläufig von zwei Faktoren ab. Erstens muss eine gewisse Übungskontinuität gewährleistet sein, da sich die Bewegungsprogramme aufgrund von Bewegungsgewohnheiten gebildet haben. Neue Bewegungsgewohnheiten müssen erübt werden, will man die ökonomische und gesundheitsfördernde Bewegungsweise des Qigong für den Alltag nutzen. Zweitens muss das Üben von einem Zustand geistiger Entspannung begleitet sein, wenn man erreichen will, dass im Gehirn das Auslösen einer Bewegung mit einer Hemmung der motorischen Nervenzellen gekoppelt wird. Hier spielt neben der geistigen Entspannung auch die Aufmerksamkeit eine entscheidende Rolle. Es genügt nicht, die Qigong-Übungen in einem entspannten Dämmerzustand zwischen Wachen und Schlafen auszuführen; es ist nötig, bewusst zu beobachten, was beim Ausführen der Bewegungen mit dem Körper passiert, weil Bewegungseffizienz und Bewegungsqualität Bestandteile der Bewegungsprogramme im Gehirn sind.

Diese Neuprogrammierung unserer Bewegungsgewohnheiten ist durchaus möglich. Dazu ist es nötig, bewusst neue Bewegungserfahrungen zu machen, diese in ihrer Qualität und in ihren Auswirkungen zu erkennen und zu üben.

Lernen als Verfestigung positiver Erfahrung

Von diesem Standpunkt aus ist Qigong eine Bewegungskunst, die weniger durch einen Lehrer objektiv zu vermitteln ist als vielmehr durch eigenes Erleben. Hier zeigt sich auch die Qualität eines guten Qigong-Lehrers. Er muss es verstehen, den Schüler durch seine Übungsanweisungen und seine Beobachtungsaufträge in Situationen zu bringen, in denen dieser die entsprechenden Erfahrungen machen kann. Der Lehrer weiß, welche Erfahrungen nötig sind, um in der Qi-Entwicklung und in der Nutzbarmachung des Qi für die Bewegung Fortschritte zu erzielen, und baut seinen Unterricht so auf, dass diese Erfahrungen vom Schüler in der richtigen Reihenfolge und aufeinander aufbauend gemacht werden können. Die Erfahrung selber, das regelmäßige Üben und das bewusste Beobachten allerdings kann kein noch so guter Lehrer seinen Schülern abnehmen. Er kann immer nur korrigieren und wie ein Wegweiser in die Richtung weisen, in der die Fortschritte möglich sind. Den Weg gehen muss jeder selber.

Qigong steigert die Bewegungsintelligenz

Eine Auswirkung einer regelmäßigen Qigong-Praxis ist also die Neuorganisation von Programmen im Gehirn und damit eine Steigerung der „Bewegungsintelligenz“. Diese Bewegungsintelligenz im Qigong hat vorrangig mit der Bewegungskoordination nach den Gesetzmäßigkeiten der Yin-Yang-Dynamik zu tun. Solange die Yin-Yang-Dynamik gepflegt wird, ist ein Bewegungspotential vorhanden, das ohne Umwege genutzt werden kann. Dies lässt sich mit einem Auto mit Automatikgetriebe vergleichen. Dieses Auto fährt schon an, sobald nur der Fuß von der Bremse genommen wird; Gasgeben (in Form von Muskelaktivität) ist nicht nötig, um in äußerliche Bewegung zu kommen.

Zum Aufbau des Gehirns

Die Programme, die für die Bewegungsdurchführung verantwortlich sind, sind im Gehirn gespeichert in Form von Verbindungen zwischen den Gehirnzellen, den sogenannten Neuronen. Der Ausspruch von Albert Einstein, dass der Mensch nur etwa ein Prozent seines geistigen Potentials nutzt, beruht auf der Verknüpfung zwischen den Neuronen im Gehirn. Jeder Mensch verfügt in seinem Gehirn über ca. 10.000.000.000 Zellen. Die Intelligenz einer Person – und das Wort Intelligenz ist hier umfassend gemeint als Fähigkeit, auf Situationen angemessen zu reagieren – hängt aber nicht von der Anzahl der Gehirnzellen ab, sondern von der Anzahl der Verknüpfungspunkte, die von den Gehirnzellen untereinander gebildet werden. Diese Anzahl der Berührungspunkte ist

beim durchschnittlichen Menschen von einer unvorstellbaren Größe. Es handelt sich um eine Eins mit 10.000.000 Kilometern schreibmaschinengeschriebener Nullen dahinter! Diese Anzahl der Verknüpfungen lässt sich steigern und ist auch mitverantwortlich für die Entwicklung einer gesteigerten Bewegungskompetenz.
Diese Tatsache der Verknüpfung wird für das Konzept des Qigong vor allem dadurch interessant, dass sich das Gehirn in mehrere Bereiche unterteilen lässt und dass eine Verknüpfung und ausgewogene Beanspruchung aller Bereiche die Gehirntätigkeit optimieren kann.
So kann zwischen einer linken und rechten Gehirnhälfte unterschieden werden, wobei der linken Gehirnhälfte vor allem logische und analyti-

Die zwei Gehirnhälften und ihr Bezug zur Anatomie und Tätigkeit des Menschen

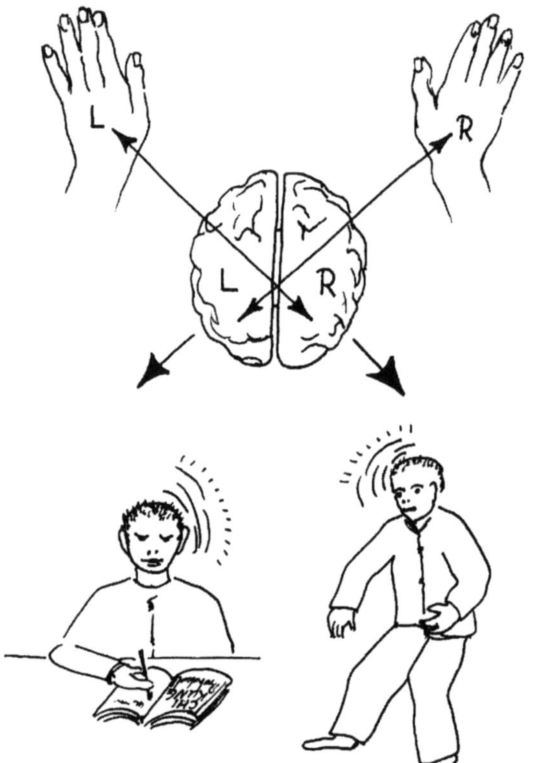

sche Aufgaben zufallen wie z.B. Rechnen, Sprechen, Schreiben und analytisches Denken, während die rechte Gehirnhälfte für unsere Phantasie, für kreative Tätigkeiten wie Musizieren oder Malen und für unser Vorstellungsvermögen zuständig ist. Außerdem ist das motorische Nervensystem kreuzweise mit den Gehirnhälften verbunden, so dass die linke, analytische Gehirnhälfte die rechte Körperhälfte steuert, während die rechte, kreative Gehirnhälfte die linke Körperhälfte beeinflusst.

Mir sind keine wissenschaftlichen Untersuchungen zu diesem Gegenstand bekannt, aber die Vermutung liegt nahe, dass Qigong die Zusammenarbeit der beiden Gehirnhälften positiv beeinflusst. Einerseits werden in der Übungspraxis des Qigong sowohl analytische Fähigkeiten verlangt (logische Zusammenhänge zwischen Bewegungen verstehen, Bewegungen benennen, Bewegungen analysieren) als auch Fähigkeiten, die der rechten Gehirnhälfte zuzuschreiben sind (Wahrnehmung von Körpergefühlen, Verarbeitung von Sinneseindrücken). Außerdem sind Qigong-Übungen in ihren Bewegungsabläufen zumeist symmetrisch und/oder gegengleich aufgebaut, so dass durch die Bewegung beide Gehirnhälften gleichermaßen angesprochen werden.

Unser Gehirn lässt sich nicht nur in eine linke und rechte Gehirnhälfte gliedern, sondern auch in ein oberes Gehirn und ein unteres Gehirn. Das obere Gehirn ist der entwicklungsgeschichtlich neuere Gehirnteil und ist für das Bewusstsein und willkürliche Funktionen zuständig. Das untere Gehirn ist der entwicklungsgeschichtlich ältere Teil und für die automatischen Vorgänge zuständig. Darunter fallen Körperfunktionen, die nicht willentlich beeinflusst werden können – wie z.B. Blutdruck, Körpertemperatur, Herzrhythmus, bestimmte chemische Stoffwechselvorgänge und auch die automatische Bewegungskoordination durch die intrinsische Muskulatur. Lange Zeit wurde angenommen, dass diese beiden Gehirnteile vollständig unabhängig voneinander funktionieren, inzwischen wurde aber festgestellt, dass dies nicht der Fall ist. Indische Yogis z.B. sind in der Lage, ihre Körpertemperatur an bestimmten Hautstellen willkürlich zu erhöhen oder ihren Herzrhythmus zu beeinflussen. Auch hierzu sind mir keine wissenschaftlichen Untersuchungen bekannt, aber die Vermutung liegt nahe, dass durch Qigong-Übungen und die damit verbundenen Neuformierungen im oberen Gehirn auch die allgemeine Bewegungskoordination im unteren Gehirn positiv beeinflusst werden kann.

1.5 Schlussfolgerungen für eine ökonomische Körperhaltung und Bewegungsweise

Nachdem die Bedeutung von einzelnen Faktoren für die Qualität von Bewegung untersucht wurde, können die Ergebnisse wie folgt zusammengefasst werden:

Man kann vier Kräfte unterscheiden, die andauernd auf den menschlichen Körper einwirken und die Qualität seiner Körperhaltung und Bewegung beeinflussen:

1. Die Schwerkraft: Der Körper muss der Schwerkraft, die ständig auf ihn einwirkt, in Form von Haltearbeit der Muskeln entgegenwirken. Diese Haltearbeit der Muskeln kann minimiert werden, indem der Körper seinen anatomischen Gegebenheiten entsprechend im Schwerkraftfeld der Erde ausgerichtet wird. Das optimale Ausrichten des menschlichen Körpers im Schwerkraftfeld der Erde ist also gleichbedeutend mit einer guten äußeren Körperhaltung. Eine **gute Körperhaltung** ermöglicht es uns, die Gegenkraft der Schwerkraft, die Stützkraft der Erde, als aufrichtende Kraft zu nutzen.

2. Die Geschmeidigkeit des Bindegewebes: Die Form des Bindegewebes, das die einzelnen Körperteile und vor allem die Muskeln umhüllt, ist zu jedem Zeitpunkt mitbestimmend für die Körperhaltung und die Fähigkeit, sich zu bewegen, da es durch Verhärtungen und Verklebungen ökonomische Bewegungen verhindern kann. Ein einwandfrei funktionierendes Bindegewebe ist in seiner Funktion als Muskelumhüllung und seiner Funktion als Verbindung zwischen Knochen Voraussetzung für Geschmeidigkeit in der Bewegung, d.h. für eine **gute Bewegungskoordination**.

3. Der Muskeltonus: Die Höhe des Muskeltonus beeinflusst ständig den Energieverbrauch, der zur Aufrechterhaltung einer Körperhaltung oder zum Ausführen einer Bewegung nötig ist. Im Bereich der Muskeln ist deshalb vor allen Dingen Entspannung nötig, um den Energieverbrauch bei gleichzeitigem Wahren der Funktionsfähigkeit zu senken. **Entspannung** bedeutet in diesem Zusammenhang aber nicht vollständige Erschlaffung, sondern bezeichnet genau das Ausmaß an Muskelarbeit, das zur Aufrechterhaltung der Körperhaltung oder zum Ausführen einer Bewegung nötig ist. Im Gegensatz zur Schwerkraft, zur Stützkraft der Erde und zur Bindegewebsspannung verbraucht der Muskeltonus Energie. Er ist derjenige der vier Faktoren, den es zu reduzieren gilt, wenn man Bewegung ökonomisch gestalten will.

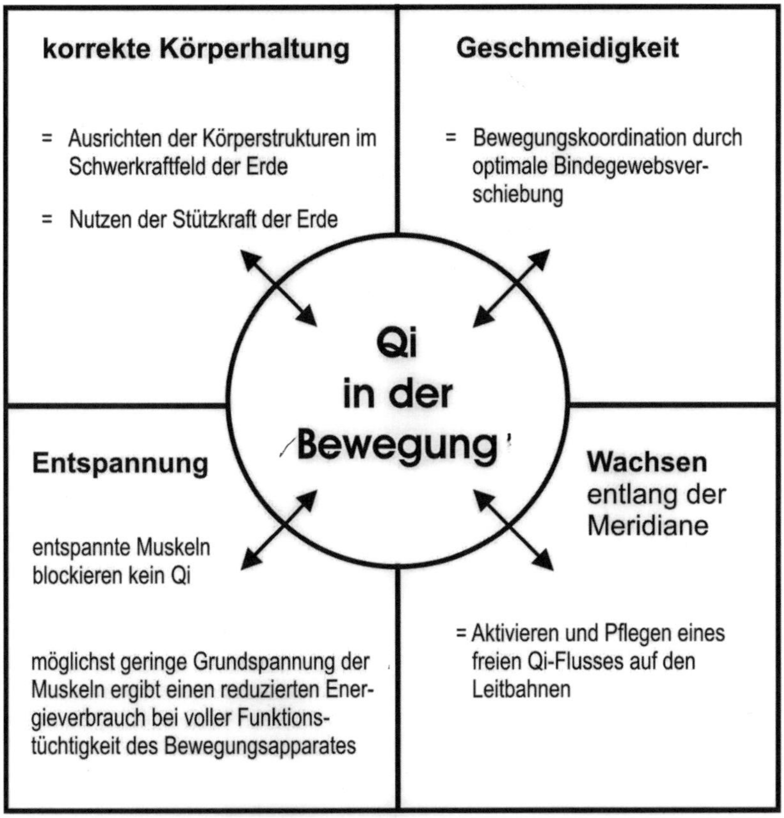

4. Qi: Der letzte und in diesem Zusammenhang wichtigste Faktor, der Körperhaltung und Bewegung andauernd beeinflusst, ist der Zustand des Qi. Qi kann als tragende und stabilisierende Kraft für Körperhaltung und Bewegung genutzt werden. Qi kann dabei Muskelarbeit ersetzen und letztendlich fast unnötig machen. Das liegt an einer Eigenschaft des Qi, die es von den anderen drei Faktoren unterscheidet. Qi kann beinahe unbegrenzt wachsen und somit in fortgeschrittenen Übungsstadien dazu führen, dass der Einfluss der anderen Faktoren im Gegensatz zu Qi verschwindend gering wird. Am Beginn der Übungspraxis allerdings dürfen die ersten drei Faktoren nicht vernachlässigt werden, denn:

- Indem man den Faktor Schwerkraft nutzt, erzielt man eine gute Körperhaltung;
- indem man die freie Verschiebbarkeit des Bindegewebes optimiert, erreicht man Geschmeidigkeit;

- indem man den Faktor Muskeltonus verbessert und Muskelanspannung vermeidet, erreicht man Entspannung.

Gute Körperhaltung, Geschmeidigkeit in der Bewegung und Entspannung sind aber die wichtigsten Übungskriterien, um ein starkes Qi durch die Bewegungskunst Qigong zu erreichen. Ein vierter Faktor, der für Qigong als Bewegungskunst wichtig ist und in Kapitel 1.3 genannt wurde, ist das Wachsen entlang den Meridianverläufen.

Kapitel 2: Prinzipien der Körperhaltung im Qigong

Das zweite Kapitel beschreibt die Grundprinzipien der Körperhaltung im Qigong, wie sie an unserer Schule unterrichtet werden. Hier soll gezeigt werden, wie eine optimale Ausrichtung des menschlichen Körpers im Schwerkraftfeld der Erde bei gleichzeitigem Einpassen des Körpers in die existierenden Energiekreisläufe vonstatten gehen kann.

Zum Aufbau des zweiten Kapitels

Das Kapitel ist in mehrere Abschnitte eingeteilt. Ausgangspunkt ist der Beckenbereich, weil hier das Dantian liegt, das letztendlich der Ausgangspunkt jeder Bewegung im Qigong ist. Bewegungen, die vom Beckenbereich, dem Zentrum des menschlichen Körpers, ausgehen, haben Auswirkungen auf die Körperhaltung und Bewegung im ganzen Körper.

Die darauffolgenden zwei Abschnitte beschreiben die Auswirkungen der Dynamik des Beckens auf Beine und Füße, während die restlichen Abschnitte des Kapitels die Auswirkungen der Dynamik des Beckens auf die obere Körperhälfte darstellen.

In jedem Abschnitt werden die einzelnen Körperbereiche nach Aufbau und Funktion beschrieben, wobei zuerst eine vereinfachte anatomische Darstellung der betreffenden Körperabschnitte die Funktionalität der beschriebenen Haltung erfassen soll; dann soll mit Hilfe des Meridianverlaufs beschrieben werden, inwiefern sich diese Haltung in den natürlichen Energiefluss im menschlichen Körper einpasst.

Obwohl dieses Kapitel primär von einer unbewegten Körperhaltung ausgeht und somit sehr viel Wert auf statische Konstruktionsprinzipien und die Stabilität der Körperhaltung legt, darf nicht vergessen werden, dass der Mensch und somit auch sein Haltungs- und Bewegungsapparat nicht vorrangig auf Statik angelegt ist, sondern auf Bewegung. Aufgabe der in diesem Kapitel beschriebenen Gelenke und anderer funktioneller Einheiten des Bewegungsapparates ist es nicht nur, statische Stabilität im Sinne einer guten Architektur zu gewährleisten. Gelenke müssen vor allem geschmeidig, beweglich und trotzdem belastbar sein, um ein Maximum an Bewegungsfreiheit und Bewegungsmöglichkeiten bei minimalem Energieaufwand und Verschleiß von Substanz zu gewährleisten. Im zweiten Teil dieses Buches geht es darum, ein grundlegendes Verständnis für den funktionellen und energetischen Aufbau unseres Körpers und seiner einzelnen Teile zu gewinnen und zu verstehen, wie diese funktionellen und energetischen Gegebenheiten optimal genutzt werden können. Denn die hier beschriebenen Prinzipien sind zwar in der Statik relativ leicht zu erfassen, müssen letztendlich aber alle auf die Bewegung übertragen werden.

2.1 Das Becken

Das Becken stellt die Verbindung zwischen Rumpf und unteren Extremitäten dar. Ihm kommt alleine deshalb eine Schlüsselstellung für die Bewegung zu.

Das Ausrichten des Kreuzbeins in Richtung Boden

Im Qigong wird das Becken gekippt. Wir benutzen an unserer Schule für diese Beckenkippung den Ausdruck „Das Kreuzbein wird in Richtung des Bodens ausgerichtet".

Die normale Beckenstellung und das gekippte Becken im Qigong

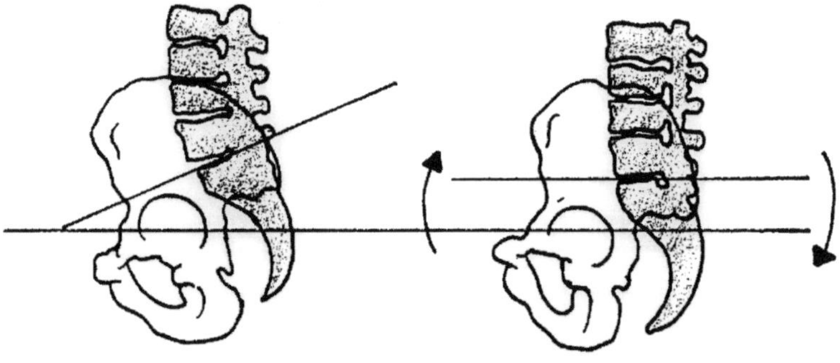

Normale Beckenstellung

Das gekippte Becken im Qigong: das Kreuzbein richtet sich senkrecht in Richtung der Fersen aus und die Lendwirbelsäule wird gestreckt

Dieses Kippen des Beckens sollte nicht mit Muskelkraft erfolgen. Die Bauchmuskulatur sollte also nicht angespannt werden, vielmehr ist der Impuls für die Kippung des Beckens und die daraus resultierende Aufrichtung der Lendenwirbelsäule ein Fallenlassen am unteren Rücken. Für Anfänger mag zum Erfassen des Bewegungsgefühls die Vorstellung hilfreich sein, sich auf einen Stuhl zu setzen. Beobachten Sie einmal, was in der ersten Sekunde des Hinsetzens im unteren Rücken- bereich geschieht. Die Sitzbeinhöcker „suchen" die Sitzfläche, dadurch streckt sich die Lendenwirbelsäule und das Kreuzbein wird nach unten in Richtung Fersen ausgerichtet. Das Kippen des Beckens im Qigong ist von seiner Bewegungstendenz und seinem Bewegungsimpuls mit dem Beginn eines Hinsetzens identisch.

Fortgeschrittene Übende, die in der Lage sind, die Bewegungen ihres Dantian wahrzunehmen, können diese Beckenkippung durch einen Impuls aus dem Dantian auslösen. Dabei dreht das Dantian nach hin-ten, dadurch streckt sich die Lendenwirbelsäule und das Kreuzbein richtet sich auf die Fersen aus.

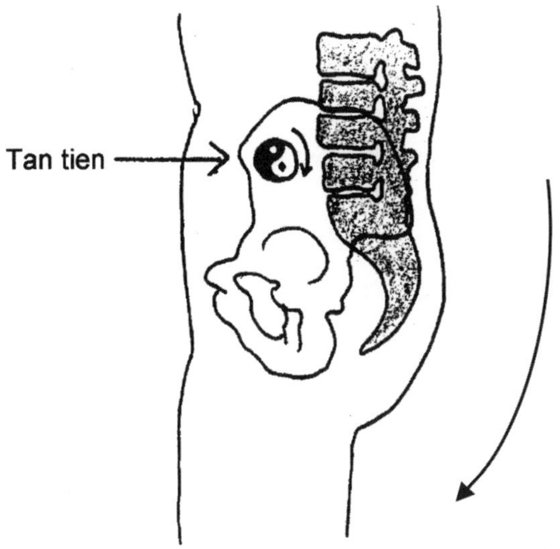

In fortgeschritteneren Übungsstadien wird die Beckenkippung durch eine Drehung des Dantian ausgelöst

anatomische Beschreibung des Beckens

Um die Auswirkungen dieser für den Alltag so ungewöhnlichen Beckenstellung erläutern zu können, soll zunächst der anatomische Aufbau des Beckens dargestellt werden.

Wenn man die Architektur des Beckens und die Mechanismen seiner Kraftableitung betrachtet, findet man hier das Prinzip des Schlusssteins, wie man es aus der Architektur beim Rundbogen kennt. Das Konstruktionsprinzip des Rundbogens benutzt die Schwerkraft, indem es die Tatsache berücksichtigt, dass jeder Stein zuerst fallen will. Eine größere Stabilität wird dadurch erreicht, dass die Kraft, die von oben auf dem Schlussstein lastet, nicht von diesem alleine getragen werden muss, sondern zur Seite abgeleitet wird.

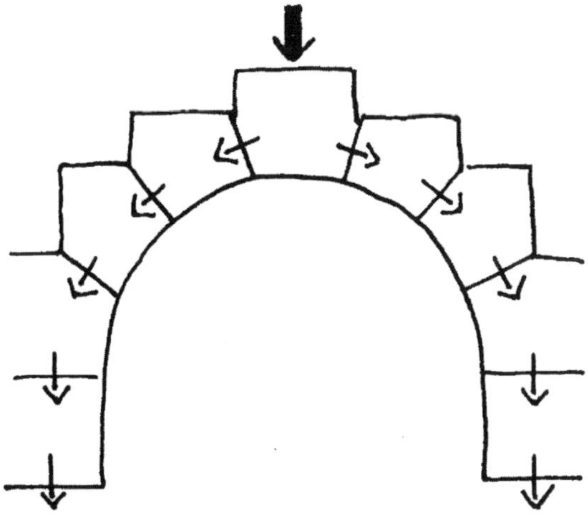

Das Prinzip des Rundbogens

Erstaunlicherweise deckt sich das Konstruktionsprinzip des Beckens in seinen Maßverhältnissen fast exakt mit denen eines gotischen Spitzbogens, der Weiterentwicklung des romanischen Rundbogens.

Das Kreuzbein als Schlussstein im Becken

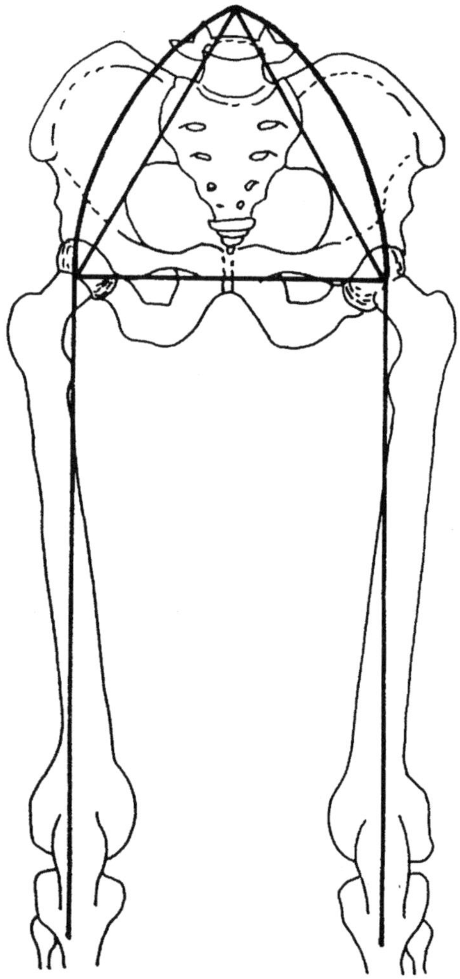

Das Kreuzbein als letzter Knochen der tragenden Wirbelsäule ist also der Schlussstein im Becken, der sein ganzes Gewicht an die großen Darmbeine abgibt, die wiederum einen Teil der Hüftgelenke bilden. Die Architektur des menschlichen Körpers legt also hier eine Körperhaltung nahe, die aufgrund der Ableitung der Kräfte nahezu selbsttragend ist. Diese selbsttragende Ausrichtung im Schwerkraftfeld der Erde wird für den Beckenbereich dann optimal erreicht, wenn das Kreuzbein senkrecht steht, denn die Schwerkraft wirkt immer genau senkrecht. Die Schwerkraftlinie des Kreuzbeins sollte dabei auf die Fußmitte zeigen.

Selbsttragende Aufrichtung der Wirbelsäule

Bei einer senkrechten Ausrichtung des Kreuzbeins besteht außerdem die Möglichkeit, die Wirbelsäule senkrecht und somit selbsttragend über dem Kreuzbein aufzubauen. Das Kreuzbein ist sozusagen der Sockel für die einzelnen Wirbelkörper, die wie Bausteine übereinandergeschichtet werden. Dass der Sockel einer Säule eine möglichst ebene Grundlage bieten und nicht schon in sich schief sein sollte, liegt nahe.

Auswirkungen der aufgerichteten Lendenwirbelsäule

Diese Stellung des Beckens hat einige Vorteile gegenüber der normalen gekippten Stellung, die wir meistens im Alltag beim Stehen einnehmen. Man kann das Becken mit einer Schale vergleichen, die nach vorne leicht geöffnet ist. Diese Schale wird durch das Kippen des Beckens in eine waagrechtere Lage gebracht. Dadurch können die Eingeweide des Unterbauches in der Bauchhöhle ruhen und müssen nicht von der vorderen Bauchwand gehalten werden.

Kreuzschmerzen im Lendenwirbelbereich resultieren meistens aus zu großer Muskelanspannung im Kreuzbeinbereich. Hier fehlt das Loslassen, das Fallenlassen des Kreuzbeins auf die Fersen.

Gerade für Schwangere, die häufig unter Kreuzschmerzen leiden, kann diese Beckenkippung sehr nützlich sein. Das Ausrichten des Kreuzbeins auf die Fersen sorgt nicht nur für die nötige Entspannung, durch die Streckung der Lendenwirbelsäule erhält das Kind im Bauch der Mutter auch mehr Platz. Außerdem kann das Gewicht des Kindes nun zentral über das Becken nach unten abgeleitet werden und fällt nicht nach vorne über die Schwerkraftlinie hinaus, so dass die Rückenmuskulatur weniger Haltearbeit verrichten muss.

Energetische Auswirkungen

Von einem energetischen Gesichtspunkt aus öffnet diese Beckenhaltung wichtige Energiezentren im Unterbauch. Am entscheidendsten ist wohl das Öffnen des Ming-men, das durch die Streckung der Lendenwirbelsäule gewährleistet ist. Auch erleichtert es diese Beckenstellung der aufsteigenden Energie des Nierenmeridians, durch den Kreuzbeinspalt in die Wirbelsäule einzutreten und den kleinen Energiekreislauf anzuschieben. Parallel dazu wird der Energiefluss auf dem abwärts verlaufenden Blasenmeridian, der mit jeweils zwei Ästen zu beiden Seiten der Wirbelsäule entlangzieht, durch dieses Fallenlassen unterstützt.

Eine weitere energetische Auswirkung des Kippens des Beckens ist die Tatsache, dass sich durch das Sinken des Gesäßes bei gleichzeitiger Entspannung der Gesäßmuskulatur der Anus und das „Huiyin" (Akupunkturpunkt Ren-Mai 1), das auf dem Damm zwischen Genitale und Anus liegt, schließen. Bei der Beschreibung des kleinen Energiekreislaufes im ersten Teil dieses Buches wurde schon darauf hingewiesen, dass dieses Energiezentrum aufgrund seiner tiefen Lage im Körper dazu neigt, Energie zu verlieren. In einigen Schulen ist es deshalb üblich, die Muskulatur um den Anus zu bestimmten Zeiten oder Atemphasen anzuspannen, um dort kein Qi zu verlieren. Nimmt man die hier beschriebene Körperhaltung jedoch korrekt und entspannt ein, findet dort kein Energieverlust statt.

Das Schließen des „Huiyin“ kann allerdings nur dann ohne Anspannung der Anusmuskulatur geschehen, wenn die Knie kontinuierlich geöffnet bleiben. Folgende Zeichnung mag diese innere Dynamik verdeutlichen.

Die Sitzhaltung der Dao-Meditation von oben

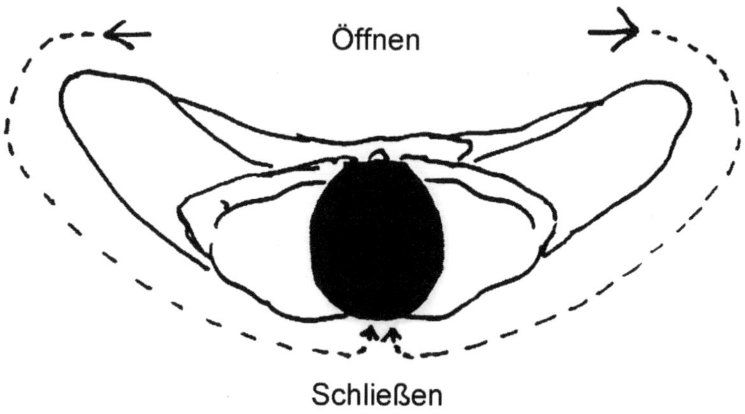

Dieses Öffnen der Knie findet automatisch bei sitzenden Qigong-Haltungen, die mit überkreuzten Beinen eingenommen werden, statt. Hier finden wir also neben der in Kapitel 3.1 des ersten Teils erwähnten Tatsache, dass das Sitzen mit überkreuzten Beinen den Qi-Fluss auf den Rumpfbereich und somit auf den kleinen Energiekreislauf konzentriert, einen weiteren Grund dafür, dass im daoistischen Qigong sitzende Meditationshaltungen mit überkreuzten Beinen anderen Sitzhaltungen vorgezogen werden.

Dieser Vorzug lässt sich ohne weiteres auf Qigong-Übungen im Stehen oder in Bewegung, also auch auf die Taiji-Form übertragen. Bedingung ist, dass die Knie kontinuierlich offen gehalten werden und nicht nach innen fallen. So kann das „Huiyin“ ohne zusätzliche Muskelanspannung geschlossen werden und ein Energieverlust an dieser Stelle vermieden werden.

Das Sinken des Kreuzbeins und seine Ausrichtung auf die Fersen tun ein Übriges, um das Schließen des „Huiyin“ von oben zu unterstützen. Die Tatsache, dass das Öffnen der Knie im Stehen erst durch ein korrektes Sinken des Kreuzbeins und seine Ausrichtung auf die Fersen ermöglicht wird, und die Frage, wie die innere Dynamik des Öffnens der Knie aussieht, wird im nächsten Abschnitt über die unteren Extremitäten geklärt.

2.2 Die Beine

In den unteren Extremitäten, den Beinen, finden wir beim Menschen drei große Gelenke: das Hüftgelenk, das Knie und das Sprunggelenk.

Das Hüftgelenk

Das Hüftgelenk ist ein Kugelgelenk und somit das beweglichste der Gelenke der unteren Extremitäten. Es lässt Bewegungen in vielfältigste Richtungen zu, die nur vom Bandapparat und den benachbarten Knochen beschränkt werden. Diese Beweglichkeit ist für eine ökonomische und gesunde Bewegungsweise wichtig und sollte auch genutzt werden. Oft lässt sich beobachten, dass Bewegungen, die sinnvollerweise in den Hüftgelenken stattfinden sollten, nach oben verlagert werden. Es ist dann meistens die Wirbelsäule, die anstelle der Hüftgelenke angestrengt gebeugt, gestreckt, verdreht oder verschoben wird. Die Beweglichkeit der Hüftgelenke spielt im Qigong eine bedeutende Rolle, und es gibt etliche Übungen, die die Beweglichkeit der Hüftgelenke bei gleichzeitiger Stabilisierung der Wirbelsäule üben.

Bewegliche Hüftgelenke ermöglichen es einem – zusammen mit einer guten Gelenkkoordination in den unteren Extremitäten – den Rumpf zu stabilisieren und Verdrehungen der Wirbelsäule unnötig zu machen.

Hüfte von vorne mit Hüftgelenk

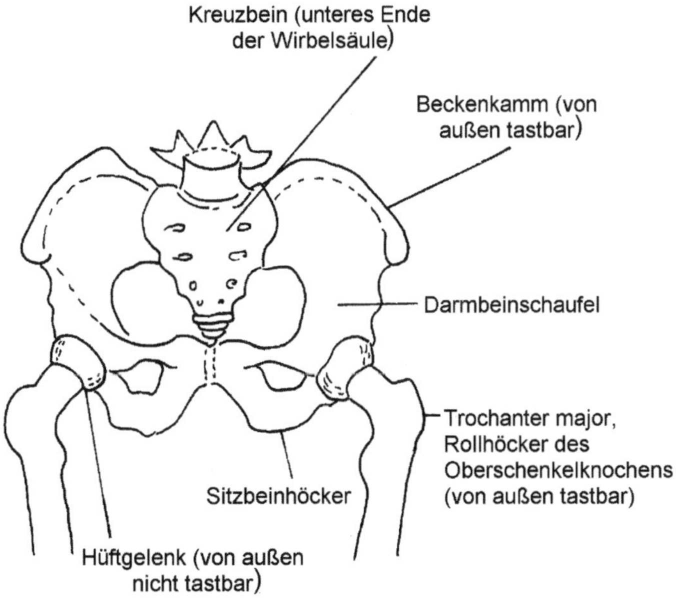

Der Name Hüftgelenk verleitet zu der Ansicht, dass sich die Hüftgelenke seitlich am Körper befänden, in der Nähe der von außen spürbaren „Hüftknochen“. Oft wird auch der Rundhöcker am oberen Ende des Oberschenkelknochens für das Hüftgelenk gehalten. Das Hüftgelenk liegt aber sehr viel mehr in der Körpermitte, als normalerweise angenommen wird. Wenn man den Zeigefinger und den Daumen weit spreizt und symmetrisch in die Leiste legt, erhält man in etwa die Lage der Hüftgelenke. Diese relativ zentrale Lage der Hüftgelenke bedeutet, dass wir Beinbewegungen zentral vom Beckenbereich auslösen können und nicht über die seitlichen, großen Oberschenkelmuskeln. Genau darin liegt der Sinn der Konstruktion des Hüftgelenks. Der Umstand, dass der Oberschenkelknochen keine gerade Linie beschreibt, hat seinen Grund darin, dass die Bewegungsfreiheit des Gelenks vergrößert wird und dass der durch den „Umweg des Knochens“ entstandene Rundhöcker als Ansatzpunkt für Muskeln dienen kann, die durch das Becken ziehen. Diese beiden Vorteile werden erreicht, ohne die Möglichkeit einer möglichst zentrumsnahen Auslösung der Beinbewegung aufzugeben.

Der schulterbreite Stand

Oft wird gefragt, ob die Anweisung, dass man Qigong-Übungen im schulterbreiten Stand auszuführen habe, nicht etwas unkorrekt sei und es nicht eigentlich hüftgelenksbreit heißen müsste. Hüftgelenksbreite ist aber im Normalfall nur etwas mehr als eine halbe Schulterbreite und zu schmal für die meisten Qigong-Übungen. Für Anfänger gibt es eine Hilfestellung, wie sie die annähernd richtige Entfernung der Füße im schulterbreiten Stand finden können, ohne auf anatomische Vergleiche zurückgreifen zu müssen.

1. Stellen Sie sich so, dass beide Füße sich an der Innenkante berühren.

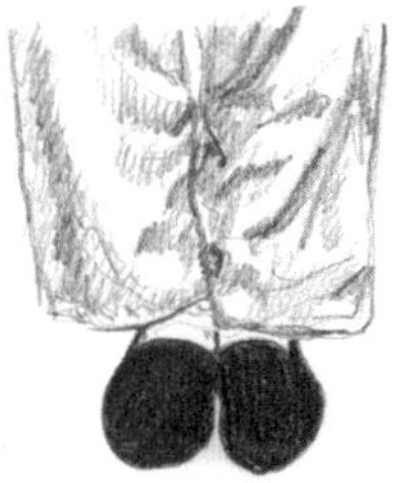

2. Nehmen Sie das Gewicht ganz auf die Fersen und drehen Sie die Fußspitzen soweit wie möglich aus.

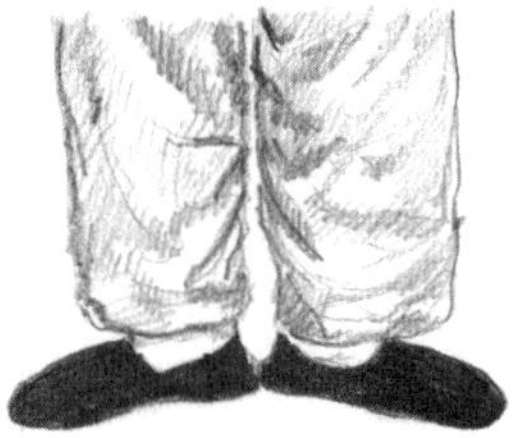

3. Nun belasten Sie die Fußspitzen und stellen die Fersen so ab, dass beide Füße parallel stehen.

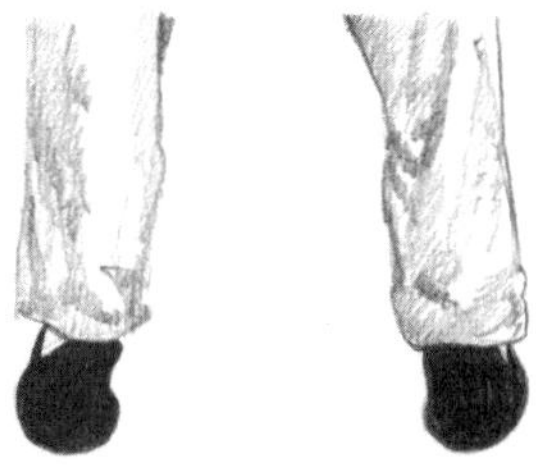

Die Anwendung dieser Hilfestellung ergibt wie gesagt nicht immer exakt den korrekten Abstand zwischen beiden Füßen, da die Standbreite, die mit dieser Bewegungsanweisung erzielt wird, abhängig ist von der Größe der Füße im Verhältnis zur Schulterbreite einerseits und andererseits von der Fähigkeit, die Füße auszudrehen. Dennoch lässt sich so für den Anfänger eine brauchbare Ausgangsbasis für den Stand schaffen.

Der doppelt schulterbreite Stand

Auch für den doppelt schulterbreiten Stand, der in vielen Qigong-Übungen vorkommt, lässt sich mit dieser Hilfestellung die annähernd richtige Standposition finden. Die Vorgehensweise ist dabei folgende:

1. Drehen sie – ausgehend vom schulterbreiten Stand – die Fußspitzen noch einmal so weit wie möglich aus.
2. Nun belasten Sie wieder die Fußspitzen und stellen die Fersen so ab, dass beide Füße parallel stehen.
3. Drehen sie nun ein letztes Mal die Fußspitzen aus, diesmal aber nicht so weit wie möglich, sondern exakt um 45 Grad.

Auch beim doppelt schulterbreiten Stand werden die Knie gebeugt und in Richtung über die Fußspitzen gezogen. Hier ist es besonders wichtig, dass die Knie nicht nach innen fallen, da sonst aufgrund der größeren Belastung die Kniegelenke geschädigt werden können.

Die Beugung der Knie hat ihren Endpunkt dann erreicht, wenn – von vorn betrachtet – die Knie über dem Fußspann angelangt sind. Die Knie sollten bei dieser Standposition nicht über die Fußspitzen hinaus ins Freie ragen.

Das Kniegelenk

Das Kniegelenk ist eines der kompliziertesten Gelenke im menschlichen Körper. Das liegt an seiner Aufgabe. Es muss einerseits das Gewicht des gesamten Oberkörpers tragen und an die Füße weiterleiten, andererseits muss es eine freie Beweglichkeit der Beine für die Fortbewegung gewährleisten. Aufgrund seiner Konstruktion, die die Wahrnehmung dieser beiden Aufgaben ermöglicht, ist das Knie sehr anfällig für falsche Belastungen. Die Oberschenkelknochen enden unten in zwei halbkugelförmigen Rollen, die nahezu frei beweglich auf dem oberen Plateau des Schienbeins ruhen. Sie werden jedoch durch einen komplizierten Bandapparat gehalten, der das Knie stabilisiert und fast nur Beuge- und Streckbewegungen zulässt. Deshalb ist das Kniegelenk besonders anfällig für gewaltsame Verdrehungen, die zu Schäden am Bandapparat und damit zu Instabilität im Gelenk führen können. Zu dieser Instabilität im Kniegelenk können auch Fehlhaltungen und Fehlbelastungen führen, die verhindern, dass der Oberschenkelknochen achsengerecht auf dem Schienbein aufliegt. Die großen Belastungen, die im Alltag bei den unterschiedlichsten Bewegungen aus den unterschiedlichsten Richtungen auf das Knie einwirken, werden von den Bändern aufgefangen, die das Knie stabilisieren, und vom Meniskus, der hier eine Pufferfunktion erfüllt.

Kniegelenk von der Seite in gestrecktem und gebeugtem Zustand

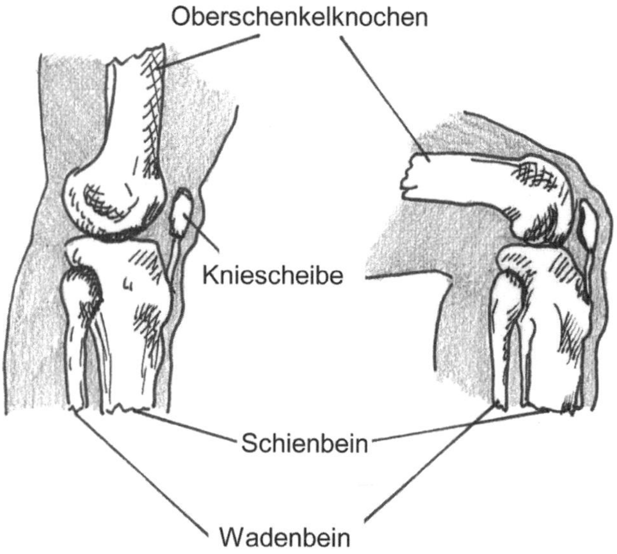

Das Kniegelenk wird meistens als Scharniergelenk bezeichnet. Diese Bezeichnung trifft zwar zu, da das Kniegelenk nur zwei Bewegungsrichtungen ermöglicht, sie ist aber insofern ungenau, als die starken seitlichen Bänder am Knie, die ein Verdrehen oder seitliches Knicken des Knies im gestreckten Zustand verhindern, sich aufgrund einer ungleichmäßigen Wölbung der beiden halbkugelförmigen Rollen am Ende des Oberschenkelknochens im gebeugten Zustand leicht entspannen. Das bedeutet, dass im Kniegelenk sehr wohl auch eine leichte Verdrehung möglich ist, ohne das Knie falsch zu belasten; das Knie muss sich dazu aber in einem gebeugten Zustand befinden. Gefährlich werden Bewegungen für den Bandapparat im Knie dann, wenn sich das Knie in einer verdrehten Position befindet und dann unter Belastung gestreckt wird. Diese Situation liegt in extremer Form wohl bei den meisten Kreuzbandrissen vor, die beim Skifahren oder beim Fußball passieren.

Ausrichtung der Knie

Um eine optimale Ausrichtung im Kniegelenk zu erreichen und falsche Belastungen und daraus resultierende Abnutzungserscheinungen oder Beschwerden zu vermeiden, gilt im Taiji wie im Qigong: Die Knie bewegen sich in Richtung über die Fußspitzen. Dabei ist es unerheblich, wie weit die Knie in die Richtung über die Fußspitzen gezogen werden (im Normalfall so weit wie möglich, ohne die Belastung der Ferse und somit die Pfahlwurzel zu verlieren), wichtig ist vor allen Dingen die exakte Richtung.

Wenn man die Knie in Richtung der Fußspitzen ausrichtet, werden die Kniegelenke einerseits zentriert, da die Kraftableitung über das Schienbein ohne Verkantung erfolgen kann, andererseits öffnet sich so das Gelenk. Dazu ist es natürlich auch nötig, dass die Muskeln um das Knie so weit wie möglich entspannt werden und wenig Zug auf das Gelenk ausüben. Das gilt vor allem für die großen Muskeln, die sich seitlich, vorn am Oberschenkel befinden. Hier sei noch einmal daran erinnert, dass eine Bewegung im Knie nie isoliert stattfindet, sondern immer mit der Bewegung im Hüftgelenk und im Sprunggelenk koordiniert sein muss.

Der Energieverlauf an den Beinen

Welche Hinweise gibt uns nun der Meridianverlauf an den Beinen für eine energetisch-funktionale Körperhaltung? Die Verlaufsrichtung der Meridiane an den Beinen entspricht genau der Dynamik, die durch die Kippung des Beckens in Gang gesetzt wird. Auf der Außen- und Rückseite der Beine fällt die Energie entlang der Yang-Meridiane. Dabei zieht der Blasenmeridian vom Gesäß auf der Rückseite des Beines auf die Außenkante des Fußes, der Gallenblasenmeridian fällt seitlich am Bein in Richtung Knöchel und der Magenmeridian zieht vorne, außen entlang dem großen Oberschenkelstrecker nach unten. Der Verlauf dieser drei Meridiane gibt einen Hinweis darauf, dass man die Muskulatur am Gesäß und an der Außenseite des Beines so weit wie möglich entspannen und fallen lassen muss. Das Sinken der Energie auf diesen Meridianen wird dadurch begünstigt, dass das Kreuzbein in Richtung Boden fällt. Dadurch und durch die Streckung der Lendenwirbelsäule findet im Bereich des unteren Rückens das in Kapitel 1.3 angesprochene Wachsen entlang den Meridianen statt, das die Körperhaltung in die vorhandenen Energiekreisläufe einpasst und den Energiefluss aktiviert. Im Bereich der Oberschenkel sollte darauf geachtet werden, dass diese fallende Energie nicht durch übermäßige Anspannung der Muskulatur wieder blockiert wird.

Entlang der Innenseite der Beine steigen die drei Yin-Meridiane der Niere, der Leber und der Milz nach oben. Der aufsteigenden Energie dieser drei Meridiane muss durch die Stellung in den Beinen genügend Platz gelassen werden. Das bedeutet, dass die Knie auf keinen Fall nach innen fallen, sondern eher sanft nach außen gerichtet sein sollten.

Die Öffnung der Knie

Diese Öffnung der Knie ergibt sich bei einem korrekten Bewegungsimpuls des Beckens automatisch. Wir haben gesehen, dass eine vollkommene Aufrichtung der Lendenwirbelsäule nur dadurch ermöglicht wird, dass die Knie nach vorn über die Fußspitzen ausweichen und so dem sinkenden Becken Platz machen. Indem das Kreuzbein jetzt senkrecht nach unten ausgerichtet wird, schiebt es sich in seiner Bewegungsdynamik wie ein Keil zwischen die Hüftknochen und bewirkt beim Sinken eine Bewegungstendenz der Oberschenkelknochen nach außen. Diese Tendenz setzt sich bis zum Knie fort.

Diese Dynamik kann in sich nur stimmig sein, wenn die Knie wirklich weich sind und wenn nicht versucht wird, das fallende Gewicht des Körpers durch Muskelkraft der Oberschenkel zu halten.

Das Kreuzbein schiebt sich beim Sinken wie ein Keil zwischen die Beinknochen und bewirkt so ein Öffnen der Knie.

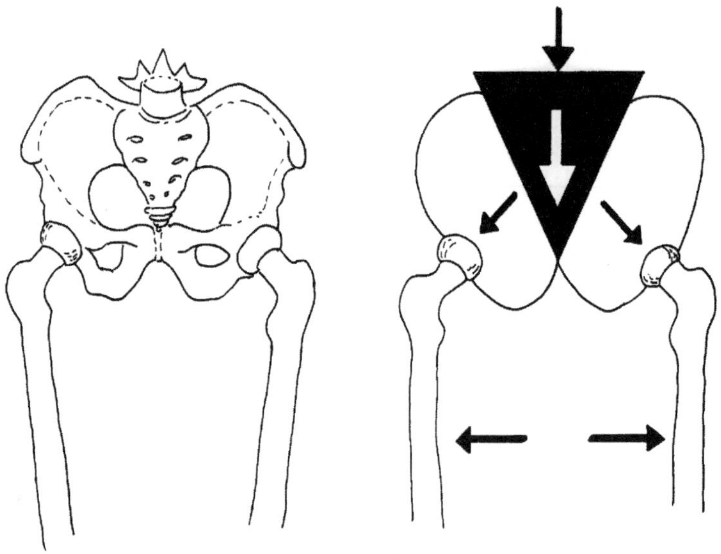

Zusammenhang der Dynamik des Beckens mit den Beinen

Der Impuls für das Loslassen entlang der Außen- und Rückseite der Beine ist das Becken, das sinkt und sich dabei aufrichtet. Um dieses Sinken des Beckens zu gewährleisten, müssen die Beine die Vorbedingungen schaffen. Sie müssen einerseits für Stabilität sorgen, da über sie das Gewicht des Rumpfes abgeleitet wird. Für die aufsteigende Energie zur Stabilisierung sorgen die Yin-Meridiane an der Beininnenseite, vor allem der Nierenmeridian, der direkt ans Steißbein geht und dort in die Wirbelsäule eintritt und den kleinen Energiekreislauf anschiebt. Andererseits müssen die Beine sehr weich und nachgiebig sein, um Platz und Puffer für die fallende Energie der Yang-Meridiane zu schaffen. Das wird zum einen dadurch erreicht, dass die Knie in Richtung über die Fußspitzen geschoben werden, um dem fallenden Becken Platz zu machen. Zum anderen hängt die Weichheit und Flexibilität der Beine zu einem entscheidenden Teil von der Koordination der drei großen Gelenke der unteren Extremitäten ab.

Eine Übung zur Bewegungskoordination der Beine

Eine hervorragende Möglichkeit, die Koordination der Gelenke der Beine und die innere Dynamik des „Sitzens“ mit seinen bisher beschriebenen Aspekten zu üben, bietet die Qigong-Übung mit dem Namen „Taiji Yin-Yang“, die im Folgenden kurz beschrieben werden soll.

Ausgangsstellung:

- Nehmen Sie den schulterbreiten Stand ein.
- Die Knie sind locker gestreckt.
- Die Daumen berühren die Hüfte seitlich und die Fingerspitzen zeigen nach vorne, unten.

- Die Ellbogen sind geöffnet und zeigen zur Seite, so dass die Arme, von vorne betrachtet, einen Kreis beschreiben.

Bewegungsablauf (1.Bewegungsphase):

- Heben Sie die Hände bis auf Schulterhöhe. Die Handgelenke haben dabei einen Abstand von einer Schulterbreite, so dass sich die Hände im Raum direkt vor den Schultern befinden.
- Während Sie die Hände auf Schulterhöhe heben, beugen Sie die Knie und strecken sie wieder, so dass die Knie gebeugt sind, wenn die Hände zur Hälfte gehoben sind, und wieder locker gestreckt sind, wenn die Aufwärtsbewegung der Hände ihren Endpunkt erreicht hat.

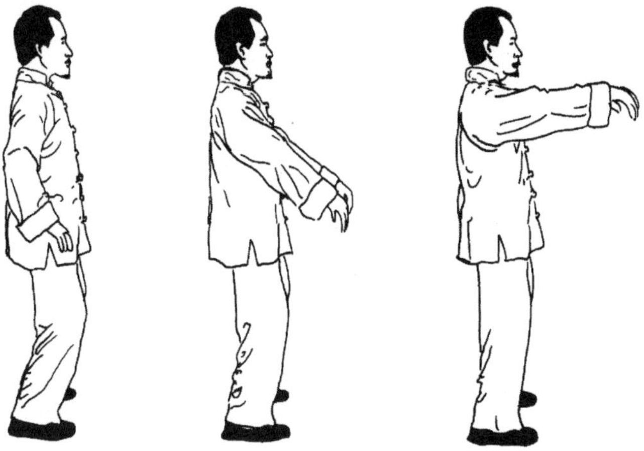

Beachten Sie bei der Aufwärtsbewegung der Arme folgendes Prinzip: Der Impuls für die Aufwärtsbewegung der Arme ist kein Heben, sondern ein Vorwärts. Führen Sie sich das Bild einer Schaukel vor Augen, auf der ein Kind sitzt, das Sie zum Schaukeln anschubsen wollen. Die Richtung der Kraft, mit der Sie die Schaukel anschieben, geht nach vorn, nicht nach oben. Die Aufwärtsbewegung der Schaukel geschieht automatisch, da das Brett der Schaukel mittels eines Seils an einem höher gelegenen Punkt befestigt ist. Genauso verhält es sich mit unseren Armen. Führt man die Hände immer weiter nach vorn, müssen sie sich zwangsläufig heben, da die Hände über die Arme an der Schulter befestigt sind. Denken Sie bei der Ausführung der Bewegung also nicht an das Heben der Arme, sondern nur an den Impuls nach vorn.

Bewegungsablauf (2.Bewegungsphase):

- Lassen Sie die Ellbogen leicht sinken, so dass die Hände etwas nach oben aufklappen
- Führen Sie nun die Arme auf dem gleichen Weg, wie Sie sie gehoben haben, wieder in die Ausgangsstellung zurück.
- Beugen Sie auch während des Sinkens der Arme die Knie und strecken Sie sie wieder, so dass Sie am Ende der Bewegung wieder in der Ausgangsposition angelangt sind.
- Denken Sie beim Senken der Arme an den Impuls der Hände nach unten, nicht an ein Zurückziehen der Hände.

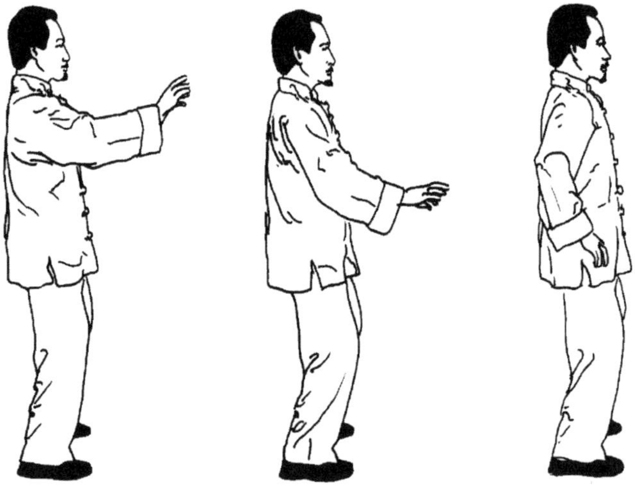

Der Bewegungsablauf kann – wenn die Übung als Einzelübung durchgeführt wird – beliebig oft wiederholt werden. Da sie die Geschmeidigkeit und Bewegungskoordination der Beine fördert, ist sie vor allem auch für ältere Leute wichtig, die oft aufgrund der fehlenden Geschmeidigkeit in den Beinen einen instabilen Stand haben.

Der wichtigste Punkt, auf den Sie bei dieser Übung achten sollten, ist die Koordinierung der drei Gelenke (Hüft-, Knie- und Sprunggelenk) beim Beugen und Strecken der Knie. Versuchen Sie, die oben beschriebene Dynamik für das Becken und die Beine nachzuvollziehen.

Impuls für jede Bewegungsphase ist das Ausrichten des Kreuzbeins auf die Fersen. Erinnern Sie sich an den Vergleich mit der Anfangsphase der Bewegung des Hinsetzens. Führen Sie die Übung so aus, dass Sie sich am Anfang jeder Bewegungsphase „hinsetzen“ und die innere Dynamik des „Hinsetzens“ pflegen. Achten Sie aber dabei darauf, dass der Oberkörper nicht geneigt wird, wie es bei der Bewegung des Setzens zwangsläufig ab einem bestimmten Zeitpunkt passiert. Im Oberkörper selbst findet keine Bewegung statt, er bleibt immer senkrecht ausgerichtet. Der Rumpf bewegt sich wie ein Kolben auf und ab. Die Pleuelstange, die den Kolben treibt, ist die Koordination der Gelenke der unteren Extremitäten.

Achten Sie auch darauf, dass Ihre Knie zu jedem Zeitpunkt der Bewegung weich und flexibel sind. Spüren Sie, wie die Knie nach vorne über die Fußzehen ausweichen müssen, um dem sinkenden Becken Platz zu machen, und spüren Sie auch, wie sich das sinkende Becken wie ein Keil zwischen die Beine schiebt und so die Knie sanft nach außen öffnet.

Spüren Sie, wie unweigerlich alle drei Gelenke der Beine an der Bewegung beteiligt sind, wie sich die Bewegungen in den einzelnen Gelenken ineinander „verzahnen“ und wie jedes Gelenk in seiner Bewegung auch vom benachbarten Gelenk abhängig ist.

In der Tat lässt sich die Energieübertragung durch Bewegung im Qigong gut mit einem Uhrwerk vergleichen, in dem auch alle Zahnräder reibungslos und gut aufeinander abgestimmt funktionieren müssen.

Dabei ist die Drehung des Dantian der Motor der Bewegung, der über die Streckung der Lendenwirbelsäule die innere Dynamik der Beinhaltung in Gang setzt.

Um es noch einmal deutlich zu sagen; diese innere Dynamik des Hinsetzens sollte ständig beibehalten werden, sie beschreibt keinesfalls nur Bewegungsphasen, in denen tatsächlich ein Sinken des Rumpfes und ein In-die-Knie-Gehen stattfinden, sondern eine innere Bewegungstendenz, die unabhängig von der äußeren tatsächlichen Bewegungsrichtung beibehalten werden sollte.

2.3 Die Füße

Die Füße tragen das gesamte Körpergewicht

Die Füße bilden die Basis des Menschen beim Stehen. Auf sie fällt das gesamte Körpergewicht und wird an die Erde abgeleitet. Der Fuß ist dabei nicht der festgefügte Klotz, den wir Tag für Tag in unsere Schuhe stecken; der Fuß besteht aus 26 einzelnen Fußknochen, die alle mehr

Die Ableitung des Gewichts über die Füße auf die Erde

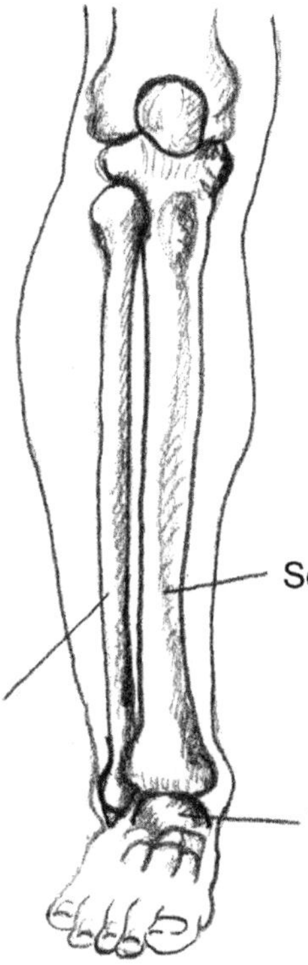

oder weniger gelenkig miteinander verbunden sind. Wie funktioniert nun die Ableitung des Gewichts über die Fußknochen auf die Erde?

Das Gewicht des Körpers wird von oben über das Schien- und das Wadenbein auf das Sprungbein, den Talus, übertragen. Dabei trägt das Schienbein den weitaus größeren Teil des Gewichts und ist auch der Knochen, der das Gewicht des Körpers lotrecht auf den Fuß ableitet. Schien- und Wadenbein bilden dabei am Fußgelenk die beiden Knöchel. Das gesamte Gewicht des Körpers lastet im Fuß also zuerst einmal auf einem Knochen, dem Sprungbein oder Talus. Die Mittelfußknochen und das Fersenbein liegen nun wieder so schräg unter dem Talus angeordnet, dass das Gewicht nicht frontal mit voller Gewichtskraft auf diesen Knochen lastet, sondern seitlich abgeleitet wird. Das dadurch entstehende Längsgewölbe des Fußes ist vor allem an der Innenseite des Fußes deutlich zu erkennen und wirkt bei Belastung des Fußes wie eine Feder, die Stöße abdämpft.

Das Konstruktionsprinzip des Rundbogens

Das Längsgewölbe gleicht in seiner architektonischen Konstruktion dem römischen Rundbogen. Das Konstruktionsprinzip des Rundbogens benutzt – wie wir schon bei der Beschreibung des Beckens gesehen haben – die Schwerkraft, indem es die Tatsache berücksichtigt, dass jeder Stein zuerst fallen will. Eine größere Stabilität wird dadurch erreicht, dass die lastenden Kräfte nicht senkrecht wirken, sondern vom obersten Stein, dem Schlussstein, zur Seite abgeleitet werden.

Der Talus als Schlussstein im Fußgewölbe

Diese Funktion des Schlusssteins nimmt im Fußgewölbe der Talus wahr. Er leitet das Körpergewicht einerseits über die Ferse nach unten, hinten ab und andererseits über die Mittelfußknochen nach vorn, unten. Wenn man allerdings einen Rundbogen mit der seitlichen Ansicht eines Innenfußes vergleicht, wird sofort deutlich, dass es sich beim Fußgewölbe nicht um einen regelmäßigen Rundbogen handelt. Die Kraft, die nach hinten über das Fersenbein abgeleitet wird, geht wesentlich steiler nach unten und direkter in Richtung Boden als die Kraft, die über die Mittelfußknochen nach vorne abgeleitet wird und die eher flach auf die Erdoberfläche trifft.

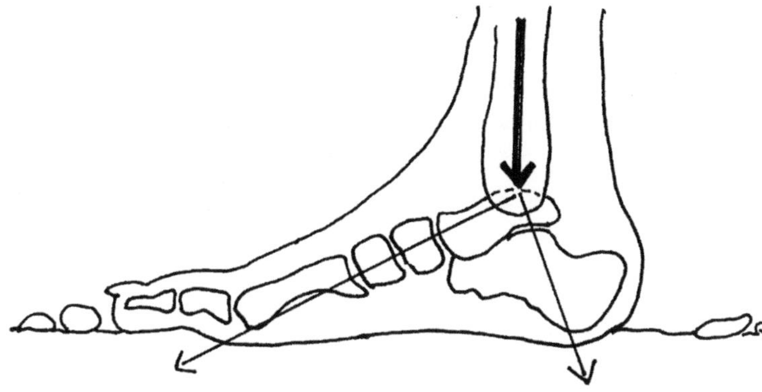

Der Talus als Schlussstein im Fußgewölbe

Pfahlwurzel und Flachwurzel: Strategien zur Standfestigkeit

Dieses Prinzip, dass Standfestigkeit durch Ableiten der Kräfte in unterschiedliche Richtungen erreicht wird, findet sich in der Natur bei Pflanzen wieder. Pflanzen, vor allem Bäume, benutzen beide Strategien, um ihre Standfestigkeit zu sichern. So gehen bei Bäumen die Pfahlwurzeln einerseits tief ins Erdreich, andererseits wachsen die Flachwurzeln dicht unter der Erdoberfläche, um eine möglichst große Standfläche zu erreichen.

Wir haben den menschlichen Fuß bis jetzt nur von der Innenseite her betrachtet, weil hier das Fußgewölbe am deutlichsten sichtbar ist. Der Fuß besitzt aber insgesamt drei Fußgewölbe. Auch an der Außenseite zeigt der gesunde Fuß eine leichte Wölbung, genauso wie das von vorne wahrnehmbare Quergewölbe. Das traditionelle architektonische Modell geht deshalb davon aus, dass der menschliche Fuß von seinem Skelett her an drei eindeutig definierbaren Punkten den Boden berührt. Diese Punkte sind erstens die Ferse (genauer: das von den Zehen am weitesten entfernte untere Ende des Fersenbeins), zweitens der Großzehenballen (genauer: das zehenwärts gerichtete Ende des ersten Mittelfußknochens) und drittens der Kleinzehenballen (hier ist als genaue Stelle das zehenwärts gerichtete Ende des fünften Mittelfußknochens angegeben. Dieser Punkt ist teilweise hypothetisch, da es auch am gesunden Fuß normal ist, dass das Ende des vierten Mittelfußknochens ebenfalls auf dem Boden lastet und Gewicht ableitet.)

Das gesamte Gewicht des Körpers wird also über die drei beschriebenen Punkte an den Boden abgegeben. Damit ist aber noch nichts über die Verteilung des Gewichtes auf die drei Punkte ausgesagt. Eine energetisch sinnvolle Belastung der Fußstrukturen ist die Basis für eine entspannte und aufgerichtete Körperhaltung. Bei älteren Menschen lassen sich z.B. oft Überbeine oder Verschiebungen in den Fußknochen feststellen, die nicht selten daher kommen, dass zeitlebens, oft durch zu enges Schuhwerk oder hochhackige Schuhe, der Großzehenballen zu stark belastet wurde.

Normalerweise wird angenommen, dass das Gewicht des Körpers gleichmäßig auf die drei genannten Punkte zu verteilen ist. Diese Annahme berücksichtigt aber nicht den Energieverlauf am Fuß.

Die energetischen Gegebenheiten sehen nun folgendermaßen aus. Ausgehend von der Fußsohle verläuft Qi auf der Fußinnenseite auf dem Nierenmeridian nach oben (und nicht nur auf diesem, auch der Milz- und der Lebermeridian ziehen vom großen Zehen ausgehend über die Fußinnenseite nach oben). Auf der Fußaußenseite fällt die Energie entlang der oberen, äußeren Fußkante bis zum kleinen Zehen (Blasenmeridian) und zur zweitkleinsten Zehe (Gallenblasenmeridian).

Der Bodenkontakt eines Fußes

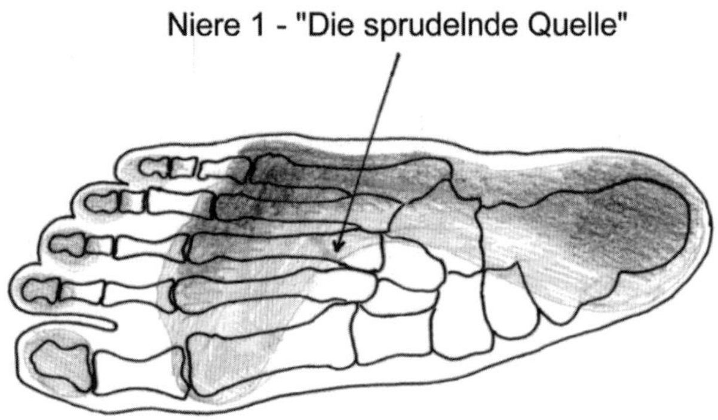

Wenn man davon ausgeht, dass eine energetisch sinnvolle Körperhaltung diesen Energieverlauf berücksichtigt, indem sie der Energie durch eine potenzielle Bewegungsrichtung, d.h. ein Wachsen in die Richtung des Energieverlaufes Platz macht, bedeutet dies, dass die Gewichtsabgabe gegen den Boden vor allem über die Außenseite des Unterschenkels stattfindet, während der Auftrieb über das Schienbein erfolgt. Auch im von vorn betrachteten Fuß herrscht also eine Yin-Yang-Dynamik.

Das Gewicht ruht im hinteren Teil auf der Ferse. Die Belastung im vorderen Teil findet durch die oben beschriebene Yin-Yang-Dynamik vor allem an der Außenseite am Kleinzehenballen statt, sodass das Gewicht nach vorne, über die Flachwurzel, fast ausschließlich über den vierten und fünften Mittelfußknochen abgeleitet wird. Durch diese Art der Belastung wird die „Sprudelnde Quelle" vom Boden abgehoben und so der aufsteigende Energiefluss des Nierenmeridians aktiviert.

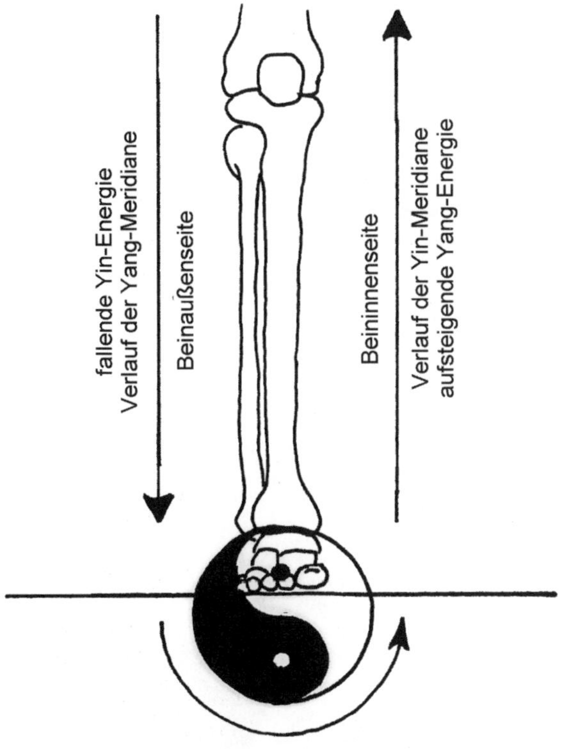

Yin wandelt sich in Yang

Die nach unten wirkende Schwerkraft wandelt sich bei ausbalanciertem Stand in die aufwärts wirkende Stützkraft der Erde. Nach den Prinzipien der Yin-Yang-Dynamik (Kreislauf, zwei Pole) nehmen beide Energien verschiedene Wege.

Die Anweisung, die Außenseiten der Fußsohle zu belasten, kann aber in diesem Zusammenhang beim Schüler zu Missverständnissen und letztendlich zu Haltungsfehlern führen. Es sind wohlgemerkt die Außenseiten der Fußsohle und nicht die äußere Fußkante, die vermehrt belastet werden soll. Es macht keinen Sinn, die Fußgelenke zu verkanten und die Zehen in den Boden zu krallen. So effektiv die beschriebene Fußbelastung für den Energiefluss ist, man darf eines nicht vergessen: Wenn die hier gegebene Anweisung so extrem ausgeführt wird, dass die Gelenkstellung im Sprunggelenk mit Muskelkraft beeinflusst wird, verkanten die Gelenke, was nicht nur langfristig zu Abnutzungserscheinungen im Sprung- und vor allem im Kniegelenk führen kann. Durch das Verkanten werden auch die Meridiane abgeklemmt und man hat vom Aktivieren der „Sprudelnden Quelle" auch energetisch gesehen rein gar nichts. Auch hier gilt wie immer im Qigong: Mühelosigkeit ist das Zeichen, dass man auf dem rechten Weg ist.

Die Verkantung im Sprunggelenk kann vermieden werden, wenn man die Yin-Yang-Dynamik in der Fußsohle selbst beachtet. Hier ist es so, dass die Zehen, auch der große Zeh, nicht explizit vom Boden abgehoben werden sollten. Vor allem an der Fußaußenseite sollte das Gewicht rund, dem Verlauf des Blasenmeridians folgend, über den Boden abgeleitet werden. Hierbei mag es nützlich sein, sich das Bild der Flachwurzel vor Augen zu führen. Der Energieverlauf des Blasenmeridians entlang der äußeren Fußkante entspricht der Aktivierung der Flachwurzel.

Die Yin-Yang-Dynamik in der Fußsohle

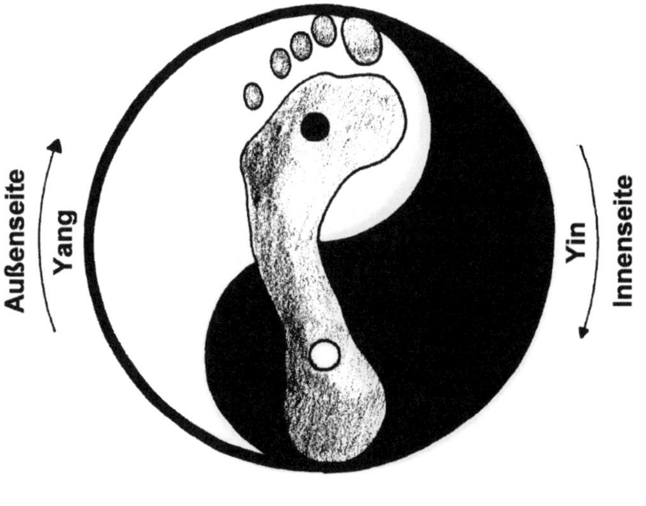

Der parallele Stand

Noch eine weitere Anweisung zum Stand lässt sich anhand des eben Gesagten klären, nämlich was gemeint ist, wenn gesagt wird, dass die Füße parallel zu stellen sind. In der obigen Zeichnung von der Fußsohle lässt sich eine Linie vom Auflagepunkt des Fersenbeins durch die „Sprudelnde Quelle" ziehen. Diese Linie ist die zentrale Mittellinie des Fußes, und wenn diese Linien bei beiden Füßen parallel stehen, kann man von einem korrekten parallelen Stand sprechen. Nun kann man diese Anweisung an sich selber schlecht nachvollziehen. Wenn man seine Füße von oben betrachtet, muss sich in etwa folgendes Bild ergeben: Nicht die Innenkanten der Füße stehen parallel, diese laufen vor dem Fuß aufeinander zu. Die Außenkanten laufen leicht nach außen und stehen auch nicht exakt parallel, obwohl das hier schon eher der Fall ist als bei den Innenkanten.

Die Gesamtdynamik der unteren Extremitäten

Nun können wir die Gesamtdynamik der unteren Extremitäten zusammenfassen. Die Prinzipien der Körperhaltung werden klarer, wenn wir den Zusammenhang zwischen Beckenbewegung und den unteren Extremitäten betrachten. Ausgehend von der zentralen Achse des Körpers findet ein „Zusammenfalten" statt. Ausgangspunkt für dieses Zusammenfalten ist die Kippung des Beckens, die durch ein Ausrichten des Kreuzbeins senkrecht in Richtung Boden – in fortgeschrittenen Stadien durch eine Drehung des Dantian – eingeleitet wird. Dieses Zusammenfalten ist, als ob man beginnt, sich auf einen Stuhl zu setzen. Man hält den Rumpf als Einheit in sich gerade, eine Bewegung findet nur im Sprung-, im Knie- und im Hüftgelenk statt. Das Kniegelenk wird gebeugt, es zieht nach vorne (und etwas nach unten). Dadurch entsteht Platz, um das Becken während des Sinkens in eine senkrechte Stellung zu kippen. Man lässt das Kreuzbein in Richtung Boden fallen, oder anders ausgedrückt, man tut so, als würde man mit seinen Sitzbeinhöckern unten am Gesäß eine Stuhlfläche suchen, auf die man sich setzen kann. Diese Stuhlfläche kommt natürlich nicht, aber das Gefühl des Sich-Hinsetzens bleibt. Es wäre falsch, irgendwann zu sagen: „So, das ist jetzt meine Endstellung, hier bleibe ich". In diesem Moment würden die Muskeln packen, die Stellung mit Muskelkraft halten und allmählich verhärten, so dass einen diese Stellung aufgrund der gebeugten Knie sehr schnell ermüden würde. Es ist in jeder Qigong-Stellung wichtig, die Dynamik zu pflegen, immer weiter zu sitzen und zu sinken und dabei weich zu bleiben. Das hört sich im ersten Augenblick paradox an, beschreibt aber eigentlich nichts anderes als das dynamische Prinzip des Wachsens, das im vorigen Kapitel anhand des Bildes mit dem Baum erklärt wurde. Man könnte es auch so formulieren. Man muss sich immer weiter setzen, und zwar in einer Geschwindigkeit, die so groß ist wie die Geschwindigkeit, mit der ein Baum wächst.

Diese Dynamik ist es erst, die den ständigen Energiefluss gewährleistet. Dabei ergänzen sich Fuß, Knie und Hüfte in ihrem Bestreben, eine größtmögliche Verwurzelung im Stand zu erreichen. Das Knie entspricht dem Vorderfuß, indem es vorwiegend nach vorn, aber auch leicht nach unten geschoben wird. Es verstärkt also die Verwurzelung durch die Flachwurzel, die in den Füßen durch die flache Ableitung des Gewichts entlang der Fußaußenkante entsprechend dem Verlauf des Blasen- und Gallenblasenmeridians entsteht. Das Becken fällt nach unten und kippt, um das Kreuzbein aufzurichten. Diese Tendenz entspricht der Pfahlwurzel, die im Fuß von der Ferse selbst ausgeht. So ist eine optimale Ableitung des Gewichts gewährleistet, und das mit Hilfe einer Körperhaltung, die gleichzeitig den Energiefluss entlang der Meridiane aktiviert.

Die Gesamtdynamik der unteren Extremitäten, von der Seite betrachtet

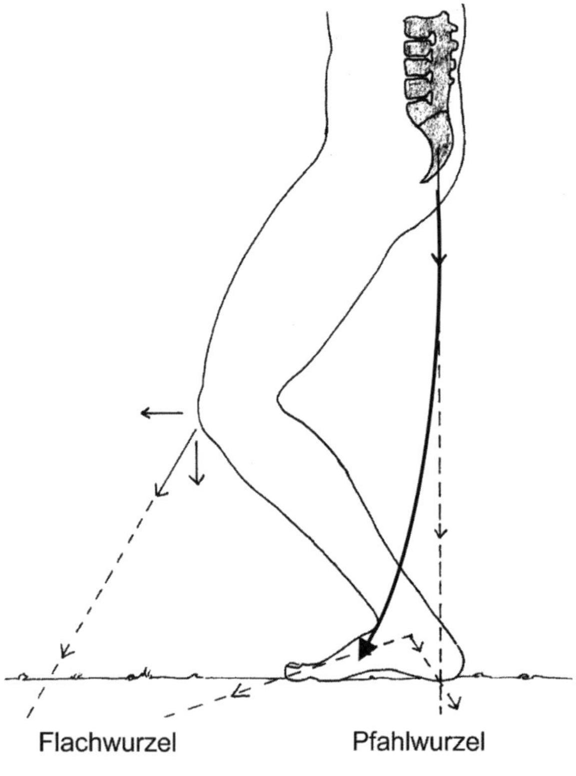

Von vorne betrachtet, löst die Kippung und Aufrichtung des Beckens ein Sinken des Kreuzbeins aus, das sich wie ein Keil zwischen die Beine schiebt und so die Knie öffnet. Diese Öffnung der Knie findet ihren Halt und ihre Gegentendenz in der Belastung der äußeren Fußkanten, sodass die Energie an der Beininnenseite dem Verlauf der Yin-Meridiane entsprechend nach oben steigen kann.

Die innere Dynamik, die sich daraus ergibt, lässt sich als rund beschreiben. Die innere Dynamik der Beinhaltung ist so, als würden die Beine einen Ball umfassen. Die Anweisung des „Ballhaltens“ findet sich im Qigong häufig. Meistens wird sie aber auf die Arme beschränkt. Sie gilt aber genauso für die Beine, nur ist es hier sehr viel schwieriger, dieses Bewegungsprinzip zu verwirklichen, ohne Gelenke zu verkanten, da die Beine das Gewicht des gesamten Rumpfes tragen müssen.

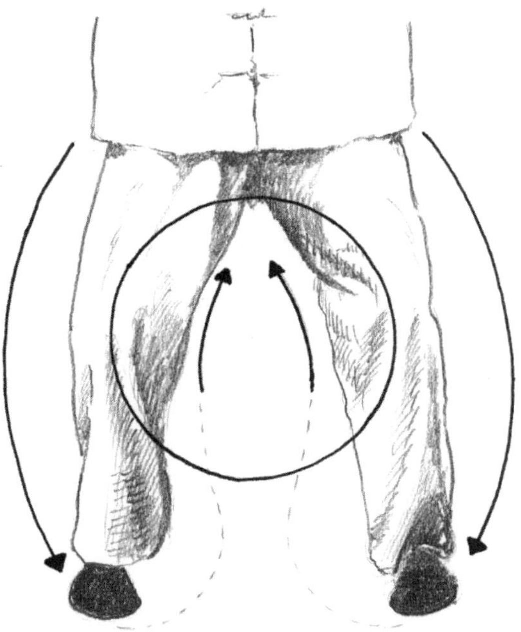

Die Gesamtdynamik der unteren Extremitäten, von vorn betrachtet

2.4 Die Wirbelsäule

Gleichzeitigkeit der Auswirkungen der Beckenkippung

Die Beckenkippung und die Aufrichtung des Kreuzbeins haben als Zentrum der Bewegungsanweisungen im Qigong Auswirkungen auf die Körperhaltung in allen Körperbereichen. Die Fortsetzung der inneren Dynamik der Beckenkippung in den unteren Extremitäten wurde in den vorangehenden Abschnitten dieses Kapitels beschrieben. Die folgenden Abschnitte beschreiben die Auswirkungen der Beckenkippung auf die oberen Körperbereiche. Natürlich findet die Beeinflussung der Körperhaltung durch die Aufrichtung des Kreuzbeins in allen Bereichen des Körpers gleichzeitig statt und nicht nacheinander, auch wenn die daraus resultierenden Bewegungsprinzipien in diesem Buch zwangsläufig nacheinander beschrieben werden müssen.

Anatomische Beschreibung der Wirbelsäule

Die Wirbelsäule bildet die bewegliche Achse unseres Körpers und wird oft auch als Rückgrat bezeichnet. Diese Bezeichnung ist insofern richtig, als die Wirbelsäule tatsächlich die Stütze des Rumpfes ist, die Wirbelsäule liegt aber nicht so rückwärtig im Körper, wie es diese Bezeichnung vermuten lässt und wie wir die Lage der Wirbelsäule meistens empfinden. Die Wirbelsäule kann bis zu 1/3 der Tiefe des menschlichen Körpers einnehmen, im Lendenbereich teilweise sogar mehr. Was man von außen an der Zentrallinie des Rückens spürt, sind lediglich die Dornfortsätze, die von der eigentlichen Wirbelsäule nach hinten herausragen und zur Befestigung von oberflächlicher Muskulatur dienen.

Die Wirbelsäule wird in vier Teile unterteilt, und zwar in

- die Halswirbelsäule (HWS), die aus sieben Wirbelkörpern besteht und den Kopf trägt. Die Halswirbel sind recht gut gegeneinander beweglich.
- die Brustwirbelsäule (BWS), die aus zwölf Wirbelkörpern besteht, analog zu den zwölf Rippen, die jeweils an ihnen befestigt sind. Die Brustwirbel tragen also den Brustkorb und sind aufgrund dieser Tatsache auch weitaus weniger beweglich als die Halswirbel. Der Übergang von der Halswirbelsäule zur Brustwirbelsäule lässt sich am Rücken zumeist dadurch ertasten, dass der Dornfortsatz des ersten Brustwirbels mehr hervorsteht als die der benachbarten Wirbel, da die Brustwirbel im Allgemeinen längere Dornfortsätze haben.
- die Lendenwirbelsäule (LWS) besteht aus fünf Wirbelkörpern, die die kräftigsten der gesamten Wirbelsäule sind. Trotz dieser Tatsache ist die Wirbelsäule hier wieder beweglicher als im Bereich der Brustwirbel. Bei Belastung der Lendenwirbelsäule, die ja sowieso schon das gesamte Gewicht des Rumpfes tragen muss, kann es bei gleichzeitiger Beugung dazu kommen, dass die Zwi-

schenwirbelscheiben der Lendenwirbel, die Bandscheiben, beschädigt werden.

- das Kreuzbein, das leicht gelenkig mit den Beckenknochen (Darmbeinen) verbunden ist, bildet samt seinem Anhängsel, dem Steißbein, den unteren Abschluss der Wirbelsäule.

Die Wirbelsäule und ihre Lage im Körper

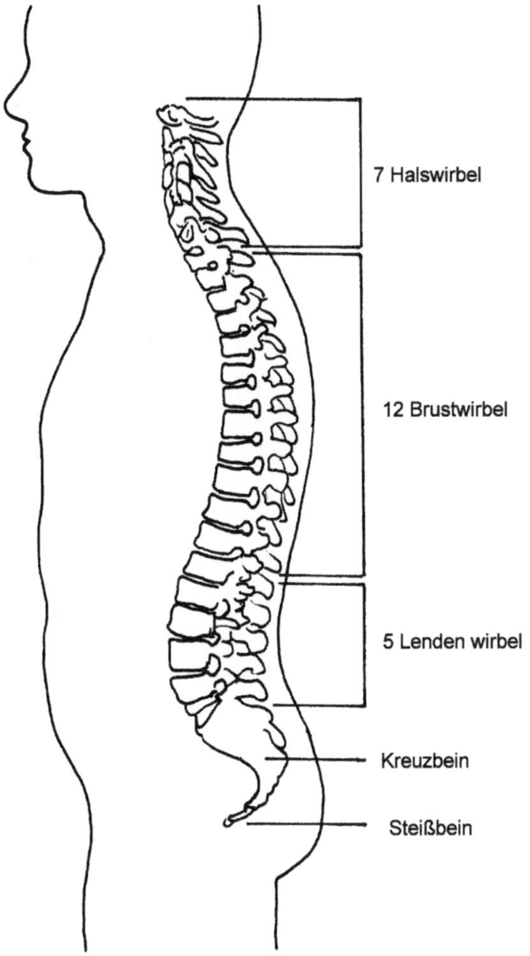

Die „natürliche" Krümmung der Wirbelsäule

Die Wirbelsäule hat bei normal aufrechtstehender Körperhaltung die gebogene Form eines doppelten S. Aus der Sicht einer rein mechanischen Betrachtungsweise bewirkt diese natürliche Krümmung der Wirbelsäule ein Abfedern von Stößen, die von unten oder oben auf die Wirbelsäule einwirken. Dabei haben auch die Bandscheiben eine Federfunktion. Aus der Sicht des Qigong ist die Federfunktion der gekrümmten Wirbelsäule unerheblich.

Die Krümmung der Wirbelsäule ist nämlich nicht von vorneherein vorhanden, sondern bildet sich erst im Laufe der menschlichen Entwicklung aus. Beim Embryo ist die Wirbelsäule einfach rund gebogen, bei Babys ist sie meistens gerade. Erst beim Laufenlernen entwickelt sich die für den erwachsenen Menschen normale Krümmung der Wirbelsäule. Wer kleine Kinder beim Laufenlernen beobachtet, wird feststellen, dass sie ihren Rumpf fast unbeweglich halten und ihre zentrale Achse durch Hin- und Herverlagern zwischen den Beinen mehr oder wenig balancieren. Die Körperhaltung gleicht dabei dem „Sitzen" im Qigong. Die Knie werden so gut wie nie gestreckt, sondern sind immer leicht gebeugt und weich, während die Wirbelsäule als zentrale Achse in sich gerade gehalten wird.

Die „gerade" Wirbelsäule im Qigong

Auch im Qigong wird die Wirbelsäule möglichst gerade gehalten, so dass sich die einzelnen Wirbelkörper selbsttragend und geradlinig übereinander aufrichten können. Im Gegensatz zur alltäglichen doppel-S-förmigen Krümmung der Wirbelsäule liegt hier ein vollkommen anderes Bewegungskonzept vor, auch was die Funktion der Wirbelsäule anlangt. Die Krümmung der Wirbelsäule im Alltag ermöglicht wie gesagt ein Abfedern von Stößen, die beim Bewegen auf die Wirbelsäule einwirken. Im Qigong muss die Wirbelsäule diese Federfunktion nicht wahr-

Zwei unterschiedliche Prinzipien der Federung von Stößen.

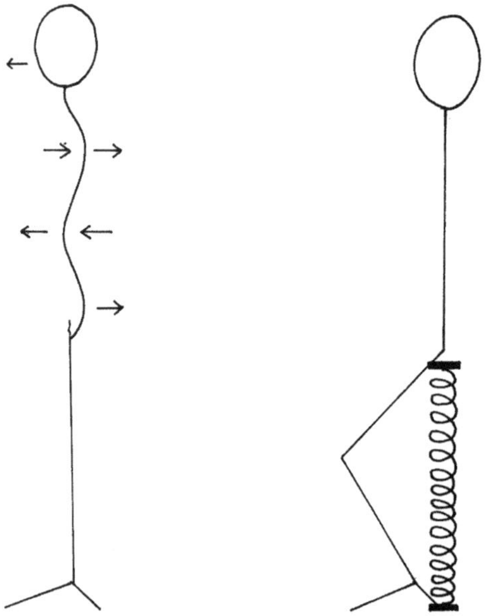

Bei starren Beinen müssen Stöße von der S-förmigen Wirbelsäule abgefangen werden.

Im Qigong findet die Federung durch eine koordinierte und weiche Bewegung der Gelenke in den unteren Extremitäten statt.

nehmen, denn einerseits werden Qigong-Übungen so sanft ausgeführt, dass keine großen Stöße auf die Wirbelsäule zu erwarten sind, und andererseits übernehmen die weit gebeugten Beine und die „weichen Knie" die Funktion des Abfederns. Dies gilt es besonders bei längeren und dynamischen Qigong-Formen – z.B. beim Taiji – zu berücksichtigen. Die alten Citroëns waren berühmt (und berüchtigt) für ihre weiche Federung. Man konnte durch die tiefsten Schlaglöcher fahren, ohne im Inneren des Autos mehr als ein sanftes, langanhaltendes Schaukeln zu verspüren. Wie die Federung beim alten Citroëns müssen die Beine – vor allem die Knie – beim Qigong sein. Sie sind dafür verantwortlich, dass die Wirbelsäule keine Stauchung erfährt.

Eine hervorragende Möglichkeit, diese „weiche Federung" zu üben, ist die im vorletzten Abschnitt vorgestellte Qigong-Übung „Taiji Yin-Yang".

Die innere Flexibilität der Wirbelsäule

Die Wirbelsäule in sich gerade zu halten, bedeutet jetzt allerdings nicht, sie steif zu halten. Die Wirbelsäule muss flexibel sein, auch hier hat die Aufrichtung nichts Statisches an sich, sondern etwas sehr Energetisches und Dynamisches. Für die Flexibilität der Wirbelsäule sind die Bandscheiben zuständig, die bis zu ¼ der Gesamtlänge der Wirbelsäule ausmachen können. Im Laufe eines Tages werden diese Bandscheiben immer mehr gestaucht, so dass es normal ist, dass wir am Abend einige Zentimeter kleiner sind als am Morgen. Astronauten waren nach ihren Weltraumflügen aufgrund der Schwerelosigkeit und des damit verbundenen Wegfalls des stauchenden Faktors der Schwerkraft um bis zu 10 Zentimeter größer. Eine gute Körperhaltung sollte also die Bandscheiben entlasten, um sie nicht zu sehr abzunutzen und um die Flexibilität der Wirbelsäule zu gewährleisten, indem der Zug auf die einzelnen Wirbelgelenke reduziert wird, den die Haltemuskulatur entlang der Wirbelsäule normalerweise ausübt. Diese Entlastung und Regeneration der Bandscheiben geschieht normalerweise im Liegen, also nachts, wenn wir schlafen.

Entlastung der Bandscheiben

Auch die hier beschriebene gerade Ausrichtung der Wirbelsäule im Qigong-Stand trägt dazu bei, die Bandscheiben zu entlasten. Zum einen stehen die einzelnen Wirbel lotrecht aufeinander, so dass die Bandscheiben gleichmäßig und nicht einseitig belastet werden, zum anderen stabilisiert Qi die Aufrichtung der Wirbelsäule. In der Wirbelsäule selbst fließt der Du-Mai, das Lenkergefäß aus dem kleinen Energiekreislauf, nach oben. Außerdem schiebt von unten die aufsteigende Nierenenergie an der Lendenwirbelsäule aufwärts und verringert so die Belastung, die sonst durch die Gewichtskraft auf der Wirbelsäule und auf den Bandscheiben liegt.

Dass der Körper sein Gewicht der Wirbelsäule anvertrauen soll und dass sich die Muskulatur entlang der Wirbelsäule entspannen und nach

Der Verlauf der Energie entlang der Wirbelsäule

unten sinken soll, darauf verweist der Verlauf des Blasenmeridians, der seitlich neben der Wirbelsäule mit jeweils zwei Ästen nach unten zieht. Auch an der Wirbelsäule selbst findet man also wieder das Yin-Yang-Prinzip des Sinkens und Wachsens. In der Mitte der Körperrückseite verläuft die Energie entlang des Du-Mai nach oben und unterstützt die Funktion des Wachsens. Seitlich der Wirbelsäule findet das Sinken entlang dem Verlauf des Blasenmeridian statt. Auf der Körpervorderseite findet sich dieses Yin-Yang-Prinzip des Sinkens und Wachsens übrigens auch wieder, allerdings in umgekehrter Verteilung. Hier fällt die Energie in der Zentrallinie am Brustbein dem Verlauf des Ren-Mai folgend, während die Energie seitlich der Zentrallinie auf den Yin-Meridianen (vor allem dem Nierenmeridian) steigt.

Aufrichtung der Wirbelsäule

Die Schulmedizin und auch die herkömmliche krankengymnastische Praxis erreicht eine Aufrichtung der Wirbelsäule durch eine Kräftigung der Rückenmuskulatur seitlich der Wirbelsäule, wie sie z.B. durch isometrische Übungen erzielt wird. Auch diese Methode hat ihre Berechtigung, allerdings funktioniert sie nur dann uneingeschränkt, wenn der Übende noch jung genug ist, um Muskulatur aufzubauen.

Gerade für Anfänger ist es oft schwer oder geradezu unmöglich, eine Qigong-Stellung mit exakt in sich gerader Wirbelsäule einzunehmen. Das liegt zumeist an den Muskeln, die die Wirbelkörper untereinander und mit anderen Knochen verbinden. Diese Muskeln haben durch die gewohnte, gekrümmte Haltung der Wirbelsäule dann nicht die nötige Länge und Flexibilität, um die Stellung entspannt einzunehmen. Es dauert dann einige Zeit des Übens, bis die Muskelfaszien eine Form angenommen haben, die die Aufrichtung der Wirbelsäule bei gleichzeitiger Entspannung der Muskeln ermöglicht.

Die hier beschriebene Form der in sich geraden Wirbelsäule lässt sich natürlich so nicht in den Alltag übernehmen. Es lässt sich sowieso schwer die ideale Form der Wirbelsäule definieren. Die Form der Wirbelsäule ist individuell und kulturell verschieden. So haben Asiaten im Allgemeinen eine flachere Wirbelsäule als Europäer. Wichtig ist jedoch, dass wir uns auch im Alltag bemühen, mit einer möglichst langen und gestreckten Wirbelsäule zu arbeiten, so dass alle Krümmungen möglichst nahe an der zentralen Idealachse sind. So wird die Hebelwirkung und die Belastung für die einzelnen Bandscheiben verringert. Bei Beschwerden durch Verspannungen entlang der Wirbelsäule ist es meist nicht effektiv, nur isoliert im betroffenen Bereich Haltungskorrekturen vorzunehmen. Es sollte die gesamte innere Dynamik des Qigong, die alle Bereiche von Kopf bis Fuß mit einbezieht, auch im alltäglichen Leben geübt werden. Erfahrungen an meiner Schule haben gezeigt, dass Schüler, die chronische Beschwerden mit der Wirbelsäule hatten, in der Regel recht schnell nach einer gewissen Übungspraxis beschwerdefrei waren.

2.5 Der Brustkorb

Anatomische Darstellung des Brustkorbs

Der Brustkorb ist nicht kastenförmig, wie der oft verwendete Begriff Brustkasten nahelegt, sondern eher kegelförmig. Er ist an seinem unteren Ende fast doppelt so breit wie an seinem oberen. Die Illusion, dass der Brustkorb oben breiter ist, rührt von der Lage des Schultergürtels her, der wie ein Joch auf dem Brustkorb aufliegt.

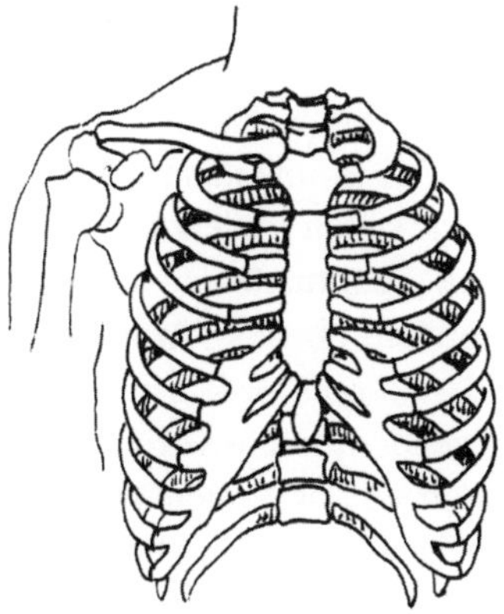

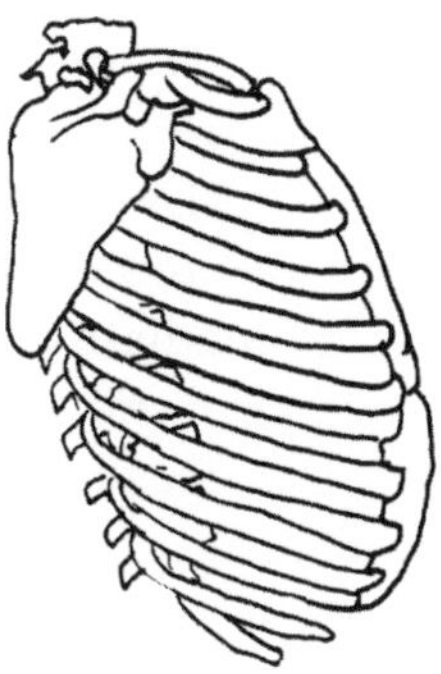

Der Brustkorb von vorn und von der Seite

Der Brustkorb besteht aus zwölf Rippen und dem Brustbein, mit dem zehn dieser Rippen (sieben „echte" und drei „falsche") verbunden sind. Die beiden untersten freien Rippen enden in der Muskulatur der Bauchwand. Die oberste Rippe steht horizontal zum Boden, die folgenden Rippen sind etwas nach unten geneigt. Diese Neigung vergrößert sich im unteren Teil des Brustkorbs. Alle zwölf Rippenpaare sind mit je einem Brustwirbel gelenkig verbunden. Die Beweglichkeit dieser Gelenke nimmt ebenfalls im unteren Bereich des Brustkorbs zu. Vorne am Brustbein bilden die Rippen mit dem Brustbein eine so genannte knorpelige Verbindung, die auch leicht gelenkig ist.

Die Beweglichkeit des Brustkorbes

Die Gelenkigkeit des Brustkorbes, die von außen kaum wahrgenommen wird, ist von entscheidender Bedeutung für die Atmung, da die Lunge über das Rippenfell am Brustkorb „befestigt" ist und das Zwerchfell, der größte Atemmuskel, den Brustkorb nach unten von der Bauchhöhle trennt. Für die Beweglichkeit des Brustkorbes und damit für eine uneingeschränkte Funktion der Atmung sind nicht nur die Atemmuskeln selbst – also das Zwerchfell und die Zwischenrippenmuskulatur – verantwortlich, sondern auch die Muskeln am Rücken, die bei zu starkem Tonus die Gelenke zwischen den Brustwirbeln und den Rippen verengen und damit die Atembewegung der Rippen blockieren können. Die Atmung wird flexibel und frei, wenn die Rippen ihr Gewicht an die Wirbelsäule abgeben können und wenn die Wirbelsäule gut im Becken verankert ist. Im nächsten Abschnitt werden wir sehen, dass der Schultergürtel am Brustkorb befestigt ist. So hat auch die Stellung des Schultergürtels, der ja viel freier beweglich und somit auch leichter in seiner Körperhaltung zu manipulieren ist, einen entscheidenden Einfluss auf die Qualität der Atmung.

Generell gilt: Die Muskeln am Rücken seitlich der Wirbelsäule müssen sinken und durch Entspannung die Gelenke des Brustkorbes für eine tiefe und natürliche Atmung freigeben. Tief ist diese Atmung auch deshalb zu nennen, weil es eben die unteren Rippengelenke sind, die von Natur aus am beweglichsten sind und von dieser Körperhaltung am meisten profitieren, sprich am meisten Atemvolumen schaffen.

Der Verlauf der Energie am Brustkorb

Dass dieses Sinken seitlich entlang der Wirbelsäule identisch mit dem Verlauf des Blasenmeridians ist, haben wir schon im letzten Abschnitt gezeigt. Am vorderen Brustkorb stellt sich die Situation so dar, dass die drei Yin-Meridiane der unteren Extremitäten (Leber-, Milz- und vor allem Nierenmeridian) die Energie an der Körpervorderseite über den Bauch nach oben bringen. Diese aufsteigende Energie seitlich der vorderen Zentrallinie des Körpers steht in einem Zusammenhang mit der sinkenden Energie seitlich der hinteren Zentrallinie des Körpers. Ein leichtes Öffnen am Brustkorb schafft nicht nur Platz für die aufsteigende Energie, sondern unterstützt auch das Sinken lassen an der Körperrückseite.

Der Zusammenhang zwischen Öffnen und Sinken

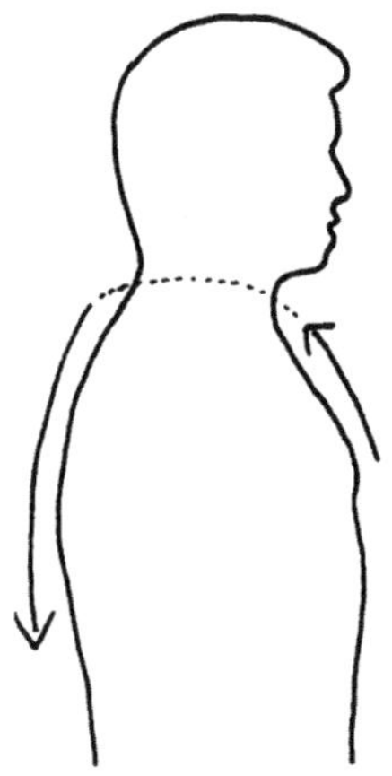

Das „Öffnen an der Brust“

Die Bedeutung des „Öffnens an der Brust“ wird deutlicher, wenn man sich vor Augen hält, dass an der Brust die Yin-Meridiane der Arme (Lungen- und Herzbeutelmeridian; der Herzmeridian selbst beginnt in der Achselhöhle) beginnen und die aufsteigende Energie in die Arme weiterführen. Der obere Brustbereich muss durch seine Körperhaltung Platz machen für den aufwärtsstrebenden Energiefluss an der Körpervorderseite. Dazu darf die Brust auf keinen Fall leicht einsinken, wie man in einigen Taiji- und Qigong-Büchern lesen kann. Die Brustwirbelsäule muss in sich gerade bleiben, es darf kein Rundrücken entstehen, und der Brustkorb muss geweitet, leicht in Verlauf der angesprochenen Meridiane gedehnt werden. Die Beziehung, die hierbei zwischen Körpervorderseite und Wirbelsäule herrscht, kann mit einem Bogen verglichen werden. Wenn die Sehne eines Bogens leicht gespannt wird, muss der Bogen selbst stabil und elastisch sein, da er die Zugspannung kompensieren muss. Wenn die leicht gespannte Sehne der Brustkorb ist, kann die stabile und in sich dynamische Wirbelsäule die Zugspannung leicht ausgleichen. Sobald aber die Brust einsinkt und sich ein Rundrücken bildet, vertauschen sich die Rollen. Die Wirbelsäule wird zur Sehne und die Körpervorderseite, der jegliche durchgängige knöcherne oder bindegewebsartige Stützkonstruktion fehlt, droht zu kollabieren. Resultat ist eine unnötige Muskelarbeit im Rücken und im Bauchbereich, das aufsteigende Qi der Körpervorderseite wird blockiert, da es keinen Platz findet, und außerdem macht das Einsinken der Brust das optimale Sitzen des Schultergürtels unmöglich, so dass auch der Weitertransport von Qi in die Arme behindert wird.

Nun darf der Ausdruck „an der Brust öffnen“ nicht als ein Herausstoßen der Brust oder als ein Aufblasen missverstanden werden. Dieses Öffnen hat nichts mit dem Öffnen und Sinken des Brustkorbes zu tun, wie es bei der Atmung automatisch geschieht. Gemeint ist auch hier wieder, die Dynamik des Öffnens zu pflegen. Sobald der Brustkorb entspannt sein Gewicht abgeben kann, wird er flexibel und beweglich genug, um diese Öffnung wahrzunehmen. Dass das Brustbein nicht nach oben gezogen werden soll, sondern sich im Sinken nach vorne öffnen soll, dazu gibt uns der Verlauf des Ren-Mai aus dem kleinen Energiekreislauf einen Hinweis. Er verläuft in der Mitte des Brustbeins nach unten.

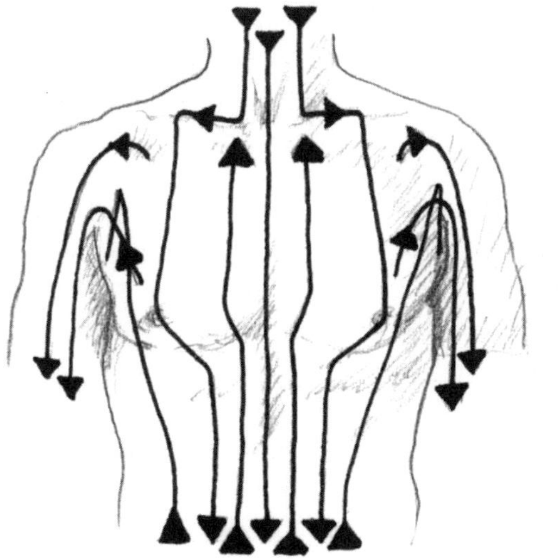

Das "Öffnen an der Brust" im Zusammenhang mit dem Meridianverlauf

Grundhaltung Qigong – eine Haltungskontrolle

Das hier geforderte Öffnen an der Brust ist für einen Übenden, der mit unserer Methode nicht vertraut ist, alleine aufgrund der theoretischen Erklärung wohl kaum nachzuvollziehen. Deshalb soll an dieser Stelle eine Möglichkeit vorgestellt werde, wie die korrekte Dynamik des Brustbereichs erreicht und kontrolliert werden kann. Die im Folgenden beschriebene Körperhaltung kann sowohl im Stehen als auch im Sitzen als Kontrolle für die korrekte Dynamik im Brust- und Schulterbereich oder als Vorbereitung für jede Qigong-Übung eingenommen werden.

Mit dieser Haltungskontrolle werden in der Regel gute Erfolge erzielt, weil hier dem Schüler ein Werkzeug an die Hand gegeben wird, das es ihm erlaubt, die korrekte Dynamik im oberen Rumpfbereich jederzeit objektiv zu erreichen und zu kontrollieren, und zwar unabhängig von der Anwesenheit eines Lehrers. Es ist zu beobachten, dass besonders die Schüler, die diese Haltungskontrolle bewusst und konsequent auch im alltäglichen Leben anwenden, große Fortschritte machen.

Legen Sie die Handrücken folgendermaßen an die seitliche Hüfte:

- das äußere Handgelenk liegt genau am oberen Rand des Beckenknochens, nicht darüber, sonst heben sich die Schultern, und nicht darunter, sonst droht die Brust nach vorne zu fallen und zu schließen.
- die Hände befinden sich exakt seitlich des Körpers, sozusagen an der Hosennaht, ansonsten drohen die Schultern nach vorne oder nach hinten zu kippen.
- Der Handrücken liegt flach an der Hüfte auf.
- Wenn die Handrücken wirklich flach an der Hüfte aufliegen, zeigen die Ellbogen zur Seite, so dass die Armhaltung, von der Seite betrachtet, sehr flach ist.
- Die Finger zeigen direkt nach unten. So kann der Schultergürtel gerade auf dem Brustkorb ruhen, ohne zu kippen.
- Lassen Sie auf jeden Fall die Schultern locker. Spüren Sie, wie die Schultern beim Loslassen nach unten und zur Seite gehen, also der Richtung der Oberarme folgen, und spüren Sie, wie durch das Zur-Seite-Sinken der Schultern seitlich am Brustkorb eine dynamische Öffnung entsteht, ohne dass sich der Brustkorb aufbläst und ohne dass diese Öffnung durch eine bewusste Bewegung oder Anspannung im Brustbereich gehalten werden müsste.
- Um eine vollständige Öffnung zu erreichen, muss auch die Halswirbelsäule gestreckt sein, so dass der Kopf gerade auf dem Rumpf sitzt. Dazu muss das Kinn nach innen genommen werden (siehe auch Kapitel 2.7).

Die Handhaltung zur Korrektur des „Öffnens"

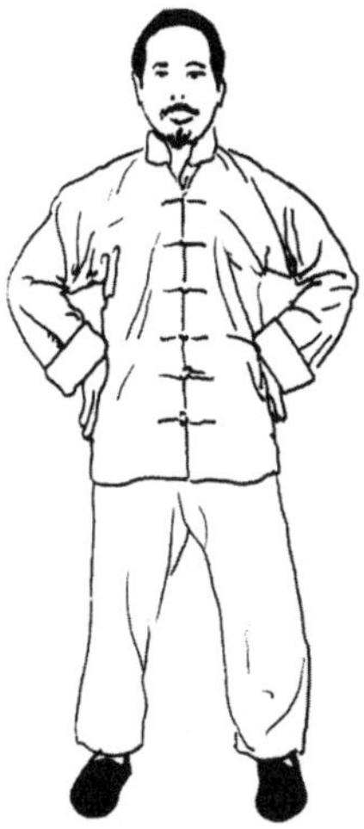
von vorne

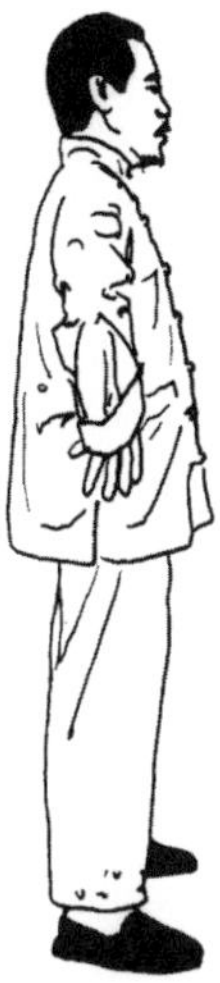
von der Seite

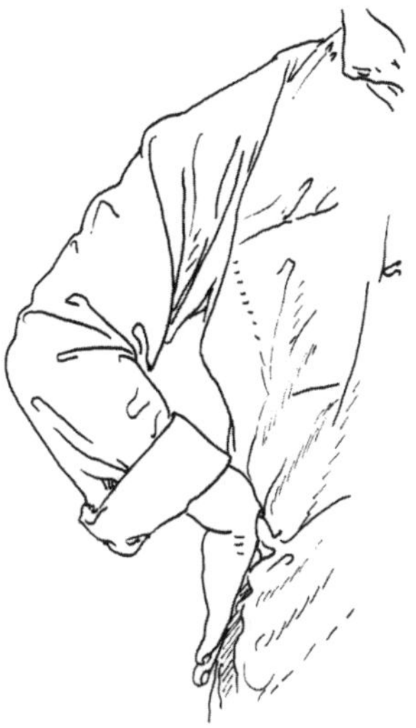
Hand und Beckenkamm

Lunge 1 – das Zentrum der Öffnung an der Brust

Das Zentrum der Öffnung, die durch diese Armhaltung im Brustbereich erreicht wird, ist der Akupunkturpunkt Lunge 1 (zur genauen Lokalisation siehe die Beschreibung des Meridianverlaufs im ersten Teil des Buches). Die Öffnung an diesem Punkt ist von zentraler Bedeutung nicht nur für die Körperhaltung, sondern auch für die Atmung.

Auswirkungen des Öffnens an der Brust

Durch das Zusammenspiel von Beckenkippung, Wirbelsäulenstreckung und Brustkorböffnung wird ein Dehnen und ein Wachsen durch den ganzen Rumpf erreicht. Eine Stauchung auch der inneren Organe wird verhindert; sie werden freier gegeneinander beweglich und können durch diese Rumpfhaltung, wenn die Statik einmal in die Dynamik überführt wird, auch sanft massiert werden.

Das „Öffnen an der Brust" ist in diesem Abschnitt isoliert betrachtet worden. Im folgenden Abschnitt werden wir sehen, dass das Öffnen mit der Aufrichtung des Kreuzbeins zusammenhängt. Der Zusammenhang besteht in einer Entspannung der Rückenmuskulatur, die sich in einem „Fallenlassen der Schulter" und im Ausrichten des Kreuzbeins auf die Ferse äußert.

2.6 Der Schultergürtel

Im Schulterbereich sind die meisten Menschen sehr anfällig für Verspannungen. Die Ursache dafür liegt in der Tatsache, dass Bewegungen der Arme oft zu sehr von der Schultermuskulatur alleine in Gang gesetzt werden, anstatt ihren Ursprung im Becken zu haben. Resultat ist ein Heben und letztendlich ein Verkrampfen der Muskulatur (besonders des Trapezius, des großen Rautenmuskels), da ein Heben der Schulter immer mit Haltearbeit von Muskulatur verbunden ist. Im Schulterbereich gewinnt die Konditionierung unserer Bewegungsmuster eine sehr große Bedeutung, denn kaum jemand bewegt sich im Alltag so, dass eine Armbewegung ihre Kraft aus einer Entspannung der Schultermuskulatur, aus einem Loslassen im Schultergürtel bezieht.

Anatomische Betrachtung des Schultergürtels

Anatomisch betrachtet besteht der Schultergürtel aus Schlüsselbein und Schulterblatt und dient der Befestigung der Arme. Das Schultergelenk, das den Übergang vom Rumpf zu den Armen bildet, ist wie das Hüftgelenk auch ein Kugelgelenk, also in fast alle Richtungen frei beweglich. Die Bewegungsfreiheit im Schultergelenk ist aber um einiges größer als im Hüftgelenk. Dies liegt daran, dass die Gelenkpfanne des Schulterblatts, in der das Ende des Oberarmknochens ruht, flacher ist und dass die Fixierung durch eine Bänder- und Muskelmanschette erfolgt.

Die Befestigung der Arme am Rumpf

Auch die Arme geben ihr Gewicht letztendlich an die Wirbelsäule ab, weder Arme noch Schultergürtel sind jedoch direkt mittels Knochen mit der Wirbelsäule verbunden. Die Arme hängen am Schultergürtel, der Schultergürtel sitzt auf dem Brustkorb und der Brustkorb schließlich ist stabil mit Hilfe der Rippen an der Wirbelsäule befestigt. So liegen zwischen Wirbelsäule und Oberarmknochen fünf Gelenke, die alle in ihrer Struktur eine Armbewegung und die Ableitung der aus der Armbewegung resultierenden Kraft an die Wirbelsäule beeinflussen. Die Wirbelsäule bildet ein erstes Gelenk mit den Rippen, das zweite Gelenk – das genau genommen kein Gelenk, sondern eine knöcherne Verbindung ist – bilden die Rippen mit dem Brustbein, das Brustbein wiederum bildet an seinem oberen Rand ein drittes Gelenk mit dem Schlüsselbein, am Schlüsselbein hängt, mit einem vierten Gelenk verbunden, das Schulterblatt, das jetzt erst das flexible fünfte Gelenk mit dem Oberarmknochen bildet. Es wird deutlich, dass weder der Schultergürtel noch die an ihm befestigten Arme durch knöcherne Strukturen stabilisiert und gestützt werden. Diese Aufgabe übernehmen im Bereich des Schultergürtels fast ausnahmslos Bänder. Bei keinem anderen Körperabschnitt wird das Hängen im Bindegewebe, also das Loslassen und Sitzenlassen des Körperteils schon durch die anatomische Struktur so nahegelegt wie im Schultergürtel. Alles andere als ein Loslassen des Schultergürtels in seinen Bindegewebsstrukturen bedeutet den Einsatz von Haltemuskulatur.

Die Stützkraft des Bindegewebes ist, wie wir im dritten Kapitel gesehen haben, gratis, der Einsatz von Muskulatur verbraucht aber nicht nur unnötige Energie, sondern behindert außerdem den Qi-Fluss.

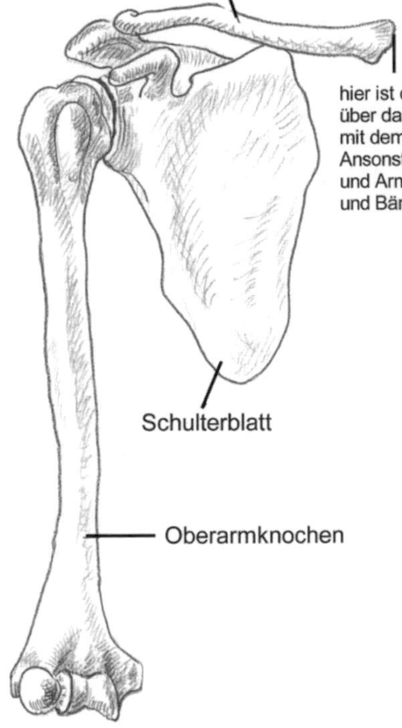

Die rechte Schulterpartie von vorn

Das „Sitzen" des Schultergürtels

Damit dieses Loslassen des Schultergürtels aber zum gewünschten Erfolg, nämlich einer größtmöglichen Entspannung führt, muss der Schultergürtel auch optimal auf dem Brustkorb sitzen können. Dies ist ein weiteres Beispiel dafür, dass man eine maximale Entspannung der Muskulatur nicht von einer guten, d.h. einer im Schwerkraftfeld der Erde ausgerichteten Körperhaltung trennen kann. Das „Sitzen" des Schultergürtels auf dem Brustkorb ist abhängig von der Streckung und Aufrichtung der Brustwirbelsäule. Behält die Brustwirbelsäule ihre Krümmung bei, rutschen die Schultern bei Entspannung der Schultermuskulatur nach vorne, beeinträchtigen die Gesamtbalance des Rumpfes und machen wiederum Haltearbeit von anderen Muskeln nötig. Die Aufrichtung der Brustwirbelsäule geschieht durch das Öffnen an der Brust, wie es im letzten Abschnitt beschrieben wurde, und durch die Kopfhaltung, die im nächsten Abschnitt beschrieben werden wird. Das Öffnen an der Brust ist tatsächlich die zentrale Anweisung für den oberen Rumpfbereich. Es ist auch Voraussetzung für eine optimale Ausrichtung und Entspannung des Schultergürtels. So lässt sich auch das Sitzen des Schultergürtels mit der im vorherigen Abschnitt beschriebenen Kontrollhaltung, bei der die äußeren Handgelenke an den Beckenkamm gelegt werden, nachvollziehen.

Um Missverständnisse zu vermeiden, soll auch hier noch einmal betont werden, dass die innere Bewegungsdynamik, die an unserer Schule mit „Öffnen an der Brust“ beschrieben wird, kein Nach-vorne-Stoßen des Brustbeins ist. Natürlich kann auch so eine Haltung erzielt werden, die mit „an der Brust geöffnet“ oder mit dem militärischen „Brust raus“ bezeichnet werden könnte. Der Unterschied zu unserer Bewegungsanweisung ist der, dass bei dem Öffnen, wie wir es praktizieren, die Schulterblätter offen bleiben und so ein seitliches Sitzenlassen des Schultergürtels möglich wird. Von oben betrachtet fallen die Schultern genau seitlich, so dass sich die Schulterblätter nicht näherkommen.

Das Öffnen der Schulterblätter

Die Schultern fallen seitlich und werden nicht nach hinten gezogen, die Schulterblätter kommen einander nicht näher.

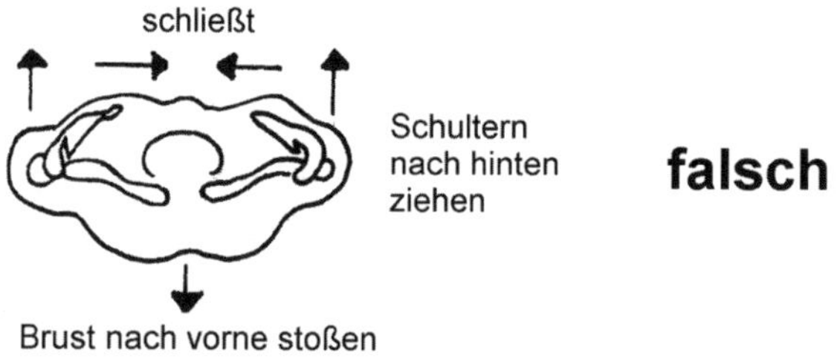

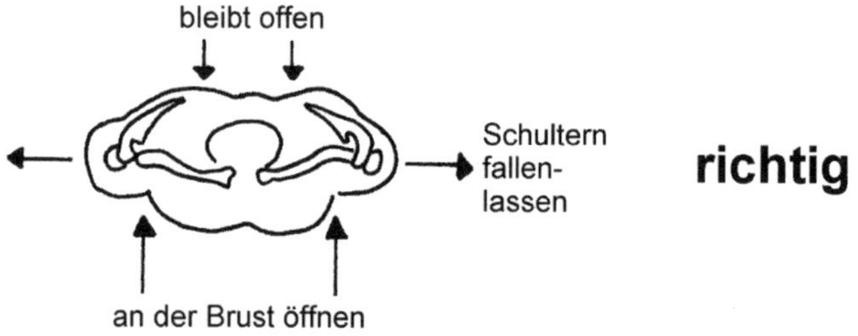

Das Fallenlassen der Schultern

Dieses Sitzen des Schultergürtels ermöglicht nun das Fallenlassen der Schultern, ohne dabei weder an der Körpervorder- noch an der Körperrückseite eng zu werden.

Durch das Fallenlassen der Schultern wird das Gewicht des Schultergürtels und der Arme, das ja letztendlich an die Wirbelsäule abgegeben wird, möglichst nahe an der zentralen Achse des Körpers orientiert. Diese größtmögliche Nähe zur zentralen Achse ist ein Prinzip, das wir beim Heben von Gegenständen automatisch anwenden. Jeder weiß, dass die Muskelarbeit, die man aufwenden muss, um selbst ein leichtes Glas voll Wasser anzuheben, umso geringer wird, je näher man dieses Glas am Körper in die Höhe führt.

Der Verlauf der Energie im Schulterbereich

Auch der Verlauf der Energie auf den Meridianen legt dieses Fallenlassen der Schultern nahe. Im oberen Rückenbereich fällt der Blasenmeridian mit zwei Ästen parallel zur Wirbelsäule nach unten, wobei der äußere Ast fast an der inneren Kante des Schulterblattes entlang verläuft. Hier schließt sich der Kreis, denn das Fallenlassen der Schulter findet, sowohl energetisch als auch anatomisch betrachtet, seine Fortführung in der Ausrichtung des Kreuzbeins in Richtung Boden, dem Sitzen. Jetzt wird es möglich, das Zusammenwirken der Haltungsanweisungen für den Rumpf zu beschreiben. Zur korrekten Haltung des Rumpfes muss der Übende lediglich drei Aspekte bewusst ausführen. Die korrekte Haltung des Rumpfes lässt sich auf die Formel bringen:

Sitzen – Öffnen – Fallenlassen

Die Dynamik des Rumpfes: Sitzen – Öffnen – Fallenlassen

Sitzen: Durch das Ausrichten des Kreuzbeines und des unteren Endes der Wirbelsäule in einer geraden Linie nach unten in Richtung der Ferse fällt die Energie an der Körperrückseite nach unten. Die Energie folgt dabei dem Verlauf des Blasenmeridians, der an der Körperrückseite parallel zur Wirbelsäule nach unten zieht, in der Mitte der Rückseite der Beine senkrecht nach unten geht und dann außen an der Ferse die Fußkante entlang zum kleinen Zeh geht. (Man erinnert sich an die Anweisung, die Fußaußenkanten stärker als die Fußinnenkanten zu belasten; auch dies aktiviert den abwärtsstrebenden Energiefluss des Blasenmeridians und dient der Verwurzelung)

Der abwärts verlaufende Energiefluss des Blasenmeridians an der Rückseite des Körpers und der Außenseite der Füße verursacht als Gegenbewegung einen aufwärtsgerichteten Energiefluss an der Körpervorderseite. Dieser aufwärtsgerichtete Energiefluss entspricht in seinem Verlauf vor allem dem Nierenmeridian. Der Nierenmeridian folgt im großen Energiekreislauf dem Blasenmeridian. Der Nierenmeridian beginnt an der kleinen Zehe, geht zur Fußmitte zum Akupunkturpunkt Niere 1 = Die sprudelnde Quelle (die Anweisung, die Fußaußenkanten mehr zu belasten, bewirkt im Allgemeinen, dass sich die Sprudelnde Quelle vom Boden abhebt und so die Aufwärtsbewegung der Energie auf dem Nierenmeridian unterstützt), von dort geht der Nierenmeridian an der Beininnenseite und der Körpervorderseite nach oben bis zu den Schlüsselbeinen. Um dieser aufsteigenden Energie genügend Raum zu bieten und den Energiekreislauf nicht zu unterbrechen, muss man vorn an der Brust in Höhe des Schultergürtels...

Öffnen: Dieses Öffnen schafft einerseits Raum für die aufsteigende Energie, andererseits ermöglicht das Öffnen an der Brust das Einbeziehen der Arme in den vorhandenen Energiekreislauf. Zentraler Punkt des Öffnens ist der Anfangspunkt des Lungenmeridians.

Fallenlassen: Fallenlassen bedeutet, die Schultern sitzen zu lassen und durch das Öffnen weder anzuheben noch nach hinten zu kippen. Die Energie kann dadurch auf dem Blasenmeridian, der im Bereich der Schulterblätter auf der Körperrückseite nach unten zieht, wieder nach unten fallen. So ist der Energiefluss im Körper konstant gewährleistet.

Die hier beschriebene Körperhaltung des Schultergürtels mit seiner inneren Dynamik des „Sitzenlassens“ und das dafür grundlegende Öffnen an der Brust sind Grundvoraussetzung dafür, dass Qi über die Meridiane der Lunge, des Herzen und des Herzbeutels in die Arme fließen kann und dort für Anwendungen zur Verfügung steht. Bevor jedoch die Struktur der Armbewegungen im übernächsten Abschnitt beschrieben wird, soll im nächsten Abschnitt die innere Dynamik des Kopfbereiches geklärt werden, die aufgrund der Verbindung des Kopfes mit dem Rumpf über die Halswirbelsäule in direktem Zusammenhang mit der Körperhaltung von Brust und Schulter steht.

2.7 Hals und Kopf

Anatomische Beschreibung des Kopfes

Der Kopf eines ausgewachsenen Menschen wiegt zwischen sechs und acht Kilo. Dieses Gewicht in Form einer Kugel wird auf dem oberen Ende unserer Wirbelsäule balanciert. Wenn die Balance schlecht ist, muss das Gewicht des Kopfes zumindest zum Teil durch Muskelarbeit getragen werden. Arbeit von Haltemuskulatur bedeutet aber bei Fehlhaltungen eine chronische Anspannung der Muskulatur, die zur Muskelverhärtung, also zur allgemein bekannten Muskelverspannung im Nackenbereich führen kann.

Für die Beweglichkeit des Kopfes sind zwei unterschiedliche Gelenke verantwortlich. Die Bewegung des Neigens des Kopfes erfolgt zwischen dem Schädelknochen selbst und dem Atlas, dem obersten Wirbel der Halswirbelsäule. Auf diesem ruht der Kopf wie eine Wippe. Eine Drehung des Kopfes wird dadurch möglich, dass sich der Atlas um den knöchernen Fortsatz des zweiten Halswirbels, Axis genannt, dreht. Zentrum der Kopfbewegung und auch Balancepunkt für das Gewicht des Kopfes ist also der Atlas, der oberste Halswirbel.

Die Balance des Kopfes

Es ist relativ schwierig, den Kopf gerade auf dem oberen Ende der Wirbelsäule zu balancieren, weil uns im Allgemeinen die Vorstellung fehlt, wo sich der Balancepunkt, also der Atlas, befindet. Er befindet sich im Körperinneren und ist somit nicht direkt zu ertasten. Man kann sich die Lage des Balancepunktes aber auf folgende Art und Weise bewusst machen. Legen Sie je einen Finger in die Vertiefung unter dem Ohrläppchen zwischen Kieferknochen und Schädelbasis. Beide Fingerspitzen zeigen nun auf den Atlas, und in der Mitte der Verbindungslinie beider Finger liegt der gesuchte Balancepunkt. Fast immer wird der

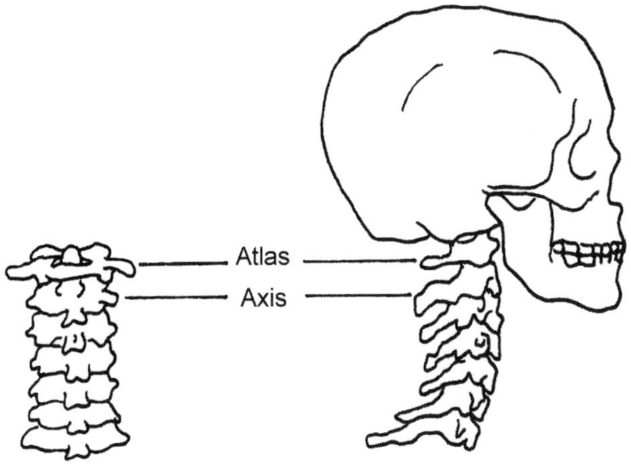

Kopf von der Seite mit Atlas und Axis

Kopf zu weit nach vorne gehalten. Eine Korrektur hin zur korrekten Kopfhaltung ist möglich, indem Sie beide Finger sanft nach hinten und leicht nach oben schieben. Der Kopf folgt der Bewegung, ohne Muskelkraft einzusetzen. Wenn Sie gleichzeitig darauf achten, dass sich ihre Schultern bei dieser Korrekturbewegung der Finger senken und nicht heben, werden Sie feststellen, dass diese Kopfhaltung dadurch, dass sie auch die Struktur des oberen Teils der Wirbelsäule beeinflusst, das oben beschriebene Öffnen an der Brust sehr begünstigt. Einen Nachteil hat die hier beschriebene Korrektur der Kopfhaltung allerdings. Es besteht die Gefahr, dass man das Kinn zu weit auf die Brust senkt und dabei die Nackenmuskulatur überdehnt, während sich die seitliche Halsmuskulatur zu sehr verkürzt. Insgesamt sollte der Kopf aber als ganzes so leicht wie möglich auf dem Ende der Wirbelsäule schweben; das Strecken am hinteren Ende der Wirbelsäule bringt kein Senken der Vorderseite des Kopfes mit sich.

Es gibt zwei äußere Anhaltspunkte, mit denen man ein zu starkes Neigen des Kopfes auf die Brust verhindern kann. Erstens sollte der Blick in der Endstellung bei entspannter Augenstellung geradcaus gehen und sich nicht zu Boden neigen. Hilfreich kann hier der Blick in einen an der Wand hängenden Spiegel sein. Wenn man sich dort selbst in die Augen schaut, hat der Blick die richtige Richtung. Der zweite Anhaltspunkt ist die Stimme. Wenn wir das Kinn zu weit auf die Brust gezogen haben, wird der vordere Halsbereich und damit auch der Durchgangskanal für die Luftröhre enger. Das darf nicht passieren. Wenn man während der oben beschriebenen Korrektur einen Summton ausstößt, darf dieser durch die neue Kopfhaltung nicht abgepresst werden.

An unserer Schule bezeichnen wir diese Kopfhaltung mit den Worten „Das Kinn nach innen nehmen“. Damit soll ausgedrückt werden, dass das Kinn nicht einfach mechanisch nach hinten geschoben werden soll;

dadurch wird zwar auch die Halswirbelsäule und die Nackenmuskulatur gestreckt, aber in einer Form, die im Nacken Spannung aufbaut.

Die Kopfhaltung im Qigong

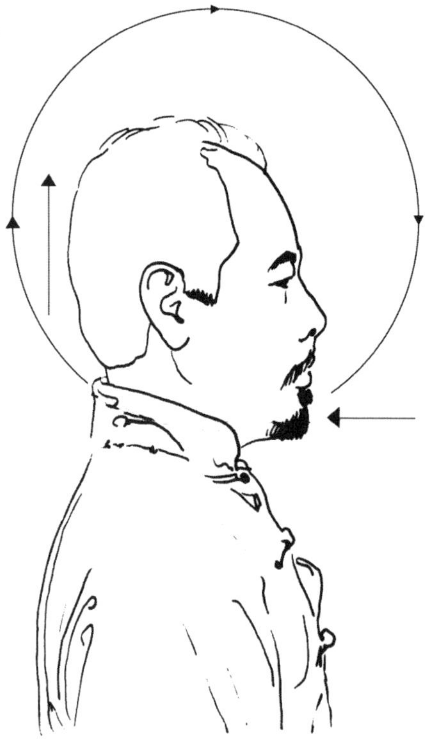

Das Kinn nach innen zu nehmen bedeutet, eine Balance zur Dynamik des Energieverlaufs für die obere Rumpfpartie zu schaffen, wie sie in den letzten Abschnitten beschrieben wurde. Die Energie steigt am Rumpf an der Körpervorderseite und fällt an der Körperrückseite. Der Kopf sitzt sozusagen am Wendepunkt des Energieverlaufes des Rumpfes und sollte, um ein Kippen der Energie an dieser Stelle zu vermeiden, eine innere Gegendynamik in Form einer Drehung in die entgegengesetzte Richtung haben.

Energetische Auswirkungen der Kopfhaltung

Energetisch hat diese Kopfhaltung vor allem die Funktion, die Dynamik des Brustbereichs, die ja ursprünglich über die Wirbelsäule aus dem Becken kommt, in den Kopfbereich fortzusetzen. Die hier beschriebene Kopfhaltung ermöglicht auf allen Meridianen einen freien Energiefluss und öffnet vor allen Dingen auch das obere Tor für das Qi des kleinen Energiekreislaufes, der durch die Wirbelsäule nach oben aufsteigt. Unteres und oberes Ende der Wirbelsäule folgen in ihrer Bewegungstendenz also der Dynamik von Yin und Yang. Das untere Ende der Wirbelsäule zieht nach unten (Yin), während das obere Ende der Wirbelsäule nach oben zieht (Yang). Gmeinsam ist beiden Enden, dass die jeweilige Tendenz durch eine Streckung und Verlängerung der Wirbelsäule erreicht wird. Diese Bewegungsdynamik des Yin-Yang wird allgemein als „Sinken und Wachsen" bezeichnet.

Die innere Dynamik des Kopfes

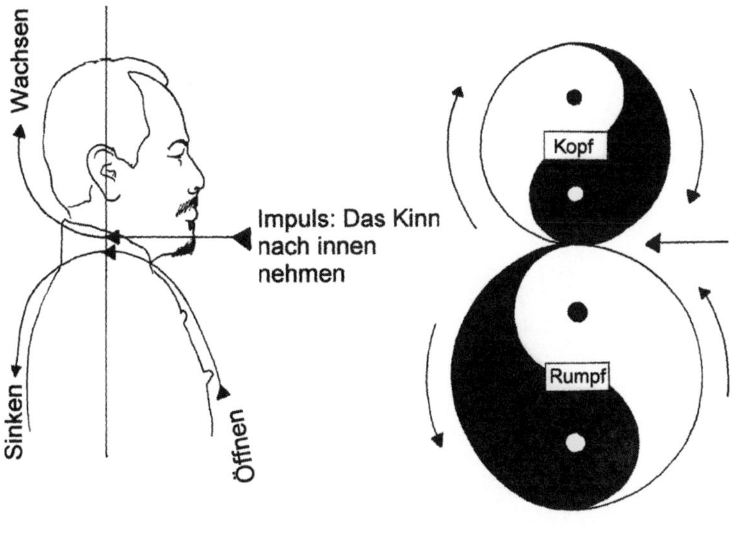

Die Streckung der Wirbelsäule

Dieses Sinken und Wachsen geht mit einer Streckung der Wirbelsäule einher. Man kann sich diese Streckung tatsächlich so vorstellen, dass die Wirbelsäule an beiden Enden in die Länge gezogen wird. Am unteren Ende besorgt den Zug die Schwerkraft, wenn das Becken gekippt wird und das Kreuzbein bei aufgerichteter Lendenwirbelsäule in Richtung der Fersen fällt. Das Sinken passiert also vor allem durch Muskelentspannung. Der nach unten fallenden Energie muss durch die Ausrichtung des Kreuzbeins auf die Fersen nur noch die richtige Richtung gegeben werden. Am oberen Ende kann der Zug nicht durch die Schwerkraft alleine erreicht werden, da die Zugbewegung nach oben erfolgen muss. Für das Wachsen ist die innere Dynamik der Kopfhaltung, die entsteht, wenn das Kinn nach innen genommen wird, verantwortlich. Beide Male ist eine Drehbewegung als Auslöser für die Streckung des entsprechenden Teils der Wirbelsäule verantwortlich. Im Becken dreht das Dantian, im Kopfbereich bewegt sich das Kinn auf einem minimalen Ausschnitt einer Kreisbahn.

Die Streckung der Wirbelsäule durch die innere Dynamik von Becken und Kopf

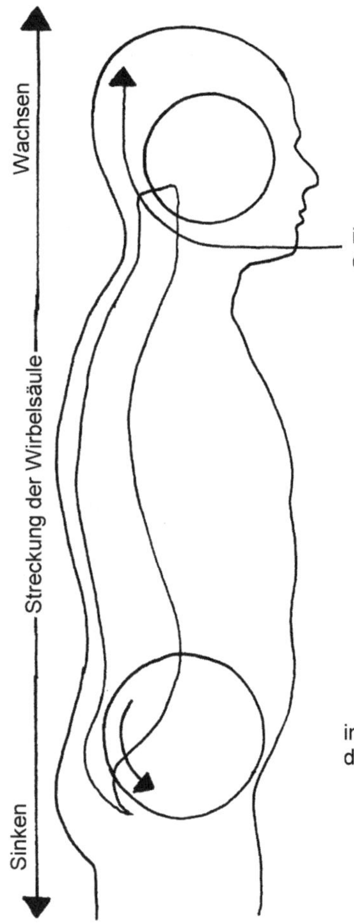

Der Energieverlauf am Kopf

Vom Meridianverlauf her ist es sehr schwierig, exakte und sinnvolle Anweisungen für die Kopfhaltung zu geben, da dieser am Hals und am Kopf sehr komplex ist. Eine Hilfestellung können der Verlauf der Blasen- und des Gallenblasenmeridians sein, die beide auf der Rückseite des Nackens nach unten ziehen, und der Verlauf des Magenmeridians, der seitlich am Gesicht bis zu den Kieferknochen fällt. In der Mitte der eben beschriebenen, nach unten führenden Meridianverläufe liegt in etwa die zentrale Achse des Körpers, also das Ende der Wirbelsäule und der aufsteigende Verlauf des Du-Mai aus dem kleinen Energiekreislauf. Wenn man bewusst versucht, entlang dieser Meridianverläufe zu entspannen, so dass das Gewicht des Kopfes sauber an die Wirbelsäule abgegeben wird, wird man feststellen, dass der Magenmeridian auch die Kaumuskulatur durchläuft, die oft zu sehr angespannt ist.

Die Kaumuskulatur sollte aber entspannt sein. Wird die oben beschriebene innere Dynamik der Kopfhaltung befolgt, schließt sich der Mund durch das nach innen gehende Kinn von selbst; die Kaumuskulatur muss sich nicht mehr anspannen, um den Unterkiefer zu halten. So ist der Mund beim Qigong meist geschlossen, so dass sich die Lippen leicht berühren. Die Lippen können auch leicht geöffnet sein.

Der Blick

Der Blick ist im Qigong meist locker mit normal geöffneten Augen. Spezielle Anweisungen für die Richtung des Blicks werden den ein-zelnen Übungsbeschreibungen in den Praxisbänden beigegeben. Von allgemeiner Bedeutung ist die Tatsache, dass der Blick die Kopfbewegung führt. Der menschliche Körper führt in bestimmten Situationen Bewegungen reflexartig durch, d.h. nicht als bewusste Willensanstrengung, sondern als Reaktion auf ein wahrgenommenes Ereignis. Es wurde festgestellt, dass bei reflexartigen Bewegungen, die eine Kopfdrehung einschließen, der Reflex für die Änderung der Blickrichtung – also die Aktivierung der Augenmuskulatur – immer kurz vor der Kopfbewegung – also der Aktivierung der Halsmuskulatur – stattfindet. Der Blick gibt also, sei es durch seine tatsächliche Blickrichtung oder durch seine Bewegungstendenz, wichtige Impulse für die Kopfbewegung.

2.8 Die Arme

In diesem Abschnitt soll beschrieben werden, wie sich die innere Dynamik aus dem Schultergürtel in die Arme fortsetzt. Antrieb für den Qi-Fluss in die Arme ist das Öffnen an der Brust. Ein optimales Sitzen der Schultern ist ohne ein Öffnen vorn an der Brust nicht möglich. Wenn das Fallenlassen der Schultern richtig ausgeführt wird, öffnen sich automatisch die Ellbogen leicht. Die Achselhöhle, in der der Herzmeridian entspringt und zur Hand zieht, wird dadurch konstant geöffnet, so dass auch dieser Meridian aktiviert und nicht blockiert wird.

Die Energie geht immer am Arm entlang

Das Öffnen an der Brust und das Fallenlassen der Schulter haben also Auswirkungen auf die gesamte Armstruktur in der Bewegung. Durch das dynamische Sitzen des Schultergürtels entsteht ein Impuls auf den Oberarmknochen, der bei entspannter Körperhaltung einen Schub erhält. Die Energie, die durch das Öffnen an der Brust in die Arme geleitet wird, bewegt sich immer am Arm entlang, solange sie nicht durch eine verspannte oder falsche Armhaltung blockiert oder verschwendet wird.

Das Öffnen der Ellbogen – AUV

Die Auswirkung des Öffnens an der Brust zeigt sich zuerst in einem Öffnen der Ellbogen, sie streben leicht nach außen. Wenn die Ellbogen nach außen streben, gehen sie aber auch automatisch nach hinten. Diese Bewegungstendenz ist aber unerwünscht, da sie dem Fallenlassen der Schultern entgegenwirkt. Die Ellbogen sollten also immer eine leichte Bewegungstendenz nach vorne haben. Ellbogen, die nach vorne gehen, heben sich auch. Auch das ist nicht erwünscht, also sollte man auch die

Ellbogen immer fallenlassen. So kann die Dynamik, die durch die beschriebene Haltung des Rumpfes erreicht wurde, in die Arme übernommen werden. Oft wird diese innere Tendenz der Ellbogen auch durch die Anweisung beschrieben, die Ellbogen immer offen zu halten. An unserer Schule sagen wir: die Ellbogen sind immer AUV, d.h. sie haben eine innere Dynamik nach Außen, Unten und Vorne, egal, in welcher Haltung sich die Arme gerade befinden und egal, welche tatsächliche äußere Bewegung die Arme gerade ausführen.

Als Beispiel hierfür mag die dritte Position des stehenden Qigong dienen, bei dem die Arme angehoben sind. Trotz der äußeren Richtung der Oberarme nach oben dürfen die Ellbogen nicht bewusst angehoben werden, sondern müssen ihre innere Dynamik nach unten behalten.

Die dritte Position des stehenden Qigong von der Seite

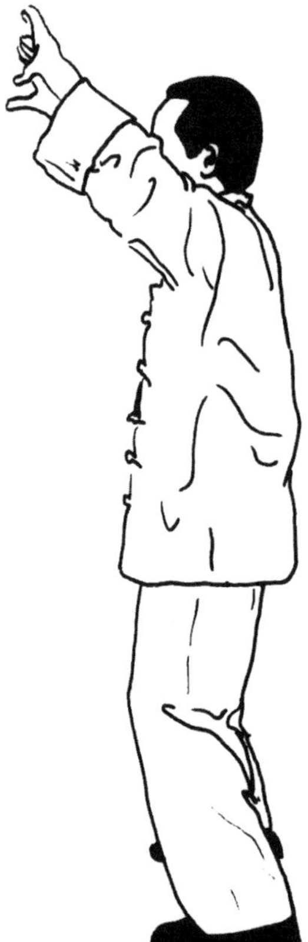

Auch wenn dieses Prinzip bei statischen Qigong-Stellungen wesentlich einfacher zu beachten ist als bei Bewegungen der Arme, bleibt auch bei äußeren Aufwärtsbewegungen der Oberarme die innere Bewegungstendenz immer dieselbe. So ist auch das Heben der Arme bei der in Abschnitt 2.2 beschriebenen Übung „Taiji Yin-Yang“ nicht von einer inneren Aufwärtstendenz gekennzeichnet. Auch hier haben die Ellbogen immer die innere Tendenz nach außen, unten und vorne. Die äußere Aufwärtsbewegung der Arme wird hier durch eine Betonung der inneren Vorwärtstendenz der Arme erreicht.

Kontrolle der Öffnung der Ellbogen

Diese hier beschriebene innere Tendenz der Ellbogen lässt sich ebenfalls anhand der in Abschnitt 2.7 vorgestellten Kontrollhaltung für das Öffnen an der Brust nachvollziehen. Die im ersten Augenblick ungewöhnliche Arm- und Handhaltung der Kontrollhaltung erfüllt den Zweck, diese innere Dynamik zu üben. Die Ellbogen können in dieser Stellung – wenn sie wirklich korrekt eingenommen wird, d.h. wenn die Hand mit dem Handrücken an der seitlichen Hüfte anliegt, das Handgelenk dabei exakt an der Oberkante des Beckenknochens aufliegt und die Finger exakt nach unten zeigen – die Ellbogen können gar nicht anders als eine innere Bewegungstendenz nach außen, unten und vorn zu entwickeln. Machen Sie den Test und stemmen Sie, ohne die Rumpfhaltung zu ändern, die Hände wie gewohnt mit den Daumen nach hinten zeigend in die Hüfte. Sie werden feststellen, dass bei diesem normalen Stemmen der Hände in die Hüfte die Ellbogen eine Bewegungstendenz nach hinten, innen und unten haben und somit die Dynamik im Schulterbereich zerstört wird. Die hier empfohlene Kontrollhaltung fordert nicht nur das Öffnen an der Brust und das Fallenlassen der Schultern nahezu zwingend heraus, sondern verleiht auch den Ellbogen die gewünschte innere Dynamik, so dass die Energie immer am Arm entlang gehen kann.

2.9 Die Hände

Lockere Handgelenke

Im Qigong ist es wichtig, die Handgelenke immer so locker wie möglich zu halten, da das Handgelenk mit der Schulter in Verbindung steht. Wenn im Handgelenk Spannung auftritt, ist es fast unmöglich, die Schulter entspannt zu halten.

Die Finger sind also bei den allermeisten Qigong-Übungen, solange keine andere Hand- oder Fingerhaltung vorgeschrieben ist, geöffnet.

Das Öffnen der Finger

Das Öffnen der Finger geschieht bei dieser Handhaltung von der Handwurzel her. Die Finger werden nicht isoliert bewegt und gestreckt, sondern das Öffnen der Hand ist wie ein Wachsen von der Handwurzel her. Bildlich lässt sich dieser Impuls für das Öffnen der Hand vergleichen mit der Art und Weise, wie z.B. der Zahnarzt seine Gummihandschuhe vor der Behandlung aufbläst, oder mit dem Ausrollen eines Teiges mit einem Nudelholz. Beide Bilder machen deutlich, dass die Energie zum Öffnen der Hand vom Arm her kommt. Es ist der gleiche Energiefluss, der durch das Öffnen an der Brust immer am Arm entlang läuft und hier den Punkt findet, wo die Energie in der Regel zur Anwendung bereit-

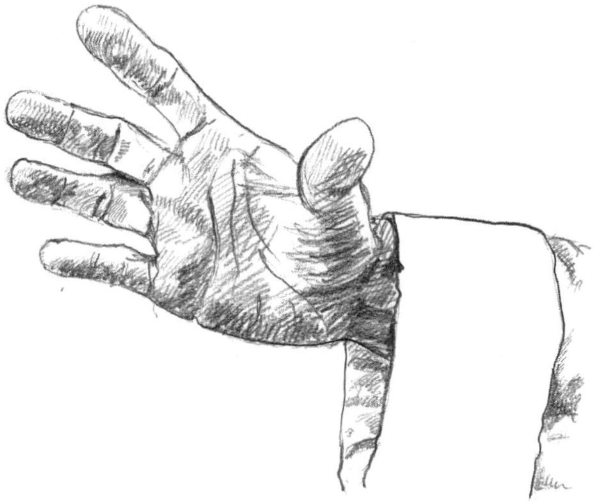

stehen sollte. So geschieht das Öffnen der Finger in fortgeschrittenen Übungsstadien aus der Gesamtdynamik der Bewegung heraus.

Die Haltung des Daumens

Diese beiden eben genannten Bilder brauchen in einem Punkt noch eine Konkretisierung, nämlich bei der Haltung des Daumens. Die Stellung der Daumen ist eine der Kleinigkeiten, denen im Qigong und auch im Taiji besondere Bedeutung zukommen. Zur Nagelbettfalte des Daumens zieht der Lungenmeridian, und durch eine falsche, zu enge Daumenhaltung kann der Energiefluss auf diesem Meridian und damit auch eine optimale, befreite Atmung blockiert werden. Die optimale Daumenhaltung ist durch eine entspannte Öffnung im Daumengrundgelenk gekennzeichnet. Äußerlich kann man die Korrektheit dieser Öffnung folgendermaßen nachkontrollieren. Spreizen Sie Ihren Daumen ab und bewegen Sie ihn langsam in unterschiedliche Richtungen. Beobachten Sie dabei die Haut zwischen Daumen und Zeigefinger, so werden Sie feststellen, dass sich in diesem Bereich je nach Bewegung des Daumens unterschiedliche Falten bilden. Die korrekte Daumenstellung ist diejenige, die sich entspannt einnehmen lässt und bei der keine Hautfalten zwischen Daumen und Zeigefinger auftreten.

Vergleich: geöffnete und geschlossene Finger

Bei dieser Handhaltung ist der Energiefluss vollständig, da am wenigsten die Gefahr besteht, Qi durch unkorrekte Haltung der einzelnen Finger zu blockieren. Allerdings ist der Qi-Fluss bei dieser Handhaltung nicht gerichtet, sondern zerstreut. Aus diesem Grund wird die Taiji-Form auch meist mit geschlossenen Fingern geübt, sodass Qi je nach Bewegung und Anwendung der Bewegung in der Kampfkunst eine eindeutig definierte Richtung hat.

Die Faust

Als letztes soll nun noch die Handhaltung bei der Bildung einer Faust im Qigong erläutert werden. Wird die Faust gebildet, rollen sich die Finger locker nach innen, ohne fest zuzudrücken. Die Faust bleibt auch nach dem Schließen locker; die innere Dynamik des Faustbildens geht aber immer weiter. Der Unterschied zur „normalen" Faust, wie sie in den externen Kampfkünsten oder beim Boxen gebildet wird, ist die Position des Daumens. Die Daumenspitze wird so auf das Mittelgelenk des Zeigefingers gelegt, dass die Daumenspitze von der Seite betrachtet mit der Schlagfläche der Faust abschließt. Der Grund für diese Daumenhaltung liegt wieder in der Öffnung des Lungenmeridians.

Die Faust im Qigong

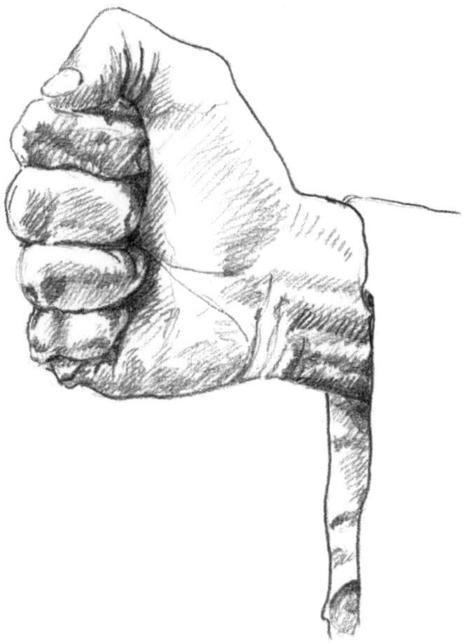

2.10 Die Gesamthaltung und das Zusammenwirken der Energiekreisläufe

Im Folgenden sollen die Grundprinzipien der Haltung im Qigong anhand der in Abschnitt 2.5 beschriebenen Kontrollhaltung für Übungen im schulterbreiten Stand zusammengefasst werden. Es wird empfohlen, diese Haltung vor jeder Qigong-Übung im schulterbreiten Stand kurz einzunehmen und als Ausgangsbasis für die Ausgangsposition der speziellen Qigong-Übung zu benutzen. So wird eine möglichst korrekte Ausgangsbasis für die einzelne Übung geschaffen.

Die Grundstellung des Qigong

Die Übungsanweisungen für diese Ausgangsstellung lauten:

- Die Füße stehen schulterbreit und parallel.
- Die Knie sind leicht gebeugt und werden in Richtung über die Fußspitzen gezogen.
- Die Lendenwirbelsäule wird aufgerichtet und das Kreuzbein in Richtung Boden fallengelassen.
- Die Wirbelsäule richtet sich in sich gerade und senkrecht über dem Kreuzbein auf.
- Der Kopf ruht auf der aufgerichteten Wirbelsäule; das Kinn wird leicht nach innen genommen; der Blick geht geradeaus nach vorne.
- Die Hände werden seitwärts an die Hüften gelegt, wobei das äußere Handgelenk am Beckenkamm ruht. Die Finger zeigen dabei nach unten. Die Ellbogen werden durch diese Armhaltung geöffnet und zeigen zur Seite.

Grundstellung des Qigong zur Kontrolle der korrekten Körperhaltung

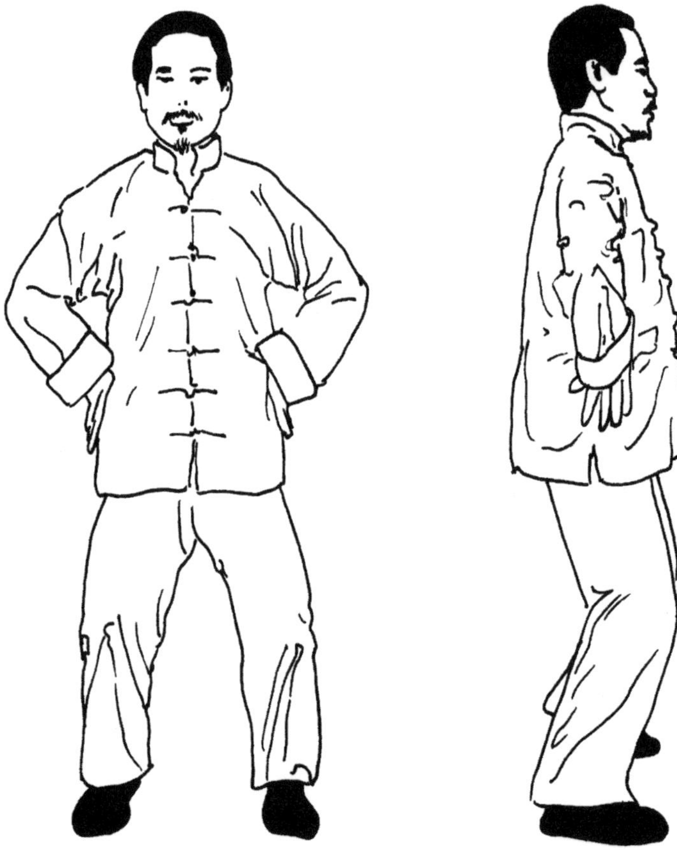

Zusammenfassen der inneren Dynamik

Ausgangspunkt der inneren Dynamik und jeder äußeren Bewegung ist das Zentrum des Menschen im Beckenraum. Das Becken wird gekippt, sodass das Kreuzbein auf die Fersen gezogen wird. Diese Beckenkippung bewirkt eine Streckung der Wirbelsäule im Lendenwirbelbereich, das untere Tor und das Ming-men (siehe auch: Beschreibung des kleinen Energiekreislaufs) öffnen sich, so dass die Energie an der Wirbelsäule entlang im kleinen Energiekreislauf aufsteigen kann. Aus dem Sinken des Beckens resultiert also ein Wachsen entlang der Wirbelsäule, das sich im Nackenbereich durch die innere Dynamik des Kopfes fortsetzt. Das Ausrichten des Kreuzbeins auf die Fersen ermöglicht aber auch das Sinken der Energie entlang des Blasenmeridians. Die Kippung des Beckens ist also einerseits Vorbedingung für das Wachsen und Aufsteigen der Energie, andererseits Initiator für die Verwurzelung.

Damit die Zentrumsbewegung die Verwurzelung in Gang setzen kann, müssen erstens die Knie der Beckenkippung Platz machen und über die Fußspitzen gezogen werden und zweitens die Fußsohlen entsprechend dem Energieverlauf des Blasen- und Gallenblasenmeridians belastet werden. So können in den Füßen selbst Pfahl- und Flachwurzeln aktiviert werden (siehe auch Kapitel 2.3).

Das ungehinderte Sinken der Energie an der Körperrückseite und an der Außenseite der Beine hat ein Aufsteigen der Energie an der Innenseite der Beine und der gesamten Körpervorderseite zur Folge. Hier folgt die Energie vor allem den drei Yin-Meridianen der Beine, insbesondere dem Nierenmeridian, der mit seinem aufstrebenden Energieverlauf sowohl den kleinen Energiekreislauf am Kreuzbein „anschiebt", als auch bis zur Brust nach oben zieht und Energie an der Körpervorderseite nach oben transportiert.

Um die durch die Beckenkippung in Gang gesetzten Energiekreisläufe nicht zu unterbrechen, muss nun im oberen Brustbereich der aufsteigenden Energie der Körpervorderseite Platz gemacht werden. Dies geschieht durch ein Öffnen an der Brust. Die durch das Öffnen an der Brust entstandene Dynamik hat Auswirkungen auf die Armhaltung, die am leichtesten über das AUV der Ellbogen kontrolliert werden kann. Die Yin-Meridiane der Arme, die alle im Brustbereich entspringen, können nun Qi in die Hände transportieren. Außerdem hat das Öffnen an der Brust Einfluss auf die Kopfhaltung und unterstützt das Wachsen des oberen Endes der Wirbelsäule, sorgt also auch dafür, dass der kleine Energiekreislauf durch die Öffnung des oberen Tores am Nacken ungehindert zum Scheitelpunkt aufsteigen kann.

Hier beginnt sich nun der Kreis wieder zu schließen. Der kleine Energiekreislauf fällt auf der Körpervorderseite wieder, verhindert ein Aufblähen der Brust und sammelt die Energie wieder im Beckenbereich. Der große Energiekreislauf fällt auf der Körperrückseite dadurch, dass man die Schultern fallen lässt. So gelangt die Energie seitlich der aufgerichteten Wirbelsäule wieder nach unten, unterstützt im Lendenwirbelbereich die Kippung des Beckens und fällt wieder bis zu den Fersen. Die korrekte Dynamik der Grundstellung des Qigong lässt sich also durch Befolgen folgender Haltungsanweisungen erreichen:

Für den Rumpf:	Sitzen – Öffnen – Schultern fallenlassen
Für die Beine:	Knie über die Fußspitzen ziehen, Fußballen und Außenkanten etwas mehr belasten
Für den Kopf:	Das Kinn nach innen nehmen
Für die Arme:	Ellbogen nach außen, unten und vorne

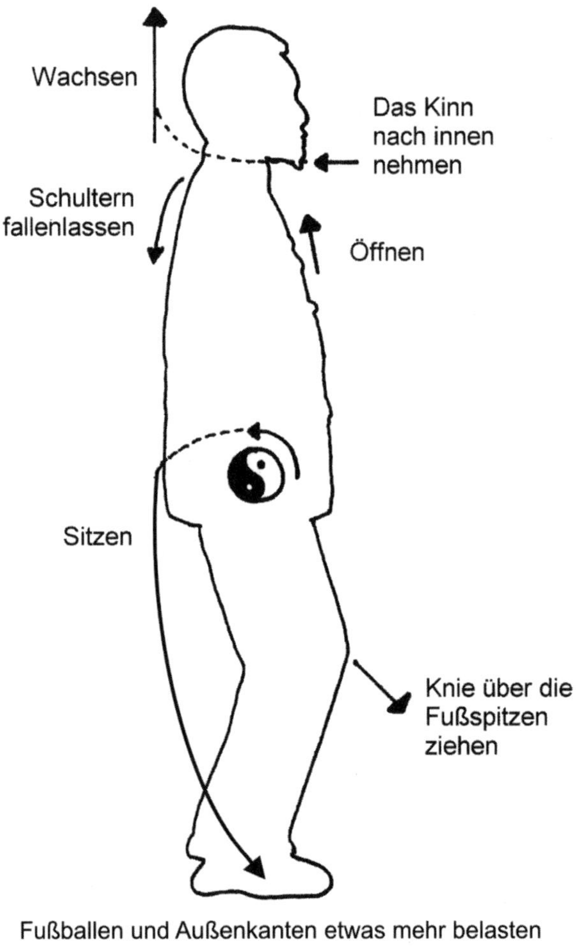

Diese Bewegungsanweisungen bedingen sich gegenseitig in ihrer Wirkung für die korrekte innere Dynamik der Körperhaltung. Sie können nicht isoliert voneinander betrachtet oder befolgt werden.

Das Zusammenwirken von großem und kleinem Energiekreislauf zur Stabilisierung der Körperhaltung

Die hier beschriebene Körperhaltung aktiviert sowohl den Fluss der Energie auf den Meridianen des großen Energiekreislaufes als auch den kleinen Energiekreislauf. Da beide Energiekreisläufe in unterschiedlichen Richtungen gegeneinander zirkulieren, ergibt sich hieraus wiederum ein Gleichgewicht.

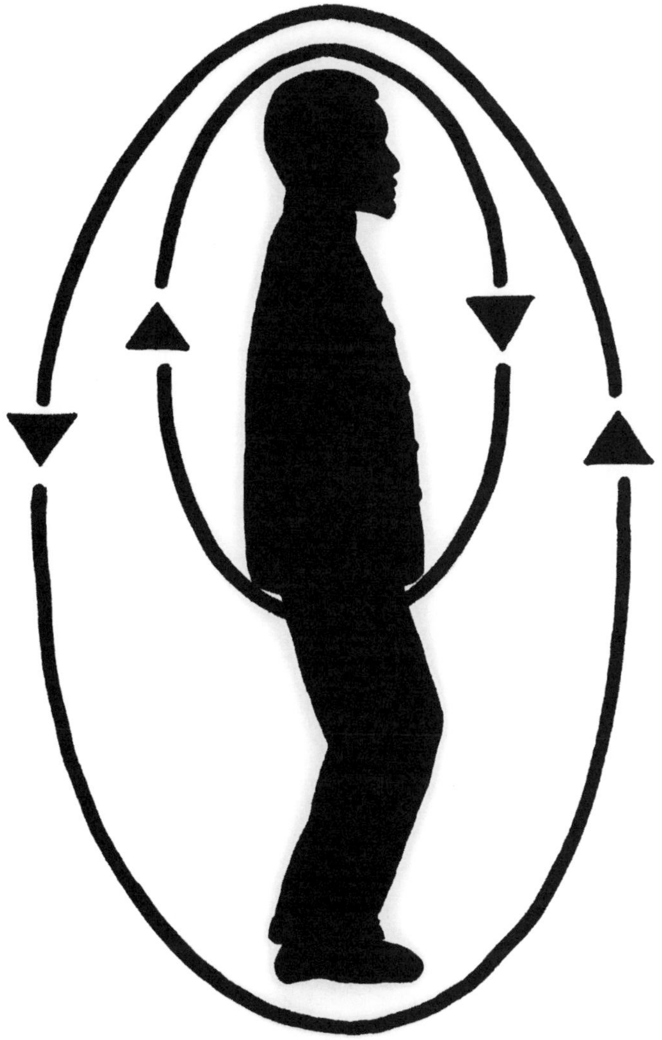

Der große Energiekreislauf fällt auf der Körperrückseite, während dort der kleine Energiekreislauf steigt. Diese beiden Tendenzen behindern sich aber nicht, da der kleine Energiekreislauf nur auf der Zentrallinie steigt, während der große Energiekreislauf seitlich der Wirbelsäule fällt. Auf der Körpervorderseite ist es umgekehrt. Dort steigt der große Energiekreislauf seitlich der Zentrallinie nach oben, während der kleine in der Körpermitte fällt. Dieses Gleichgewicht, das durch die gleichzeitige Aktivierung beider Energiekreisläufe entsteht, ist wiederum ein stabilisierender Faktor für die Gesamthaltung.

Kapitel 3: Die Atmung im Qigong

Zum Aufbau des dritten Kapitels

Dieses Kapitel ist der Atmung im Qigong gewidmet. Dabei sollen im ersten Abschnitt die anatomischen Grundlagen des Atemvorganges erklärt und verschiedene Möglichkeiten für Atemmuster und Atemweisen, z.B. die Bauch- oder die Brustatmung, genannt und erläutert werden. Diese Atemweisen haben noch keinen Bezug zur Bewegung. Die Aufgabe, die Beziehung zwischen natürlicher Bewegung und natürlicher Atmung zu erklären, übernimmt der zweite Abschnitt. Im dritten Abschnitt schließlich wird die „interne Atmung" beschrieben, das ist die Atemweise, die bei unserer Übungsweise mit zunehmender Übungspraxis vom Körper als natürlicher Reflex gewählt wird.

3.1 Die Anatomie der Atmung

Anatomische Beschreibung

Unsere Lunge ist eigentlich eine Art Beutel, der eine Eigenelastizität aufweist und zum In-sich-Zusammenfallen neigt. Dieser Lungenbeutel ist über das Lungenfell, das Rippenfell und den dazwischen liegenden Pleuralspalt mit dem Brustkorb verbunden. Im Pleuralspalt herrscht ein Vakuum, so dass der Lungenbeutel durch den entstehenden Sog mit dem Rippenfell in Verbindung tritt. Die Lunge folgt also in ihren Bewegungen passiv dem Brustkorb, ohne aber direkt an ihm befestigt zu sein.

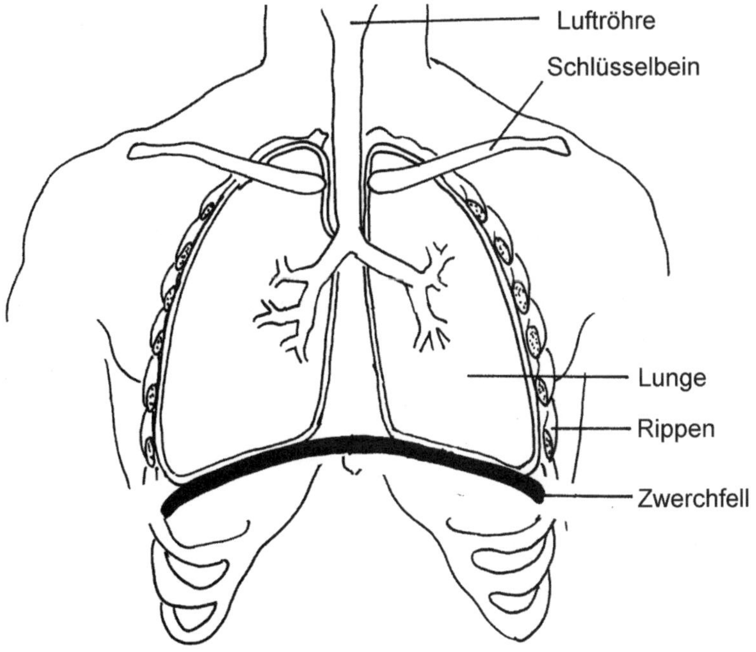

Die Lage der Lunge und des Zwerchfells im Brustkorb.

Dabei ist der Brustkorb kein festes, in sich unbewegliches Gebilde, sondern dadurch leicht in sich beweglich, dass die Rippen sowohl am Brustbein als auch an der Wirbelsäule gelenkig verbunden sind. An der unteren Seite ist die Lunge mit dem Zwerchfell verbunden, einem Muskel, der sich segelartig auf Höhe der unteren Rippenbögen quer durch den Körper erstreckt.

Die Einatmung Bei der Einatmung wird das Einströmen der Luft in die Lunge dadurch verursacht, dass das Zwerchfell und die Zwischenrippenmuskulatur sich anspannen und eine Volumenvergrößerung der Lunge bewirken. Durch diese Volumenvergrößerung sinkt der Druck innerhalb der Lunge im Vergleich zur Außenwelt ab. Um dieses Druckgefälle auszugleichen, strömt nun Luft durch Nase, Rachen und Luftröhre in die Lunge ein und steht dort zur Sauerstoffaufnahme ins Blut zur Verfügung. Die treibende Kraft für die Einatmung ist also – von einem rein mechanischen Standpunkt aus – Muskelarbeit des Zwerchfells und der Zwischenrippenmuskulatur. Vom subjektiven Gefühl her kann das Zentrum der Atmung, bzw. der Bereich, von dem aus die Atmung ausgelöst wird, aber sehr wohl in einer anderen Körpergegend lokalisiert werden, z.B. im Bauchbereich bei der Bauchatmung oder im Rachenbereich bei der Brustatmung.

Die Ausatmung Bei der Ausatmung passiert genau das Gegenteil wie bei der Einatmung. Das Zwerchfell und die Zwischenrippenmuskulatur entspannen sich, der Brustkorb fällt leicht in sich zusammen und das Zwerchfell geht in der Mitte nach oben in seine entspannte Ausgangslage zurück. So kann die Lunge ihrer Eigenelastizität folgen und auch in sich zusammensinken; es entsteht ein Überdruck in der Lunge, infolge dessen die kohlendioxidhaltige Luft durch die Luftröhre nach außen entweicht. Dieser Luftaustausch findet nicht vollständig statt, es verbleibt immer ein Rest Luft in der Lunge. Die Ausatmung ist also vor allem durch muskuläre Entspannung gekennzeichnet, wobei auch hier durch das Anspannen der Bauchmuskulatur und bestimmter Zwischenrippenmuskeln, die die Rippen durch Kontraktion noch weiter zusammenziehen, ein Herauspressen von Luft aus der Lunge ermöglicht wird. Diese Muskeln werden aber bei einer entspannten Atmung nicht eingesetzt. Die Tätigkeit dieser Muskeln kann sehr gut beobachtet werden, wenn man husten muss; dann spannen sie sich an, um die Lunge so weit wie möglich zu entleeren.

Die Anatomie der Atmung lässt sich mit einem Blasebalg vergleichen, wobei der lederne Beutel die Lunge darstellt, das Gerüst den leicht in sich beweglichen Brustkorb und die Öffnung, aus der die Luft entweicht, unsere äußeren Luftwege. Vom anatomisch-mechanischen Standpunkt aus ist die treibende Kraft beim Blasebalg wie bei unserer Atmung Muskelarbeit.

Die Mechanik der Atmung

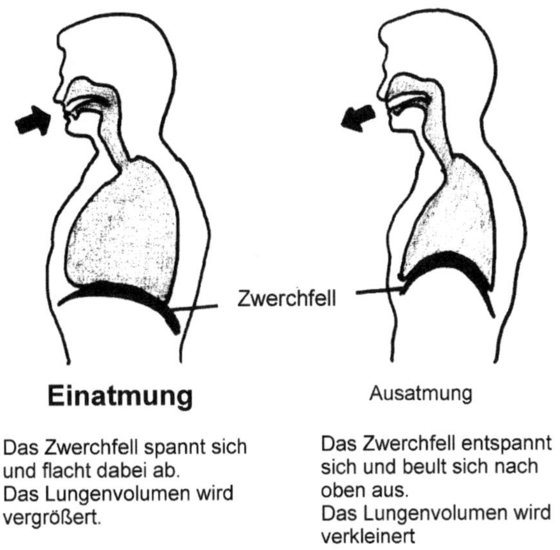

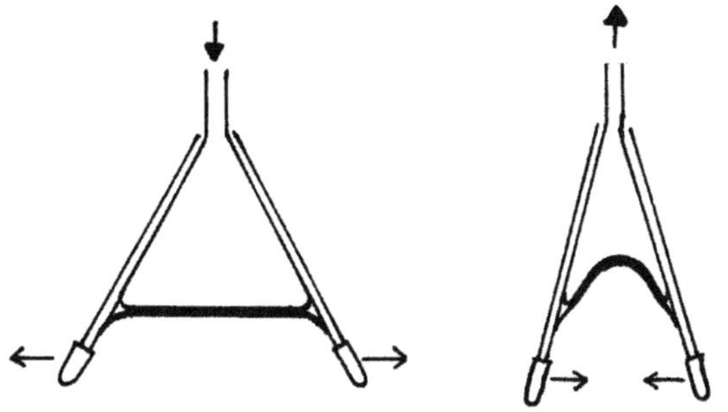

Beim Blasebalg wie bei der Atmung wird das Ein- und Ausströmen der Luft durch Unter- bzw. Oberdruck erreicht.

Die Bedeutung des Zwerchfells

Der wichtigste Muskel, der für die Atmung verantwortlich ist, ist das Zwerchfell. Das Zwerchfell verläuft horizontal durch den Körper und setzt dabei an den unteren Rippenbögen einerseits und andererseits an der Wirbelsäule an. Im entspannten Zustand hängt das Zwerchfell, nach oben ausgebeult, wie ein Segel im Körper. Wenn es angespannt wird, zieht es sich zusammen und verliert weitestgehend seine Ausbeulung; es bewegt sich also in der Mitte nach unten und vergrößert so das Lungenvolumen nach unten, während die ebenfalls an der Atmung beteiligte Zwischenrippenmuskulatur den Abstand zwischen den Rippen vergrößert, indem sie diese leicht auseinanderzieht.

In Büchern über Qigong findet sich als Kriterium für die Beschreibung unterschiedlicher Atemweisen immer wieder der Anhaltspunkt, ob das Zwerchfell nach unten oder nach oben geht. Dieser Anhaltspunkt ist relativ unklar, da, wie wir gesehen haben, das Zwerchfell in seiner Mitte im Bezug zu seinen äußeren Rändern bei der Einatmung immer nach unten geht. Ob sich aber das Zwerchfell in seiner Gesamtheit im Bezug zum Körper, insbesondere im Bezug zum Dantian hebt oder senkt, hängt allerdings tatsächlich von der Atemweise ab. Als Beschreibung, die sowohl den anatomischen Gegebenheiten als auch den unterschiedlichen Atemweisen im Qigong gerecht wird, scheint uns deshalb folgende Formulierung treffend: Das Zwerchfell flacht sich bei der Einatmung immer ab, d.h., dass sich seine Mitte durch die Anspannung des Muskels im Bezug zu den Rändern des Zwerchfells, mit denen es am Rippenbogen befestigt ist, senkt. Diese Tatsache sagt aber nichts darüber aus, wie sich die von außen spürbaren Ansätze des Zwerchfells am Rippenbogen bei der Einatmung bewegen. Hier lassen sich tatsächlich Unterschiede bei den verschiedenen Atemweisen feststellen, die mit der Ausnutzung des Lungenvolumens und dem Zentrum der Atmung zu tun haben.

Grundlegende Atemmuster

Im Folgenden sollen kurz einige grundlegende Atemmuster vorgestellt werden. In den Abschnitten 3.2 und 3.3 wird anschließend die „interne Atmung", das Atemmuster, das durch die Übungen des daoistischen Qigong entwickelt wird, vorgestellt.

Man kann zwei grundlegende Atemmuster unterscheiden, die bei den allermeisten Menschen auf natürliche Weise, d.h. als angemessene Reaktion des Körpers auf die äußeren Umstände, vorkommen. Beim einen Atemmuster handelt es sich um die Bauchatmung, das andere wollen wir in diesem Buch Sportleratmung nennen, da dieses Atemmuster manchmal als Brustatmung, von Schauspielern oft als Ringatmung, von Sängern oft als „volle Atmung" und von einigen Qigong-Schulen auch als umgekehrte Bauchatmung bezeichnet wird. Die Verwendung des Begriffs „Sportleratmung" mag den Nachteil haben, dass er sehr ungewöhnlich und neu klingt, er hat aber auf jeden Fall den Vorteil, dass durch seine Verwendung Missverständnisse ausgeschlossen werden.

Die Bauchatmung

Die Bauchatmung ist das Atemmuster, das sich bei den meisten Menschen automatisch in Zuständen körperlicher und geistiger Entspannung einstellt. Fast alle Menschen praktizieren z.B. die Bauchatmung, während sie schlafen. Die Bauchatmung hat ihren Namen daher erhalten, weil sich beim Einatmen die Bauchdecke – vor allem im Bereich zwischen den unteren Rippen und dem Bauchnabel nach vorne auswölbt, so dass es den Anschein erweckt, als würde die eingeatmete Luft in den Bauch strömen. Das ist aber natürlich anatomisch unmöglich. Die Luft strömt immer nur in die Lungen. Bei der Bauchatmung ist es so, dass sich das Zwerchfell bei der Einatmung so weit nach unten dehnt, dass die Bauchorgane nach außen gedrückt (und dabei gleichzeitig massiert und angeregt) werden. Der Schwerpunkt der Muskelarbeit, die bei der Einatmung ja geleistet werden muss, liegt bei der Bauchatmung also beim

Zwerchfell, während die Zwischenrippenmuskulatur relativ passiv bleibt. Die Bauchatmung nutzt vor allem die Kapazitäten der unteren Hälfte des Lungenvolumens. Vom energetischen Standpunkt aus ist eine tiefe Bauchatmung gut dazu geeignet, Energie in der Bauchregion zu sammeln. Sie hat eine ausgleichende Wirkung auf die Organtätigkeit und bewirkt körperliche Entspannung. Die Bauchatmung ist aber nicht dazu geeignet, Energie zum Zwecke der Anwendung in die obere Körperhälfte oder in die Extremitäten zu transportieren. Diesen Zweck erfüllt die Sportleratmung.

Die Sportleratmung

Die Sportleratmung ist das Atemmuster, das sich bei den meisten Menschen in Zuständen körperlicher Anstrengung automatisch einstellt. Ob Gewichtheber, Tennisspieler, Langstreckenläufer, kein Sportler kommt daran vorbei, dieses Atemmuster anzuwenden. Stellen Sie sich einen Tennisspieler beim Aufschlag vor: Die linke Hand wirft den Ball nach oben, während die rechte nach hinten zum Aufschlag ausholt. Beide Arme bewegen sich dabei fast gestreckt vom Körper weg nach oben. Versuchen Sie einmal, diese Bewegung nachzuempfinden und zu spüren, was für eine Atmung der Körper verlangt. Da der Brustkorb durch die Bewegung stark geweitet wird, wird automatisch viel Luft in die Lungen gesaugt. Diese Luft wird beim Aufschlag selber wieder vehement ausgeatmet. Viele Tennisspieler ächzen die Luft beim Aufschlag regelrecht heraus. Wenn Sie versuchen, bei der Bewegung des Ball-Hochwerfens in den Bauch zu atmen ohne den Brustkorb zu weiten, werden Sie feststellen, wie diese Atemweise der Bewegung Energie nimmt, anstatt sie zu unterstützen. Bei der Sportleratmung ist es der Brustkorb, der sich vor allem im Bereich der beweglichen unteren Rippen wie ein Ring rund um den ganzen Körper weitet und so unter Nutzung des ganzen Lungenvolumens eine sehr schnelle und große Sauerstoffzufuhr gewährleistet. Im Gegensatz zur Bauchatmung liegt der Schwerpunkt der geleisteten Muskelarbeit bei der Einatmung auf der Zwischenrippenmuskulatur.

Sportleratmung und Bauchatmung sind zwei Atemmuster, die sich bei gesunden Menschen auf natürliche Art und Weise einstellen und die keiner speziellen Übung bedürfen.

Die Brustatmung

Wenn oft davon die Rede ist, dass die Brustatmung ungesund sei, so kann dort nicht das Atemmuster Sportleratmung gemeint sein, sondern eine Behinderung der freien Atmung, bei der Zwerchfell und die untere Zwischenrippenmuskulatur verhärtet und chronisch verspannt sind, so dass vom Lungenvolumen nur der kleinere und unflexiblere obere Teil genutzt werden kann. Dieses Atemmuster, welches zu Kurzatmigkeit führt und energetisch betrachtet auch die Beruhigung und Sammlung der Energie verhindert, findet man leider häufig bei älteren Menschen. Allein deshalb ist es zu begrüßen, dass Qigong in der geriatrischen Praxis immer mehr an Bedeutung gewinnt.

Neben diesen drei Atemmustern, die automatisch auftreten, gibt es zwei grundlegende Atemmuster, die in den asiatischen Bewegungskünsten eine große Rolle spielen und die im Gegensatz zu den oben genannten Atemmustern geübt werden müssen.

Die buddhistische Atmung

Das erste dieser beiden Atemmuster wird vor allem in buddhistischen Traditionen gepflegt und deshalb meistens auch als buddhistische Atmung bezeichnet. Oft wird behauptet, das grundlegende Atemmuster der buddhistischen Übungssysteme sei die Bauchatmung. Das ist aber nur fast korrekt. Während das Zentrum der Bauchatmung und ihr Auslöser für die Einatmung die Muskelarbeit des Zwerchfells ist, ist Zentrum und Ausgangspunkt der buddhistischen Atmung das Dantian drei Fingerbreit unterhalb des Nabels. Das Dantian bewegt sich nach vorne, die Bauchdecke wölbt sich beim Einatmen nach außen. Diese Auswölbung der Bauchdecke ist bei der buddhistischen Atmung aber tiefer – nämlich zwischen Bauchnabel und Schambein – und nicht oberhalb des Bauchnabels zu beobachten.

Die daoistische Atmung oder die interne Atmung

Während die buddhistische Atmung auf dem natürlichen Atemmuster der Bauchatmung aufbaut, baut die daoistische oder interne Atmung auf dem Atemmuster der Sportleratmung auf. Genauso wie bei der buddhistischen Atmung ist der Ausgangspunkt und das Zentrum bei der daoistischen Atmung das Dantian. Das Dantian bewegt sich nach hinten und der Brustkorb öffnet sich. Durch die stetige Verbindung der Atembewegung mit dem Dantian eignet sich diese Atemweise gleichermaßen zur körperlich-geistigen Entspannung als auch zum Aufbau einer stabilen gleichmäßigen Energiezirkulation, wobei beides gleichzeitig gefördert wird. Das Atemmuster der daoistischen oder internen Atmung eignet sich also hervorragend zur Unterstützung der im vorigen Kapitel beschrieben grundlegenden Haltungs- und Bewegungsprinzipien: größtmögliche Entspannung bei in sich aufgerichteten Strukturen und stetigem Energiefluss.

Bevor in Abschnitt 3.3 die interne Atmung – die wie gesagt einer langen Übungspraxis bedarf – genauer beschrieben wird, wird in Abschnitt 3.2 auf die natürliche Atmung und somit auf die Dinge, die vor allem den Anfänger interessieren, eingegangen.

3.2 Die natürliche Atmung

Das Ziel des Qigong ist es, Muskelarbeit im Körper zu minimieren und, wenn möglich, durch den Einsatz von Qi zu ersetzen. Das gilt auch für die Atmung. Die Atmung, die im Qigong angestrebt wird, nutzt die gesamte Vitalkapazität der Lunge und versucht, die dazu nötige Muskelarbeit der Atemmuskulatur zu verringern.

Die Bewegung unterstützt die Atmung

Diese Verringerung der Muskelarbeit des Zwerchfells und der Zwischenrippenmuskulatur kommt dadurch zustande, dass die Bewegungen im Qigong so aufgebaut sind, dass sie von sich aus ein Dehnen und leichtes Anheben des Brustkorbs, bzw. sein In-sich-Zusammensinken begünstigen, so dass bestimmte Bewegungen die Einatmung bzw. die Ausatmung unterstützen.

In Abschnitt 3.4 wird die erste der Acht Brokatübungen „Den Himmel mit beiden Händen stützen" beschrieben werden, bei der dieser Funktionsmechanismus der Beeinflussung der Atmung durch die Bewegung deutlich wird.

Grundregeln für die Atmung im Qigong

Aus diesem Wirkungsmechanismus der Atmung und der Unterstützung der Atmung durch die Bewegung ergeben sich eindeutige Schlussfolgerungen, wie Qigong als Atemübung durchzuführen ist:

Zwinge Deinen Atem nicht!

Oft wird bei Atemübungen so vorgegangen, dass einer bestimmten Bewegungsphase entweder das Einatmen oder das Ausatmen zugeordnet wird. Der Übende versucht dann, seinen Atem zu kontrollieren und der Bewegung anzupassen. Diese Vorgehensweise macht aber vor allem für Anfänger wenig Sinn. Was passiert denn, wenn der Übende in der Mitte einer Bewegungsphase plötzlich merkt, dass er eigentlich schon ganz eingeatmet hat, die Bewegung aber noch nicht zu Ende ist? Er wird, um die Übung korrekt zu machen, den Atem zwingen, d.h. ihn willentlich anhalten oder forcieren und ein Ein- bzw. Ausatmen, das der Körper jetzt eigentlich von ihm fordert, verhindern. Dadurch wird nicht nur der natürliche Fluss der Atmung unterbrochen, es werden auch gerade die Atemmuskeln angespannt, die durch die Übung eigentlich entspannt werden sollen. Der Versuch, seine Atmung willentlich der Bewegung anzupassen und bewusst richtig zu machen, ist kontraproduktiv. Im Normalfall zieht eine solche Übungsweise einen erhöhten Muskeltonus oder Verspannungen der Atemmuskulatur nach sich, im besten Fall bringt die Übung einfach nichts. Vor allem der Anfänger sollte der Regulierung des Atems keinerlei Bedeutung beimessen, denn, und jetzt folgt das zweite Prinzip des Qigong als Atemübung...

Die Atmung kann nur korrekt sein, wenn die Bewegung korrekt ist.

Wir haben gesehen, dass die Bewegungen im Qigong so ausgerichtet sind, dass die Art der Bewegung die Atmung unterstützt. Das kann sie natürlich nur, wenn sie auch korrekt durchgeführt wird. Werden z.B. in der ersten Bewegungsphase der oben erwähnten Übung „Den Himmel mit beiden Händen stützen" die Ellbogen nicht geöffnet gehalten, sondern sinken nach hinten, so wird das Heben der Hände keinen Einfluss auf die Dehnung des Brustkorbs haben. So gibt es in jeder Bewegung etliche „Kleinigkeiten" und Bewegungsprinzipien zu lernen, ehe auf die Atmung geachtet werden kann. Wenn es dann so weit ist, dass die Bewegung stimmt, ergibt sich die richtige Atmung fast von alleine. Auch im fortgeschrittenen Stadium des Übens ist eine Kontrolle des Atems in Sinne von „den Atem machen“ nicht nötig. Es mag paradox klingen, aber so wichtig der Atem beim Qigong auch ist, wir können als Übende zum Erreichen einer korrekten Atmung nicht viel mehr tun, als die Korrektheit der Bewegung zu üben und lernen zu entspannen. Man kann den Atem in jedem Stadium des Übens zwar beobachten und wahrnehmen, wie er sich im Bezug zur Bewegung verhält, der Versuch, ihn gewaltsam in einen angeblich richtigen Rhythmus zu zwingen, ist immer sinnlos.

Die einzigen Vorgaben, die an unserer Schule dem Anfänger in Bezug auf die Atmung gemacht werden, sind folgende:

Eingeatmet wird immer durch die Nase; das hat nicht nur den Vorteil, dass die Luft angewärmt wird, bevor sie in die Lungen tritt, sondern garantiert auch eine gleichmäßige, kontrollierbare Luftaufnahme.

Ausgeatmet werden kann sowohl durch den Mund als auch durch die Nase. Bei einigen Übungen gibt es im Bezug auf die Technik der Ausatmung auch detaillierte Anweisungen. Die Ausatmung durch den Mund verlangt zwar einen Wechsel der Luftwege und ist somit komplizierter, sie hat aber zwei Vorteile. Erstens lässt sich bei der Ausatmung durch den Mund die Menge der ausgeatmeten Luft besser dosieren – man kann sehr viel Luft auf einmal ausstoßen oder mit den Lippen einen feinen Spalt formen, so dass immer eine konstante Luftmenge austritt -, zweitens ermöglicht das Ausatmen durch den Mund das Entweichen von Hitze und Gasen, die sich durch die Verdauungstätigkeit im Magen gebildet haben, und trägt somit zur Reinigung und Entgiftung des Körpers bei. Wenn durch den Mund ausgeatmet wird, löst sich selbstverständlich die Zunge vom oberen Gaumen, an dem sie normalerweise zum Herstellen des kleinen Energiekreislaufes anliegt.

3.3 Die interne Atmung

Die Atemweise, die sich in unserem Übungssystem nach einigen Jahren der Übungspraxis einzustellen beginnt, ist die interne Atmung. Diese Atemweise wird außerhalb unserer Schule oft auch als daoistische Atmung bezeichnet. Sie zeichnet sich durch ein maximales Ausnutzen des Lungenvolumens aus, so dass der Gasaustausch aktiviert wird und durch die einzelnen Atemzüge sehr viel frisches Qi aufgenommen werden kann.

Voraussetzungen für die interne Atmung

Die interne Atmung braucht eine langjährige Übungspraxis, bis sie sich vollständig entwickelt, da nicht nur die Bewegungsabläufe bzw. die Körperhaltung korrekt sein müssen, bevor die interne Atmung eintreten kann, auch bestimmte körperliche Voraussetzungen müssen gegeben sein. Der Brustkorb muss in sich gut beweglich sein, d.h. die einzelnen Rippen dürfen in ihrer Bewegungsfreiheit nicht durch einen zu starken Muskeltonus eingeschränkt werden. Auch die Atemmuskulatur selbst, besonders das Zwerchfell, muss sehr flexibel sein, damit es in seinen Bewegungen dem Dantian folgen kann.

Die Funktionsweise der internen Atmung

Die Beweglichkeit des Brustkorbs ist deshalb von so entscheidender Bedeutung, weil die interne Atmung die Beweglichkeit vor allem der unteren Rippen – wir erinnern uns: an den unteren Rippenbögen ist das Zwerchfell befestigt – für die Vergrößerung des Lungenvolumens bei der Einatmung nutzt. Wenn bei der internen Atmung eingeatmet wird, weitet sich der Brustkorb im Bereich der beweglicheren unteren Rippen stark, ohne dabei die Struktur der Körperhaltung des Brustkorbs und der Wirbelsäule, wie sie im zweiten Kapitel beschrieben wurde, zu verändern. Die Wirbelsäule bleibt in sich gerade und das Brustbein hebt sich nicht.

Die Bewegung des Brustkorbes lässt sich dabei mit dem Aufspannen eines Regenschirmes vergleichen. Beide Male ist die zentrale Achse von der Bewegung nicht betroffen; sie ruht stabil. Der Knopf, der unten am Stiel des Regenschirmes die Bewegung in Gang setzt, ist das Dantian, dessen Bewegung sowohl das Zwerchfell als auch Rippen (das Zwerchfell ist ja außen an den untersten Rippenbögen befestigt) mit einer Aufwärtsbewegung folgen. Der einzige Unterschied zwischen dem Regenschirm und der Mechanik der internen Atmung ist die Tatsache, dass die Verstrebungen, die den Rand des Schirmes mit dem Stiel verbinden, nach unten laufen, während das Zwerchfell im entspannten Zustand nach oben ausgebeult ist. Die Verbindung des Zwerchfells mit dem Dantian ist aber auch nicht mechanisch-anatomisch vorhanden, sondern energetischer Natur.

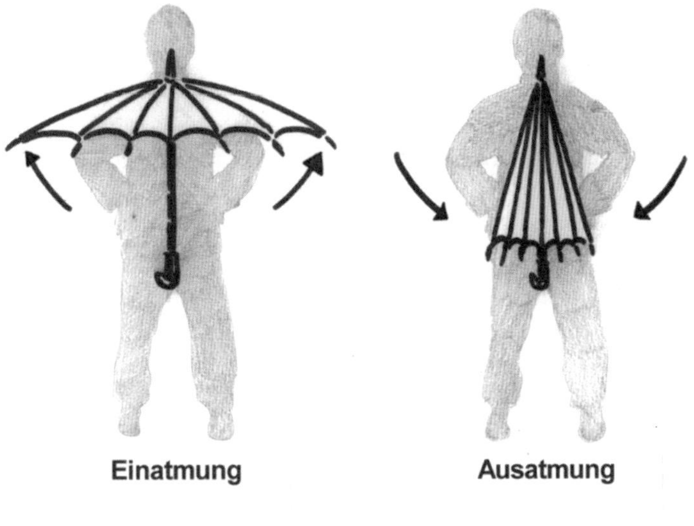

Die Bewegung des Brustkorbs bei der internen Atmung lässt sich mit dem Öffnen und Schließen eines Regenschirms vergleichen

Bei der internen Atmung findet das Öffnen und das Heben der unteren Rippenbögen und des daran befestigten Zwerchfells natürlich nicht wie beim Regenschirm gleichmäßig rundherum statt, sondern vor allem an den Körperseiten. Die vorwiegende Öffnung des Brustkorbs zur Seite erklärt auch, warum die interne Atmung, obwohl sie das Lungenvolumen maximal nutzt, von außen kaum zu sehen ist.

Die interne Atmung, wie sie hier beschrieben wird, ist typisch für daoistische Übungssysteme. In anderen daoistischen Übungssystemen wird die interne Atmung auch als embryonale Atmung oder Hautatmung bezeichnet, da sich die Atmung durch die Nase bis auf ein kaum mehr wahrzunehmendes Maß verfeinert. Die interne Atmung spielt vor allem auch in den Kampfkünsten eine bedeutende Rolle, da durch die Tatsache, dass das Zwerchfell in seinen Bewegungen dem Dantian folgt, eine Energiebewegung durch den ganzen Körper stattfindet. Die interne Atmung ist hervorragend geeignet zur Energieübertragung im Körper. Qi wird durch die Atmung komprimiert und steht für die Anwendung zur Verfügung. Das Prinzip der Kraftentfaltung ist hier ähnlich wie bei Hydraulikmaschinen, die auch mit komprimierter Luft arbeiten.

Verallgemeinernd kann gesagt werden, dass bei daoistischen Übungssystemen das Zwerchfell bei der Einatmung nach oben geht, während es bei buddhistischen Übungssystemen nach unten geht. Das Kriterium für die Aussage, ob das Zwerchfell nach unten oder nach oben geht, ist wohlgemerkt die Frage, ob sich der äußere Rand des Zwerchfells, der an den unteren Rippenbögen befestigt ist, und somit von außen spürbar ist, bei der Einatmung hebt oder nicht. Das Zwerchfell selber flacht sich bei der Einatmung immer ab.

Unterstützung der internen Atmung durch die Bewegung

Sie können den Funktionsmechnismus der internen Atmung an sich selber spüren. Führen Sie die ersten zwei Bewegungsphasen der Brokatübung „Den Himmel mit beiden Händen stützen“ durch (siehe 3.4 „Den Himmel mit beiden Händen stützen“; ein Übungsbeispiel). Achten Sie darauf, dass die Hände nah am Körper nach oben geführt werden, dass die Ellbogen offen gehalten werden und dass eine konstante innere Tendenz der Oberarme nach unten, zur Seite und in diesem Fall vor allem auch nach vorne haben. Die Ellbogen dürfen auf keinen Fall nach hinten sinken. Spüren Sie nun, wie das Heben der Hände das Weiten des Brustkorbs vor allem im Bereich der unteren Rippenbögen begünstigt und wie sich das Zwerchfell dadurch hebt. Versuchen Sie ruhig, die Bewegung des Brustkorbs anhand des Bildes vom sich öffnenden Regenschirm nachzuvollziehen. Spüren Sie auch, wie sich der Regenschirm während der zweiten Bewegungsphase, dem Senken der Hände, wieder schließt und so die Ausatmung vorantreibt. Das Zwerchfell entspannt sich und senkt sich am äußeren Rand mit den Rippenbögen wieder.

Dieses Sinkenlassen des Zwerchfells ist mindestens genauso wichtig wie die korrekte Einatmung. Allgemein ist zu sagen, dass in unserem Qigong der Ausatmung mehr Gewicht beigemessen wird als dem Einatmen, da die Ausatmung mit der Entspannung der Atemmuskulatur einhergeht, während das Einatmen ein Reflex ist, der vom Körper im entspannten Zustand automatisch im richtigen Moment wahrgenommen wird. In fortgeschrittenen Stadien des Übens ist es sogar möglich, dass sich das Zwerchfell bei der Ausatmung über die Ausgangsposition hinaus nach unten senkt.

Wenn Sie die interne Atmung und ihren Zusammenhang mit der Bewegung gespürt haben, versuchen Sie einmal, wie es sich anfühlt, wenn Sie dieselbe Bewegung durchführen, aber dabei willentlich die Bauchatmung praktizieren. Führen Sie also noch einmal die Aufwärtsbewegung der Arme mit nach oben gekehrten Handflächen durch und atmen Sie dabei so ein, dass sich ihr Brustkorb nicht weitet, dafür sich aber der Bauch nach außen vorwölbt. Sie können nun spüren, dass die Bauchatmung keinen Zusammenhang mit der Bewegung hat und dass Sie dadurch die Arme vielmehr isoliert anheben müssen, während sie bei der internen Atmung von der Atmung selbst und der Energiebewegung, die diese im ganzen Körper auslöst, getragen werden.

Unterstützung der internen Atmung durch die Körperhaltung

Doch nicht nur deutliche äußere Bewegungen haben Auswirkungen auf das Zustandekommen der internen Atmung, auch die innere Dynamik der Körperhaltung ist entscheidend für das Eintreten der internen Atmung. Dies kann anhand der Kontrollstellung für die innere Dynamik des Brustkorbs gezeigt werden.

Sie erinnern sich an die Kontrollstellung für die innere Dynamik des Brustkorbes, des Schultergürtels und der Arme, die im zweiten Kapitel vorgestellt wurde. Nehmen Sie diese Körperhaltung noch einmal ein.

- Richten Sie Ihr Kreuzbein auf und halten Sie den Rumpf mit einer in sich geraden Wirbelsäule aufrecht.
- Legen Sie die Handrücken folgendermaßen an die seitliche Hüfte:
- Das äußere Handgelenk liegt genau am oberen Rand des Beckenknochens, nicht darüber, sonst heben sich die Schultern, und nicht darunter, sonst droht die Brust nach vorne zu fallen und zu schließen.
- Die Hände befinden sich exakt seitlich des Körpers, sozusagen an der Hosennaht, sonst drohen die Schultern nach vorne oder nach hinten zu kippen.

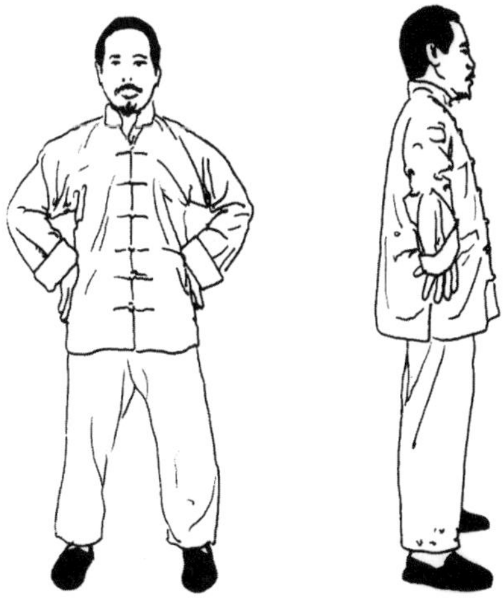

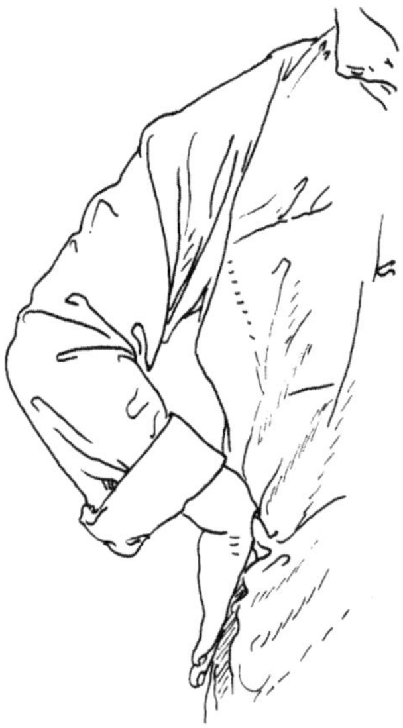

- Die Finger zeigen direkt nach unten. So kann der Schultergürtel gerade auf dem Brustkorb ruhen, ohne zu kippen.
- Die Ellbogen zeigen zur Seite, so dass die Armhaltung, von der Seite betrachtet, sehr flach ist.
- Lassen Sie auf jeden Fall die Schultern locker. Spüren Sie, wie die Schultern beim Loslassen nach unten und zur Seite gehen, also der Richtung der Oberarme folgen, und spüren Sie, wie durch das Zur-Seite-Sinken der Schultern seitlich am Brustkorb eine dynamische Öffnung entsteht, ohne dass sich der Brustkorb aufbläst und ohne dass diese Öffnung durch eine bewusste Bewegung oder Anspannung im Brustbereich gehalten werden müsste.
- Wenn Sie das Gefühl für die korrekte innere Dynamik haben, achten Sie auf Ihre Atmung. Beobachten Sie, welche Atemweise der Körper aufgrund der Körperhaltung von sich aus wählt. Wenn die Haltung entspannt ist und die Gelenke frei sind, wird es die interne Atmung sein.
- Vergleichen Sie, wie sich die Körperhaltung anfühlt, wenn Sie die Bauchatmung praktizieren, also so einatmen, dass sich nicht der Brustkorb weitet, sondern der Bauch nach vorne wölbt. Welche Atemweise fällt bei dieser Körperhaltung leichter?
- Nun machen Sie Folgendes: Legen Sie Ihre Hände so an den Beckenkamm, wie man sie normalerweise in die Hüfte stemmt, al-so mit den Fingern nach vorn und mit dem Daumen nach hinten.
- Versuchen Sie nun auch herauszubekommen, welche Atemweise von dieser Körperhaltung begünstigt wird. Sie werden feststellen, dass bei dieser Art, die Hände an die Hüfte zu legen, die Bauchatmung wesentlich einfacher und naheliegender ist als die interne Atmung.

Die Entwicklung der internen Atmung

Eine einfache Drehung im Unterarm kann also, wenn sie die innere Dynamik der Gesamtstruktur ändert, äußerst weitreichende Auswirkungen auf die vom Körper bevorzugten Atemweisen haben. Jetzt wird auch klar, warum die interne Atmung nicht so einfach zu erlernen ist, sondern eine langjährige Übungspraxis und eine Beherrschung der inneren und äußeren Bewegungsprinzipien voraussetzt. Erstens müssen sämtliche Bewegungsprinzipien nicht nur aufeinander, sondern auch hinsichtlich ihrer Auswirkung auf die interne Atmung miteinander abgestimmt sein. Zweitens müssen diese Prinzipien der Körperhaltung und Bewegung beim Üben konstant vorhanden sein, bevor sich die interne Atmung als natürlicher Reflex entwickeln kann. Es genügt nicht, die Prinzipien theoretisch verstanden zu haben oder sie ansatzweise in seiner Übungspraxis zu verwirklichen, sie müssen wirklich beherrscht werden, bevor sich das Augenmerk des Übenden auf die Entwicklung der internen Atmung richten kann.

3.4 „Den Himmel mit beiden Händen stützen"; ein Übungsbeispiel

In diesem Abschnitt soll anhand eines Übungsbeispiels – der ersten Übung aus der Übungsreihe der Acht Brokatübungen[30] mit dem Namen „Den Himmel mit beiden Händen stützen" – der in den vorherigen Abschnitten angesprochene Zusammenhang zwischen Atmung und Bewegung verdeutlicht werden. Wichtig ist es, hier zu zeigen, wie die Gesamtbewegung des Körpers und speziell die Bewegung der Arme die Atmung unterstützt.

Übungsbeschreibung: Den Himmel mit beiden Händen stützen

Ausgangsposition:

Nehmen Sie die Ausgangsstellung für Qigong Übungen im schulterbreiten Stand ein:

- Stellen Sie dazu Ihre Füße schulterbreit und parallel (siehe Kapitel 2.3), legen Sie die Hände mit den Handrücken an den Beckenkamm, so dass die Fingerspritzen nach unten zeigen (vergleiche Kontrollhaltung in Kapitel 2.5) und lassen Sie dann das Becken sinken (siehe Kapitel 2.1). Ziehen Sie dabei die Knie über die Fußspitzen und richten Sie das Kreuzbein in Richtung Boden aus. Achten Sie auf die innere Dynamik des „Sitzen – Öffnen – Fallenlassen".

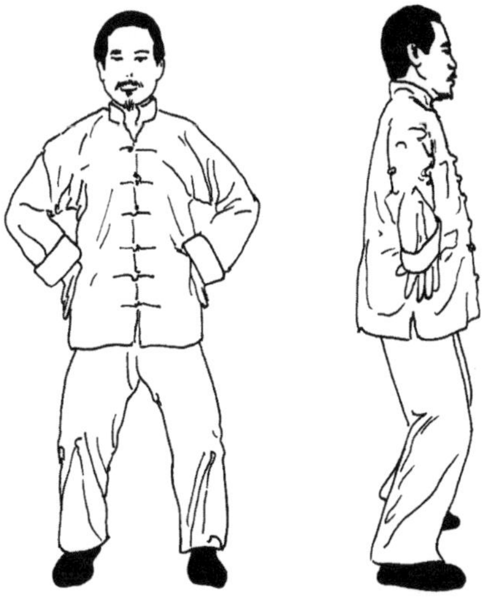

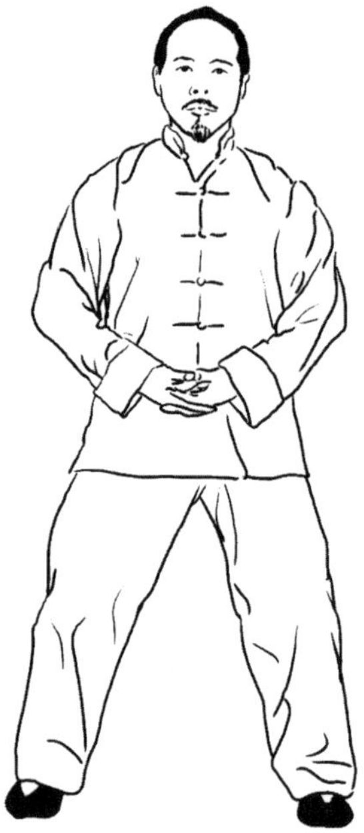

- Lösen Sie nun die Hände vom Beckenkamm und verschränken Sie Ihre Finger vor dem Unterbauch. Die Handflächen zeigen dabei nach oben, die Daumen berühren sich leicht an ihrer Spitze. Die Daumen befinden sich in etwa auf Nabelhöhe, so dass das „Loch“, das von den Händen gebildet wird, vor dem Dantian zu liegen kommt.

- Die Ellbogen werden weit zur Seite geöffnet, so dass die Arme, von vorne betrachtet, möglichst einen Kreis bilden. Von der Seite betrachtet liegen Schultergelenke, Ellbogengelenke und Handgelenke idealerweise auf einer Linie. Man darf diese Stellung allerdings nicht so weit forcieren, dass sich die Schultern heben. Die Schultern fallen nach unten und die Ellbogen haben eine innere Tendenz nach außen, unten und vorne. Dreht man dabei die Handflächen so, dass sie wirklich nach oben zeigen, wird man feststellen, dass die hier beschriebene Armhaltung eine maximale Drehung im Unterarm fordert. Dies führt zu einer leichten Dehnung in den Muskelfaszien der Arme, ähnlich, als wenn ein Handtuch ausgewrungen wird. Dadurch werden auch die Meridiane entlang des Armverlaufes in Spiralform gedehnt und ihr Energiefluss aktiviert.

Bewegungsablauf:
Bewegungsphase 1:

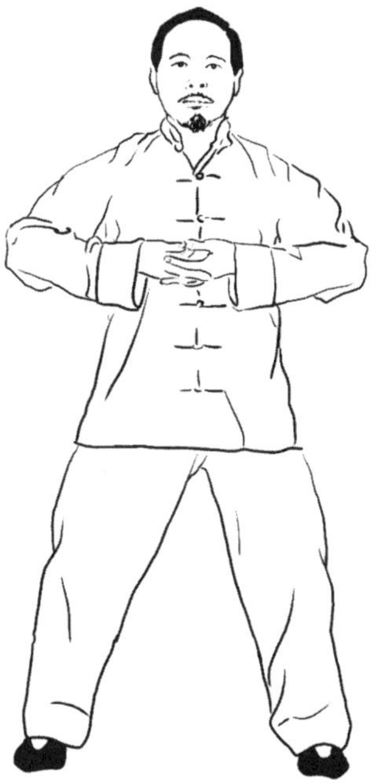

Führen Sie die verschränkten Hände nahe am Körper nach oben auf Brustbeinhöhe.
Dabei gibt es, drei Dinge zu beachten:

- Die Schultern dürfen sich nicht heben. Es ist vielmehr so, dass ein Sinkenlassen der Schulter der Impuls für das Heben der Hände ist.
- Die Ellbogen dürfen ihre innere Dynamik nicht verlieren. Auf keinen Fall dürfen Sie nach hinten absacken; dies würde die Atmung blockieren.
- Die Handflächen zeigen weiterhin nach oben, die Verdrehung im Ellbogen wird also trotz der Aufwärtsbewegung beibehalten.
- Heben Sie die Hände so weit, wie sie es vermeiden können, die Schultern anzuheben. Bei den meisten Menschen ist dieser Punkt erreicht, wenn die Hände etwa Magenhöhe erreicht haben. Als äußerer Anhaltspunkt kann gelten, dass die Arme jetzt ein flachwinkliges Dreieck bilden.

Die Aufwärtsbewegung der Arme bewirkt ein Öffnen und leichtes Heben des Brustkorbs und begünstigt dadurch die Einatmung. Es ist also so, dass die Armbewegung die Bewegung des Brustkorbs, die dieser zur Einatmung unternehmen muss, unterstützt. Da die Atembewegung des Brustkorbes von der Atemmuskulatur ausgeführt wird, nimmt die Armbewegung der Atemmuskulatur einen Teil ihrer Muskelarbeit ab, die sie normalerweise zur vollständigen Einatmung aufbringen muss. So ist eine größtmögliche Entspannung der Atemmuskulatur bei gleichzeitiger Optimierung der Atemkapazität möglich.
Um diesen Effekt zu erzielen, ist es allerdings nötig, dass die Bewegung auch korrekt, wie oben beschrieben, ausgeführt wird. Machen Sie die Probe aufs Exempel: Nachdem Sie die oben

beschriebene Bewegungsphase einmal korrekt ausgeführt haben und dabei die Auswirkung der Bewegung auf die Atmung gespürt haben, führen Sie die gleiche Bewegung noch einmal durch, nur lassen Sie jetzt die Ellbogen beim Heben der Hände nach hinten absinken. Sie werden sofort feststellen, wie der Bezug zwischen Bewegung und Atmung förmlich „abreißt“, die Armbewegung hat hier keinen Einfluss mehr auf das vom Körper gewählte Atemmuster, das Atemvolumen wird nicht mehr durch die Armbewegung optimiert und die Armbewegung nimmt der Atemmuskulatur keine Arbeit mehr ab.

Bewegungsphase 2

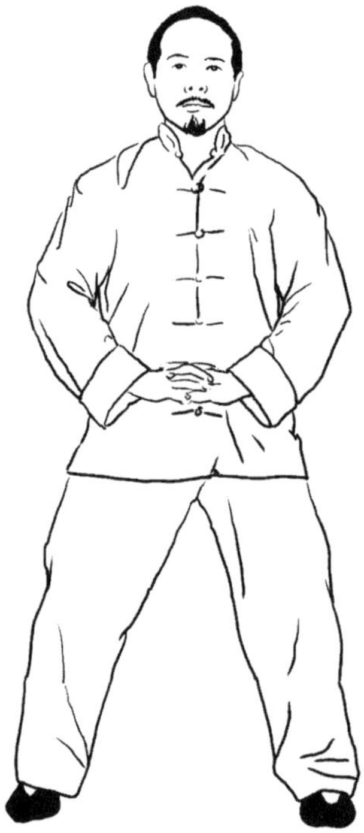

- Drehen Sie die Hände am Platz so, dass nun beide Handflächen nach unten schauen. Senken Sie dann die Hände mit nach unten gekehrten Handflächen nahe am Körper zurück in die Ausgangshöhe vor dem Unterbauch.
- Auch hier gilt während der Bewegung: Schultern fallenlassen, Ellbogen offen halten und die Handflächen ganz nach unten drehen. Ist die Drehung im Unterarm wirklich maximal, wird die Abwärtsbewegung der Hände automatisch vor dem Unterbauch auf der richtigen Höhe gestoppt. In der Position am Ende von Bewegungsphase 2 bilden die Arme wieder einen Kreis.

Das Sinken der Arme fördert eine Entspannung und ein Senken des Brustkorbes und unterstützt somit die Ausatmung. Auch hier ist es also so, dass die Bewegung die Atmung unterstützt. Sowohl das Senken der Arme als auch das Ausatmen und die damit einhergehende Entspannung der Atemmuskulatur begünstigen ein leichtes In-sich-Zusammensinken des Brustkorbs, bei dem sich die Rippen der zentralen Achse nähern.

Bewegungsphase 3

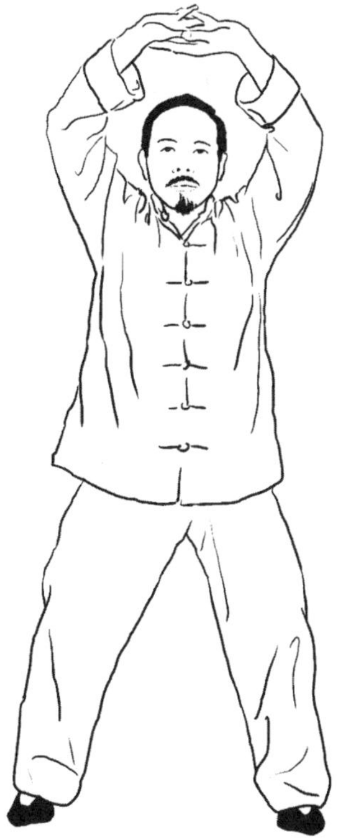

Während die Bewegungsphasen eins und zwei ein Heben und Senken der Arme nahe am Körper beinhalten, findet in den Bewegungsphasen drei und vier dieses Heben und Senken der Arme weit vom Körper entfernt statt.

- Geben Sie Ihren Händen einen Bewegungsimpuls nach vorne, so dass sich die Hände zuerst nach vorne bewegen und dann nach oben heben. Die Armstruktur ändert sich dabei nicht; der Kreis, den die Arme bilden, bleibt erhalten. Die Bewegung findet auch hier nur aus dem Unterarm statt. Das heißt, dass auch hier gilt: Schultern fallenlassen, Ellbogen öffnen und Handflächen weiter nach außen drehen. So bleibt der Kreis, den die Arme am Ende der Bewegungsphase zwei gebildet haben, erhalten. Das Ende der Bewegung ist auch hier erreicht, wenn die Bewegung nicht mehr nach oben weitergeführt werden kann, ohne dass sich die Schultern heben. Dies lässt sich sehr gut mit einem Partner testen, der einem von hinten die Hände auf die Schultern legt. Die Hände befinden sich jetzt in einer Position vor und über der Stirn.

Bewegungsphase drei fördert wieder ein Öffnen und Heben des Brustkorbes und unterstützt dadurch die Einatmung. Das Prinzip ist dabei das gleiche wie in Bewegungsphase 1: Die Armbewegung weitet und hebt den Brustkorb und unterstützt somit die Einatmung, indem sie der Atemmuskulatur Muskelarbeit erspart.

Interessant ist hier ein Vergleich der beiden Endpositionen von Bewegungsphase 1 und Bewegungsphase 3, also von den beiden Positionen, bei denen die maximale Einatmung erreicht ist. Der Vergleich zeigt, dass Bewegungsphase 3 sowohl von der Bewegung selbst als auch von der Endposition her die Einatmung weitgehender unterstützt als Bewegungsphase 1. Hier zeigt sich ein Prinzip vieler Qigong-Übungen, die als

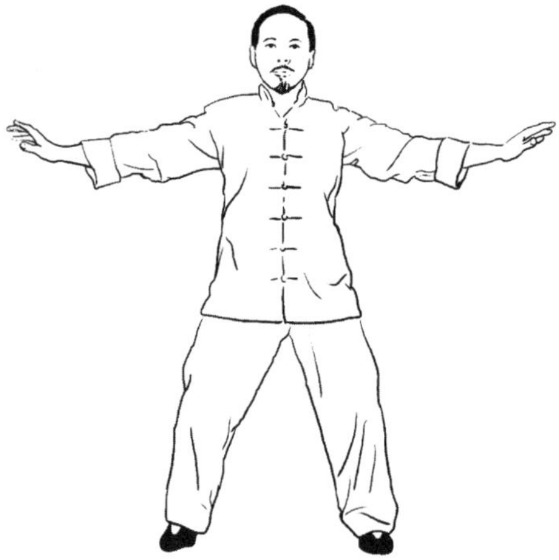

Atemübung konzipiert sind und mehrere Phasen der Einatmung aufweisen: Die Beeinflussung der Atmung durch die Bewegung wird im Verlauf der Übung gesteigert.

Bewegungsphase 4

- Lösen Sie die Verschränkung der Finger und führen Sie beide Arme seitlich des Körpers nach unten, bis die Handgelenke auf Schulterhöhe sind. Auch hier findet keine Bewegung im Ellbogengelenk statt, so dass die Ellbogen nun tiefer als Hand- und Schultergelenk liegen. Dadurch ergibt sich, von vorn betrachtet, ein Armhaltung, als ob man einen großen Ball auf jedem Arm balancieren würde.
- Die Hände befinden sich in dieser Zwischenposition nicht exakt neben dem Körper, sondern leicht vor der Frontalebene. Von oben betrachtet umfassen sie einen Ball, der vor dem Körper liegt. Dadurch wird vermieden, dass der Rücken zu eng wird. Auch dies lässt sich hervorragend mit einem Partner testen. Wenn Sie beide Hände vor den Körper halten und die Arme langsam zur Seite bewegen, während ihr Partner Ihnen seine Handflächen zwischen die Schulterblätter legt, wird er feststellen, dass sich die Schulterblätter zu schließen beginnen, noch bevor Ihre Hände ganz seitlich des Körpers sind (siehe auch Abschnitt 2.6).
- Nun drehen Sie, ohne die Position der Ellbogen im Raum zu verändern, die Unterarme so, dass sich die Hände senken und die Handflächen nach unten innen zeigen. Sie erreichen eine Zwischenposition, die von vorne betrachtet so aussieht, als würden Sie Ihre Arme auf zwei Bällen ablegen. Sie ähnelt der vorherigen Zwischenposition, nur sind jetzt die Bälle unten und nicht mehr oben. Auch hier müssen Sie besonders da-

rauf achten, dass die Ellbogen nicht nach hinten fallen.

- Führen Sie nun die Hände in die Ausgangsposition zurück, indem Sie die Armstruktur unverändert lassen, die Arme wie ein Schaufelbagger zusammenbringen und die Hände verschränken. Dabei ist es wichtig, die Handflächen während des Senkens und Zusammenführens maximal nach oben zu drehen.

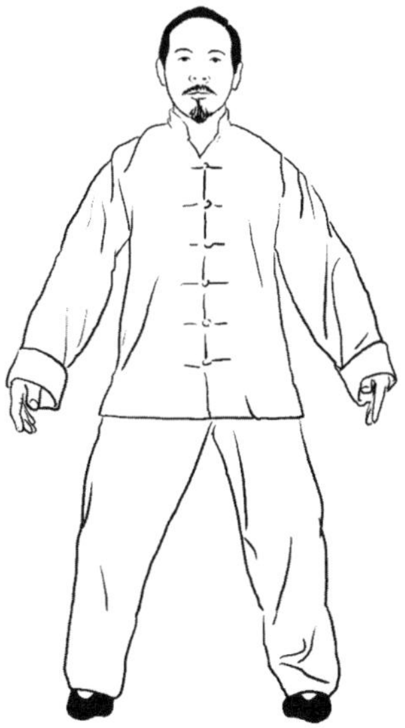

Das Senken der Hände fördert eine Entspannung des Brustkorbs und begünstigt somit die Ausatmung

Damit ist ein Durchlauf der ersten Brokatübung beendet. Wenn Sie die Übung als Einzelübung durchführen, können Sie die Übung beliebig oft wiederholen. Wird die Übung im Kontext der Acht Brokatübungen geübt, sollte sie mindestens viermal ausgeführt werden.

Abschluss

- Nach der letzten Wiederholung lösen Sie die Verschränkung der Arme, heben die Arme mit nach oben gekehrten Handflächen noch einmal kurz auf Magenhöhe, wobei Sie die Knie wieder durchstrecken können. Danach senken Sie als Abschluss die Arme mit nach unten gekehrten Handflächen vor der Brust und dem Bauch wieder, bis sie locker an der Seite hängen. Diese Abschlussbewegung sollte am Ende jeder Übung ausgeführt werden. Sie sammelt die Energie und leitet sie nach unten zum Dantian, wo die Armbewegung des Einsammelns endet.

Heilgymnastische Wirkungen

Die erste der Acht Brokatübungen öffnet den Brustkorb und den Bauchraum für die Atmung. Sie wirkt positiv auf die Atemmuskulatur und bereitet durch die Koordination und Entspannung der Atemmuskulatur eine tiefe Atmung vor. Dies geschieht auch durch eine sanfte Dehnung von Muskeln und Faszien im Schulter- und oberen Brustbereich, die selten trainiert werden. Die Zirkulation von sauerstoffreichem Blut wird angeregt, erschlafftes oder verhärtetes Bindegewebe wird belebt, die Haut wird gestrafft und Ermüdungserscheinungen beseitigt.

Durch die tiefe Atmung massiert diese Übung auch die inneren Organe, besonders den Magen, der direkt unter dem Zwerchfell liegt. So kann diese Übung auch helfen, eine mangelnde Verdauung und damit einhergehende Verstopfung zu beseitigen.

Auf energetischer Ebene werden vor allem die Yin-Meridiane der Arme, die ja alle im vorderen Brustbereich beginnen, angesprochen und aktiviert. Dies trifft durch die Verdrehung im Ellbogengelenk vor allem auf den Lungen- und den Herzbeutelmeridian zu, sodass auch von dieser Seite die Atmung positiv beeinflusst wird.

Kapitel 4: Die Geisteshaltung beim Qigong

Die in den vorherigen Kapiteln beschriebenen Übungsprinzipien haben alle das Ziel, den Körper und die Atmung zu zentrieren. Es handelt sich dabei im Prinzip um Anweisungen, die es dem Schüler erleichtern sollen, die innere Balance der Energie zu erspüren und zu erhalten. Zum Erspüren und Erlernen der Prinzipien der ausbalancierten Energie ist das statische Qigong gut geeignet. Wenn die Grundprinzipien erst einmal verstanden sind und wenn sich im Körper ein Gefühl für die Balance der inneren Energie entwickelt hat, können die Grundprinzipien auf die Bewegung übertragen werden.

Wissen, wo das Ziel ist

Um die korrekte Körperhaltung, die diese internen Prinzipien verwirklicht, auch in der Bewegung beizubehalten, müssen zuerst einmal Anfang und Ende einer Bewegung klar sein. Wenn Ursprung und Ziel einer Bewegung verstanden sind, weiß der Übende, was für ein Ergebnis bzw. was für ein Gefühl während und durch die Bewegung eintreten muss. Diese Klarheit erhält er durch die körperlichen Korrekturen seines Lehrers und durch die Tests und Partnerübungen, die gemacht werden. Die Bewegung zwischen zwei genau definierten Stellungen während einer Qigong-Übung wird für den Übenden also dadurch nachvollziehbar, dass er versucht, das Gefühl der Balance der inneren Energie, das er für die Endpositionen schon erlebt und verwirklicht hat, während der Bewegung zu erhalten.

Ein Aspekt der Geisteshaltung beim Qigong ist also, dass man weiß, wo das Ziel ist. Immer, wenn von östlichen Bewegungskünsten die Rede ist, wird die Wichtigkeit des Weges betont. Damit es Sinn macht, einen bestimmten Weg zu gehen, ist es aber notwendig, das Ziel zu kennen, das über diesen Weg erreicht werden soll. Um sich diesem Ziel so weit wie möglich anzunähern, spielen nun natürlich die Qualitäten des Weges eine entscheidende Rolle.

Geduld

Das Ziel zu kennen, heißt nun nicht, es sofort erreichen zu wollen, sondern sich auf den Weg zu machen. Um dem Ziel näher zu kommen, ist Geduld nötig. Es ist nicht der Kopf, der die in diesem Buch geschilderten Prinzipien verstehen muss, sondern zuerst einmal der Körper. Wir können nur dann von vollständigem Verständnis einer Sache sprechen, wenn wir sie bewusst erlebt haben. An diesem Erleben sind Körper und Geist gleichermaßen beteiligt.

Nun gibt es bedeutende Unterschiede in der Art und Weise, wie unser Intellekt und unser Körper die Dinge verstehen. Unser Intellekt kann logisch und differenziert Beschreibungen und Wertungen aufnehmen und verarbeiten. Es ist kein Problem für ihn zu verstehen, dass Qigong die innere Energie entwickelt, während Krafttraining Muskelkraft trainiert. Es ist für unseren Intellekt kein Problem, Eigenschaften von beiden Übungssystemen zu erlernen, sie richtig zuzuordnen und zu unterscheiden.

Unser Körper dagegen versteht immer nur eine Sache gleichzeitig. Wenn wir regelmäßig vormittags Qigong üben und abends zum Krafttraining ins Fitnesscenter gehen, wird das Ergebnis nicht sein, dass wir Qi und Muskelkraft entwickeln, sondern das Resultat wird sein, dass das Krafttraining die Entwicklung von Qi behindert und die Qigong-Übungen für die Entwicklung der Muskelkraft nutzlos sind. Der Grund für diesen Misserfolg liegt darin, dass unser Körper nicht wie unser Geist umschalten kann. Er ist auf eine kontinuierliche Schulung in einer Richtung angewiesen. Wir müssen uns also entscheiden, was wir wollen, bevor wir ein Übungssystem praktizieren, dessen Auswirkungen unseren Vorstellungen und Wünschen entspricht. Auch hier gilt: Man muss das Ziel kennen, bevor man sich auf den Weg machen kann.

Auch wenn in unserem Übungssystem primär sehr viel Wert auf die korrekte Körperhaltung und Bewegungsweise gelegt wird, spielt doch der Geist eine bedeutende Rolle. Eine korrekte Bewegung kann nicht ohne Geist ausgeführt werden. Das Erspüren und Verwirklichen der inneren Balance der Energie benötigt bestimmte geistige Qualitäten und eine bestimmte innere Einstellung zur Übungspraxis. Diese sollen in den folgenden beiden Abschnitten beschrieben werden.

4.1 Die innere Achtsamkeit

Die Rolle der Konzentration

Eines der Grundprinzipien des daoistischen Qigong ist die Entspannung. Dies gilt nicht nur für die körperliche Ebene, sondern auch für den Geist. Deshalb sollte, auch wenn das im ersten Augenblick widersinnig erscheint, keine allzu große Konzentration auf die einzelnen Bewegungsabläufe verwendet werden. Konzentration bezeichnet einen Geisteszustand, bei dem die gesamte Aufmerksamkeit auf einen Punkt fixiert ist, so dass die Aufnahmefähigkeit für Wahrnehmungen aus anderen Bereichen fast unmöglich gemacht wird. Konzentration ist eine Fähigkeit, die in manchen Momenten von großer Bedeutung ist, besonders, wenn eine fest umrissene Aufgabe zu erledigen ist oder etwas Neues gelernt wird. So ist vor allem für den Anfänger ein gewisses Maß an Konzentration auf die neu zu erlernenden Bewegungsabläufe sicherlich unerlässlich, aber Konzentration ist immer ein geistiger Zustand, der mit Anspannung verbunden ist und der somit eine vollkommene geistige und körperliche Entspannung und den damit verbundenen Qi-Fluss behindert. Es sollte der eigenen Wahrnehmung immer auch gestattet sein, Dinge und Ereignisse im Körper wahrzunehmen, die nichts mit der auszuführenden Bewegung im engeren Sinne zu tun haben.

Bewusstes Beobachten

Die geistige Grundhaltung beim Qigong ist das Beobachten, eine Art innerer Achtsamkeit, die weit ist und sich nicht nur auf die äußerliche Bewegung selbst konzentriert, sondern auch das bewusste Wahrnehmen von körperlichen, geistigen und evtl. emotionalen Prozessen mit einbezieht. Ziel dieser Art von Beobachtung ist es zu verhindern, dass die Bewegungsabläufe mit zunehmender Übungsdauer automatisiert werden. Zusammen mit entsprechenden Übungsanweisungen des Lehrers, die immer zugleich auch Beobachtungsaufträge sind, ermöglicht diese Geisteshaltung ein immer tiefer werdendes, bewusstes Wahrnehmen von energetischen Zusammenhängen im eigenen Körper und deren stetige Entwicklung.

Wertfreies Betrachten

In diesem Sinne ist Qigong eine empirische Wissenschaft, bei der das beobachtete Objekt und der Beobachter identisch sind. Das ist auch der Grund, warum die geistige Grundhaltung möglichst nicht wertend sein sollte. Es nutzt dem bewussten Wahrnehmen von Zusammenhängen nichts, wenn man die Dinge sofort bewertet. Die Bewertung kann erst nach einer möglichst objektiven und umfassenden Wahrnehmung erfolgen. Die innerliche Bewertung von eigenen Bewegungen oder dem Erfolg der eigenen Übungspraxis in Form von Eigenlob und Selbstbestätigung oder Tadel und Selbstkritik ist unnötig. Wichtig ist, dass Dinge, die als falsch oder ineffektiv erkannt worden sind, geändert werden. Und dazu muss man an sich arbeiten, also üben.

Umgang mit störenden Gedanken

Wenn man während des Übens merkt, dass einen ein berufliches oder privates Problem ablenkt, so sollte man dieses nur bedingt durch Willensanstrengung vertreiben. Meistens ist es dann sinnvoller, auch seine Gedanken für einen Augenblick zu beobachten. Sobald einem bewusst wird, dass man schon wieder an dies oder jenes gedacht hat, lernt man nicht nur seine inneren geistigen Funktionsmechanismen besser kennen, oft verschwinden Gedanken oder Gefühle allein durch den Umstand, dass man sie distanziert beobachtet. Allerdings sollte man sich nicht in diesen Gedanken „einhängen" und ihn weiterspinnen, so dass die gesamte Aufmerksamkeit von Tagträumen in Anspruch genommen wird. Nachdem man sich seiner ablenkenden Gedanken bewusst geworden ist, sollte man sie loslassen und mit seiner Aufmerksamkeit auf die Übung zurückkehren. Auch wenn z.B. der Nachbar ausgerechnet dann, wenn ich übe, beginnt, den Rasen zu mähen, oder das Autoradio beim samstäglichen Autowaschen dudeln lässt, sollte einfach beobachtet werden, welche Reaktionen sich zeigen, wie man beginnt, sich über diesen unsensiblen Kerl aufzuregen. Auch hier sollte man sich dann nicht aufgrund solchen Beobachtungen, die nichts direkt mit dem Qigong-Üben zu tun haben, treiben lassen.

Wenn also während des Übens Gedanken und Gefühle auftauchen, die die Aufmerksamkeit von der Übung ablenken, sollte das Denken nicht mit Gewalt und harter Konzentration unterdrückt werden. Man muss seine Gedanken nicht bekämpfen. Die Fähigkeit, logisch zu denken, ist für den Alltag viel zu wichtig und nützlich, als dass man sich angewöhnen sollte, es zu unterdrücken, auch wenn es in der Situation des Qigong-Übens die Aufmerksamkeit stört. Wenn man seine Gedanken bekämpft, heißt das, dass sie einen stören. Man sollte sich in seiner Übungspraxis aber nicht stören lassen, auch nicht von seinen eigenen Gedanken und Gefühlen. Es gibt die Möglichkeit, den störenden Gedankenfluss von selbst aufhören zu lassen, indem man sich die Inhalte und Funktionsweisen der auftauchenden Gedanken verdeutlicht. So gewinnt man Distanz zu seinen eigenen Gedanken, kann sie als momentan unwichtig erkennen und fallen lassen. Dann sollte man mit seiner Aufmerksamkeit wieder zu den Übungen zurückkehren. Sonst verfällt man in das Gegenteil einer zu konzentrierten Übungsweise, man lässt sich in seinen Gedanken treiben und führt die Bewegungen nur noch rein mechanisch und automatisiert aus. Die richtige Geisteshaltung im Qigong ist – so wie fast immer in daoistisch beeinflussten Übungssystemen – ein goldener Mittelweg.

Kombination von Konzentration und Offenheit

Zu viel Konzentration treibt einen vom Verstand im voraus gewählten Lösungsweg voran, ohne Platz für neue Wahrnehmungen und damit verbundene neue Lösungsmöglichkeiten zu lassen. Eine angestrengte und verbissene Konzentration auf eine Sache ist somit immer zugleich auch Verdrängung einer anderen. Geistige Fahrigkeit dagegen begünstigt eine Automatisierung von Bewegungsmustern, was genauso ein bewusstes Wahrnehmen von neuen Zusammenhängen erschwert.

Spielerischer Umgang mit Erfahrungswerten

Der Mittelweg ist eine bewusste, nicht wertende Aufmerksamkeit, ein möglichst objektives Beobachten von dem, was passiert. Dieses Beobachten hat durchaus etwas Spielerisches. Es schafft die Möglichkeit, mit Qigong und den entsprechenden Bewegungsmustern zu experimentieren, um seine Kenntnis von den Reaktionen und Bewegungsmustern des eigenen Körpers zu erweitern. Auch die Anweisungen des Lehrers können in diesem Sinne als Aufforderung betrachtet werden, ein altes Bewegungsmuster in Kleinigkeiten zu ändern und die Auswirkungen der Veränderung zu erfahren und zu beobachten. So kann schon die Anweisung „Öffne Deine Ellbogen mehr“ nicht nur als Verhaltensregel, wie korrektes Qigong funktioniert, verstanden werden, sondern als Aufforderung, eigene Erfahrungen zu machen und aus dieser Erfahrung körperliche Schlussfolgerungen zu ziehen, die für den Übenden gültig sind und eben dadurch, dass sie aus der eigenen Erfahrung hervorgegangen sind, auch nutzbar gemacht werden können.

Vorurteilsfreies Beobachten als Grundlage von Erkenntnis

Letztendlich ist es so, dass ein vorurteilsfreies Beobachten die Grundlage für das Erkennen von Zusammenhängen und Gesetzmäßigkeiten ist. Das Wissen um Zusammenhänge und Gesetzmäßigkeiten aller Art wiederum ist die Voraussetzung für intelligentes Verhalten, das eigene körperliche, emotionale und psychische Bedürfnisse berücksichtigt. Ein kleines Beispiel soll veranschaulichen, was damit gemeint ist.

Ein Schüler von mir hatte, als er mit dem Qigong und dem Taiji begann, Probleme mit dem Lendenwirbelbereich. Er war Kunststudent und stand den ganzen Tag an der Staffelei. Abends tat ihm dann regelmäßig der untere Rücken im Bereich der Lendenwirbelsäule weh. Wahrscheinlich kamen die Schmerzen daher, dass er beim Stehen die Knie durchgestreckt hatte, so dass die Beine keine Möglichkeit hatten, das Gewicht des Rumpfes abzufedern. Auch Stöße, die beim Gehen entstanden, wurden ungefedert auf die Wirbelsäule übertragen und führten dort zu Stauchungen im Lendenwirbelbereich. Der betreffende Schüler hatte am Anfang auch einige Schwierigkeiten, die Grundstellung des Qigong mit dem auf die Fersen gezogenen Kreuzbein und den gebeugten Knien über längere Zeit einzunehmen. Der Körper war auf die neuartige Haltung nicht eingestellt, und die Muskeln in den Oberschenkeln wurden sehr schnell hart. Trotzdem gelang es diesem Schüler innerhalb kürzester Zeit, mit Hilfe von Qigong seine Rückenschmerzen in den Griff zu bekommen. Er wendete die Prinzipien des Qigong-Standes auf sein Stehen vor der Staffelei an und machte folgende Beobachtung: Sobald er die Knie immer bewusst etwas gebeugt hielt, begannen seine Oberschenkelmuskeln hart zu werden, bevor sich Rückenschmerzen einstellten. Er hatte ein Signal seines Körpers gefunden, das ihm mitteilte: „Setz Dich hin und ruh Dich einen Augenblick aus, sonst verspannt sich Dein Rücken wieder“. Langfristig half ihm das Qigong und die Verinnerlichung und Übung der Prinzipien des Stehens, Rückenschmerzen auch nach längeren Belastungen zu vermeiden, aber der relativ schnelle Erfolg ist in diesem Fall nicht nur auf körperliche Auswirkungen des Qigong zurückzuführen, sondern auf den geistigen Umgang mit den Qigong-Übungen und den dabei gemachten Beobachtungen. Beobachtung macht sensibel und lässt Zusammenhänge und Gesetzmäßigkeiten erkennen. Die Kenntnis von Zusammenhängen und Gesetzmäßigkeiten ist wiederum die Bedingung für individuell intelligentes Verhalten.

Bewusste Beobachtung als geistige Haltung ist unterschiedlich schwierig zu bewerkstelligen. Das Beobachten von Bewegungen, körperlichen Zuständen oder auch das Beobachten des Atems ist um einiges einfacher als z.B. das Beobachten von Gedanken. Noch einmal schwieriger ist es dann, eigene Gefühle, Meinungen, Wünsche oder Absichten distanziert und wertfrei zu beobachten. Qigong schult eine Geisteshaltung, die letztendlich Sensibilität und Intelligenz auf allen Gebieten menschlicher Erfahrung fördert. Qigong beginnt dabei mit dem Einfachen, mit der Beobachtung des eigenen Körpers.

Beobachten als Mittel zu wissenschaftlicher Erkenntnis

An dieser Stelle sei noch ein Einschub über das Beobachten als Mittel wissenschaftlicher Erkenntnis erlaubt. Die westliche Wissenschaft setzt schon seit Jahrhunderten auf die Beobachtung bei der Erforschung von Naturgesetzen durch Auswertung von beobachtbaren Experimenten. Das Beobachten, das im Qigong gefordert wird, hat nichts, aber auch gar nichts mit der Betrachtungsweise der westlichen Wissenschaft zu tun. Beim Beobachten, wie es in der westlichen Wissenschaft verwendet wird, trennt sich der Beobachter vom zu beobachtenden Objekt ab. Er behauptet, außerhalb des beobachteten Systems zu stehen und deshalb allgemeingültige Aussagen über die Dinge treffen zu können. Die moderne Atomphysik hat längst bewiesen, dass die Versuchsanordnung und die Fragestellung, mit der ein Experiment aufgebaut wird, den Ausgang des Experiments und somit auch das zu beobachtende System sehr wohl beeinflussen.

Das besondere Merkmal des Beobachtens beim Qigong ist die Tatsache, dass Beobachter und Beobachtetes in jedem Moment absolut identisch und untrennbar sind. Objekt und Subjekt sind eins. Ziel der Beobachtungen beim Qigong ist also weniger eine objektive, wissenschaftliche Erkenntnis, sondern vielmehr ein Erschließen und Ergründen der Subjektivität durch größtmögliche Objektivität. Je objektiver Zusammenhänge, Meinungen und Ansichten beobachtet werden, desto deutlicher wird auch ihre Subjektivität.

Diese Gedanken sind in der westlichen, auf Aristoteles begründeten Logik kaum nachvollziehbar. Hier gibt es nur ein Entweder-oder, ein Ja oder ein Nein. Es gibt aber noch andere, mindestens genauso gültige Logiken, obwohl allein die Tatsache, dass es von dem Wort Logik normalerweise keine Mehrzahl gibt, diesen Umstand auszuschließen scheint. In der Logik, die für das daoistische Denken gilt, ist ein Sowohl-als auch und ein Weder-noch zur Beschreibung eines Gegenstandes oder Zustandes genauso zulässig. Gegensätze können gleichzeitig existieren. Diese gleichzeitig existierenden Gegensätze, diese zwei Pole sind letztendlich auch Bestandteil der Übungsanweisungen im Qigong. Sie sind sinnvoll und in ihrem Sinne vollkommen logisch, auch wenn sie im ersten Augenblick paradox klingen:

Die innere Einstellung zur Übungspraxis

- Übe korrekt, aber nicht verbissen.
- Übe diszipliniert, aber ohne Druck (d.h.: Mach dir kein schlechtes Gewissen, wenn du einmal nicht zum Üben kommst. Der Aufbau von Schuldgefühlen oder andersgearteten emotionalen Verspannungen ist nicht Ziel von Qigong)
- Entspanne dich so weit wie möglich, schlafe aber nicht ein.
- Bleibe aufmerksam, aber strenge dich dabei nicht an, konzentriere dich nicht zu sehr.

- Nimm die korrekte Körperhaltung ein, aber entspanne deine Muskeln dabei. (Für den Anfänger ist es meistens unmöglich, die korrekte, noch ungewohnte Körperhaltung völlig entspannt einzunehmen.)

Für die geistige Haltung gilt also das gleiche Prinzip wie für die körperliche Haltung. Auch sie ist zwischen den Polen Yin und Yang eingespannt. Man könnte es auch so ausdrücken: Der Platz des Geistes ist beim Qi, bei dem, was an Prozessen zwischen diesen beiden Polen abläuft und was diese Prozesse in Gang hält.

4.2 Wu Wei

Tun durch Nicht-Tun

In der daoistischen Philosophie gibt es einen zentralen Begriff, der diese oben aufgezeigte Geisteshaltung und Übungshaltung beinhaltet. Es ist der Begriff „Wu Wei“[31], das Herz des Daoismus als Lebensphilosophie.

Wu Wei, was normalerweise mit „Tun durch Nicht-Tun“ oder mit „Müheloses Bemühen“ übersetzt wird, wird oft missverstanden als rein passive Laissez-faire-Haltung. Wu Wei hat aber nichts zu tun mit einem rein passiven Laufenlassen der Dinge. Es bedeutet nicht, sich aus allem herauszuhalten.

Wu Wei bezeichnet ein Handeln, das in Übereinstimmung mit der jeweiligen Situation und den natürlichen Gesetzmäßigkeiten erfolgt und deshalb mühelos ist. Grundbedingung, um Wu Wei praktizieren zu können, ist also weniger eine bestimmte Lebensphilosophie, als vielmehr die Fähigkeit, Situationen objektiv und subjektiv richtig einschätzen zu können, die Kenntnis der natürlichen Gesetzmäßigkeiten, die dieser Situation zugrunde liegen und die zwanglose Übereinstimmung von Bewusstsein und Handeln.

Handeln im Einklang mit der Situation

Die Betonung liegt dabei eindeutig auf der Übereinstimmung von Wahrnehmung und Handeln. Das Bewusstsein einer Situation schließt das entsprechende Handeln automatisch mit ein; es ist weder ein Umweg über ein analytisches Zerlegen der Situation in kausale oder moralische Zusammenhänge noch der Umweg über eine bewusste Willensanstrengung nötig. Man handelt im Einklang mit der Situation und ihren natürlichen Gesetzmäßigkeiten. Damit dieses Prinzip des Handelns verwirklicht werden kann, ist natürlich eine gewisse Reinheit des Geistes, der Seele und des Körpers notwendig, sonst stehen dem zwanglosen Handeln Konditionierungen des eigenen Ichs im Weg. Um Wu Wei praktizieren zu können, ist ein Loslassen auch im geistigen und seelischen Bereich nötig. Es ist nötig, eigene Meinungen, Wünsche und Ängste aufzugeben, die im normalen Alltag das vorurteilsfreie und objektive

Erfassen von Situationen verhindern und somit auch das mühelose Handeln im Einklang mit der jeweiligen Situation.

Dass solch eine Handlungsweise keineswegs nur passiv sein muss, erscheint einleuchtend. Natürlich kann Wu Wei bedeuten, dass man in einer Situation, an der man nichts ändern kann, eben auch nichts tut. Das heißt, es werden Anstrengungen vermieden, die sowieso umsonst wären. Man hört auf, sich über ein Problem Sorgen zu machen, das man jetzt nicht in den Griff bekommen kann. Andererseits kann Wu Wei auch aktives, zielgerichtetes Handeln sein. In der Kampfkunst kann Wu Wei z.B. bedeuten, die angreifende Kraft des Gegners (Yang) durch eigenes Yin zu neutralisieren. Die Gesetzmäßigkeit des Wechsels von Yin und Yang lässt einen Zeitpunkt kommen, in dem sich das Yang des Angreifers in Yin wandeln muss. Wenn man diesen Zeitpunkt, an dem sich das Yang des Gegners erschöpft, bewusst wahrnimmt und weiterhin den Gesetzmäßigkeiten der Bewegung folgt, wird sich das eigene Yin automatisch in Yang, in einen Angriff in die Lücke des Gegners, verwandeln. Auch die Heilung einer Krankheit folgt in diesem Sinne den Prinzipien des Wu Wei.

Wu Wei kann also auch bedeuten, aufgrund genauer Kenntnis und bewusster Wahrnehmung der Situation im richtigen Augenblick zu handeln.

Die Unwichtigkeit des eigenen Ego

Das Prinzip bleibt dabei das gleiche. Man folgt den natürlichen Prozessen und arbeitet nicht gegen sie. So vermeidet man unnütze Anstrengung und erreicht durch sein müheloses Handeln gleichzeitig größtmögliche Effektivität. Die Dinge, die getan werden müssen, werden erledigt, ohne viel Aufsehen darum zu machen; das eigene Ich als Entscheidungstreffer oder Macher wird vollkommen unwichtig. Man ist nicht mehr der Mensch, der sein Leben nach seinen Kopfgeburten zu gestalten wünscht, indem er mehr oder weniger krampfhaft versucht, seine Wünsche oder Träume zu verwirklichen, egal, ob es angesichts der Situation überhaupt sinnvoll ist; man ist bestrebt, im Einklang mit natürlichen Abläufen und Rhythmen zu handeln. Es wird immer weniger das eigene Ich, das handelt, sondern immer mehr ein „Es handelt". Die Chinesen nennen diese Lebensart: Dem Dao folgen.

Anerkennen der Gesetze des Lebens

Der Verstand als letztendlicher Entscheidungstreffer und übergeordneter Analysator hat in diesem System wenig Platz. Unser Verstand ist im Wesentlichen linear organisiert. Er ist es gewohnt, in linearen Kausalzusammenhängen zu denken, jedem zu analysierenden Gegenstand eine Ursache und eine Folge zuzuordnen, gerade Linien sind für ihn wesentlich leichter zu berechnen und nachzuvollziehen als gebogene Linien. Auch wenn man sich unsere Umwelt anschaut, wird man feststellen, dass fast alles, was der Verstand geplant hat, gerade Linien und rechte Winkel aufweist. Die Natur dagegen kennt die gerade Linie und den rechten Winkel kaum. Sie nutzt die Gegensätze, springt zwischen ihnen hin und her und schafft so Strukturen, die vor allem durch Vernetzung und organisches Wachstum gekennzeichnet sind, die also individuelle Unterschiede aufweisen, obwohl sie ähnlichen Bauplänen folgen.

Wu Wei praktizieren heißt, die polaren Gesetzmäßigkeiten des Lebens und die dadurch entstehenden Strukturen und Situationen zu erforschen, sie als Einheit wahrnehmen zu lernen und ihnen in seinem Handeln zu folgen.

Das Prinzip des Wu Wei im Qigong

Im Qigong selbst hat Wu Wei seine Bedeutung darin, dass der Übende immer bestrebt ist, die eigene Mitte zu wahren. Besonders deutlich wird dies bei den Tests, die als Partnerübungen durchgeführt werden, oder in der Kampfkunst.

Beim Test ist es wichtig, nicht äußerlich zu reagieren, sondern die eigene Mitte zu bewahren, indem man die Übungsprinzipien des Qigong beachtet. Das Ziel und somit auch die geistige Aufmerksamkeit liegen weniger auf der Kraft, die auf mich während des Tests einwirkt, und auf dem Versuch, ihr zu widerstehen, sondern vielmehr auf der Balance meiner inneren Energie. Meine Absicht ist es nicht, äußerlich sichtbare Resultate zu erzeugen (also dem Druck des Partners standzuhalten oder ihn wegzudrücken), sondern ich verwende meine Aufmerksamkeit darauf, die Bewegung korrekt auszuführen oder die Körperhaltung korrekt einzunehmen.

Das ist dasselbe Prinzip wie in der Natur auch. Oft wachsen in Gärten die Wurzeln von Bäumen unter den Platten von Gartenwegen und heben diese hoch. Es ist jedoch weder das Ziel der Bäume, die Platten anzuheben, noch ihr Lebenszweck. Die Bäume folgen einfach ihrer Natur, sie wachsen.

Auch wenn Wu Wei in der Kampfkunst angewendet wird, gibt es kein anderes Ziel, als die eigene Mitte und die Unversehrtheit der Energiebalance zu erhalten. Das Ziel, einen Gegner zu verletzen oder zu besiegen, gibt es nicht. Wer mit dieser Einstellung kämpft, verwirklicht kein Wu Wei. Der Angriff des Gegners wird erkannt und als Aspekt, der zur momentanen Situation gehört, akzeptiert. Das eigene Bestreben läuft darauf hinaus, im Einklang mit der Situation zu handeln, ohne seine eigene Mitte zu verlieren. Dazu wird auf das Yang des Gegners mit Yin geantwortet und umgekehrt. Im Taiji ist es dabei so, dass Yin und Yang, also Angriff und Abwehr gleichzeitig vorhanden sind. Das geistige Ziel einer Bewegung ist gleichzeitig ihr Ergebnis. Abwehrbewegungen beinhalten den Angriff, und Angriffsbewegungen beinhalten eine Blockade des Gegners, also eine Abwehr.

Das Üben der Taiji-Form selbst ist dabei – und das wird von vielen, die Taiji als Selbstverteidigung anbieten, verschwiegen oder übersehen –

kein Selbstverteidigungstraining, auch wenn sämtliche Kampfkunst-Anwendungen des Taijiquan in den Formen enthalten sind. Das Üben der Taiji-Form liefert die Grundlagen für die Selbstverteidung, indem es Qi entwickelt und das Bewusstsein für bestimmte Bewegungsabläufe schärft. Somit ist der Ausdruck Schattenboxen etwas unglücklich als Bezeichnung für das Üben der Taiji-Form. Es gibt beim Praktizieren des Formablaufes keinen imaginären Gegner, mit dem man sich im Geiste schlägt. Die Aufmerksamkeit beim Üben gilt der eigenen Mitte, der Ausbalancierung der inneren Energie und der korrekten Yin-Yang-Dynamik der Bewegung.

Auch Qigong kann also helfen, Wu Wei zu üben, indem als erste Stufe damit begonnen wird, seine Bewegungsmuster nach natürlichen, energetischen Gesetzmäßigkeiten auszurichten. Die Konsequenzen, die sich daraus für die innere Einstellung zur Übungspraxis ergeben, sind logisch. Man sollte sich nicht so sehr als „Macher“ seiner Übung, als „Macher seiner Qi-Entwicklung“ verstehen. Schielen nach kurzfristigen Erfolgen bringt langfristig gesehen nichts. Die Qi-Entwicklung ist ein natürlicher Prozess, der den Gesetzmäßigkeiten eines Wachstums unterliegt. Genauso wenig, wie ein Bauer schon im Sommer aufs Feld geht, um an den Halmen des Weizens zu ziehen, damit er ja recht schnell wächst, genauso wenig ist es sinnvoll und möglich, bestimmte Ergebnisse sozusagen auf Kommando hervorzurufen, so sehr man sich das manchmal auch wünschen mag. Die Frucht muss reif sein, bevor sie geerntet und genossen werden kann.

Energie kann nicht gezwungen werden, ohne ihr Gewalt anzutun und damit die natürlichen energetischen Abläufe zu behindern. Passe dich dem Qi an und versuche nicht, das Qi an dich anzupassen. Deine Vorstellung, wie Qi zu sein hat, ist uninteressant. Beobachte das Qi, wie es wirklich ist, werde sensibel, erfasse die Gesetzmäßigkeiten mit deinem Körper und lerne, Qi zu nutzen. Diese innere Einstellung zum Qigong-Training schleift nach und nach auch das Ego ab, das immer genau zu wissen meint, was gut für einen ist. So kann man Qigong auch dazu benutzen, einer spirituellen Lebenseinstellung näherzukommen.

Letztendlich handelt es sich beim daoistischen Qigong um ein Übungssystem, das in seinen Anwendungsmöglichkeiten und seinen Auswirkungen außerordentlich vielseitig ist. Es vereint in sich unterschiedlichste Komponenten wie Kampfkunst, spirituelle Entwicklung, Medizin, Philosophie und, was den meisten heutigen Übenden wohl am wichtigsten und am naheliegensten ist, ein Stück Lebensqualität für den Alltag, die es aufgrund seiner gesundheitserhaltenden und vitalisierenden Wirkung mit sich bringt.

Fragen und Antworten zur täglichen Übungspraxis

An dieser Stelle sollen einige Fragen beantwortet werden, die die tägliche Übungspraxis betreffen und die von Qigong-Übenden immer wieder gestellt werden. Dabei handelt es sich meistens um Fragestellungen, die die Umstände des täglichen Übens betreffen und die vor allem für Anfänger interessant sind. Sie werden im Laufe Ihrer fortschreitenden Übungspraxis selber ein zunehmendes Gefühl dafür entwickeln, wie die Umstände geschaffen sein müssen, damit Ihnen das Qigong-Üben Freude bereitet und Sie auf dem Weg der Entwicklung der vitalen Lebensenergie weiter voranschreiten lässt.

Während die Bewegungsanweisungen zu den einzelnen Übungen peinlich genau befolgt werden müssen und sich letztendlich auch nur aufgrund von qualifiziertem Unterricht vollständig erfassen lassen, gibt es in der Frage, wie jeder Einzelne die äußeren Umständen seiner Übungspraxis gestaltet, durchaus individuelle Spielräume.

Trauen Sie – was die nachstehenden Fragen betrifft – Ihrem gesunden Menschenverstand und Ihrem eigenen Gespür mindestens ebenso sehr wie starren, verallgemeinernden Angaben aus Büchern.

Wie oft und wie lange sollte man üben?

Das ist eine Frage, die sich nicht eindeutig für alle Schüler gleich beantworten lässt, denn einerseits erscheint es logisch, dass der Übungseffekt umso größer ist, je öfter und je länger man übt. Andererseits ist Qigong kein Leistungssport, sondern eine Methode, die durch Entspannung und Sanftheit das Potential unserer vitalen Lebensenergie vergrößert. Eine Überanstrengung durch zu lange Übungseinheiten und zu häufiges Üben ist nicht im Sinne des Qigong und vor allem dem Anfänger nicht zu empfehlen. Um meinen Unterricht effektiv zu gestalten, wähle ich zwar gelegentlich auch recht lange Übungszeiten – die Teilnehmer meiner Taiji-Lehrerfortbildungen erhalten an einem Wochenende 2 mal 4 Stunden Unterricht pro Tag -, aber in diesen Fällen handelt es sich auch um Übende, die schon zehn Jahre oder länger Taiji und/oder Qigong praktizieren und zumeist selber unterrichten. Für normale Übende oder gar für Anfänger sind solche Übungsmarathons meist eher kontraproduktiv, und zwar aus folgendem Grund:

Der Unterschied zwischen Qigong und normalem Fitnesstraining hinsichtlich der Leistungssteigerung besteht darin, dass herkömmliches Fitnesstraining die Leistungsfähigkeit des Körpers erhöht, indem es ihn an immer größere Leistungsgrenzen gewöhnt. Fitnesstraining arbeitet damit, den Körper zu erschöpfen oder zu überanstrengen und ihn so zu zwingen, sich auf die regelmäßig wiederholte Belastung einzustellen. Dadurch werden einerseits natürlich wichtige Körperfunktionen aktiviert und gekräftigt, z.B. das Kreislaufsystem. Andererseits besteht die Gefahr, die inneren Energiereserven des Körpers anzugreifen, die der Körper bei schweren Erkrankungen oder im Alter braucht.

Qigong-Training baut die inneren Energiereserven auf, um Sie gegen Krankheiten resistenter zu machen und Ihre Vitalität auch im Alter zu bewahren. Deshalb sollte keine einzige Qigong-Übungseinheit Ihre Energiereserven angreifen. Wenn Sie sich nach dem Üben erschöpft fühlen oder außer Atem geraten sind, haben Sie entweder auf eine falsche, meist zu angespannte Art und Weise oder zu lange geübt. Auch ein Nachlassen der geistigen Konzentrationsfähigkeit auf die Übungsinhalte ist ein Zeichen dafür, dass Ihr Körper im Augenblick „genug hat" vom Qigong-Üben.

So wünschenswert eine regelmäßige Übungspraxis ist – zwingen Sie sich nicht zum Üben; denn dadurch bauen Sie nur innere Widerstände gegen das Qigong auf, und auf eine Phase erzwungener großer Übungsaktivität wird zwangsläufig eine Phase folgen, in der Sie zu wenig üben, so dass alle positiven Effekte des vielen Übens wieder verschwinden. Selbstdisziplin ist eine wunderbare Sache, aber sie muss von innen kommen und wachsen, sie kann nicht erzwungen werden.

Qigong ist im Grunde eine daoistische Disziplin und die Daoisten gehen den „Weg des Wassers". Der Weg des Wassers ist der Weg der Einfachheit, der Sanftheit, der Weg der Anpassung und des geringsten Widerstandes, es ist vor allem aber der Weg des Respekts vor den natürlichen Gegebenheiten. Haben Sie deshalb beim Qigong-Üben, sowohl was die Häufigkeit und die Dauer des Übens als auch die Übungsintensität betrifft, vor allem Respekt und Achtung vor sich selber und Ihrem Körper.

Wenn Sie dieses oberste Prinzip beachten, mögen Ihnen folgende Angaben eine Hilfe sein:

- Üben Sie lieber regelmäßig weniger als unregelmäßig viel.
- Für Anfänger liegt eine vertretbare Dauer einer Übungseinheit erfahrungsgemäß zwischen 15-30 Min. In Unterrichtssituationen, bei denen ein Wechsel zwischen Unterweisung und Üben besteht, kann sich die Einheit bis auf zwei Stunden ausdehnen.
- Man sollte regelmäßig üben, wenn möglich täglich. Wenn das nicht möglich ist, ist das für Anfänger nicht schlimm, sofern Sie 3-4 mal in der Woche üben.

Mit der Zeit werden Sie selber immer besser entscheiden können, wieviel Übungspraxis Ihnen gut tut, und Sie werden es nicht mehr nötig haben, sich diesbezüglich nach Angaben aus Büchern zu richten.

Die Übungsintensität und -dauer richtet sich natürlich auch nach den Zielen, die Sie mit Ihrer Qigong-Übungspraxis verfolgen. Wenn Ihnen vor allem an der Pflege Ihrer eigenen Vitalkraft liegt und Sie keine Ambitionen haben, Qi zum Heilen oder in den Kampfkünsten anzuwenden, kann Ihnen eine tägliche Übungszeit von 30 Min. schon ein bedeutendes Stück Lebensqualität schenken. Übende, die die innere Kraft Qi z.B. als Kampfkünstler auch nur ansatzweise anwenden wollen, werden in der Regel um eine tägliche Mindestübungszeit von 1-2 Stunden nicht herumkommen.

Welche Uhrzeiten sind am besten geeignet zum Üben?

Traditionell wird in China Qigong oft nach der Organuhr geübt (siehe Teil 1, Abschnitt 2.5). Durch das Üben von Qigong zu Zeiten, an denen bestimmte Organfunktionskreise ihre maximale Aktivität entfalten, können diese Organe und deren Funktionen besonders angesprochen und aktiviert werden. Beliebte Organmaximalzeiten, in denen geübt wird, sind 3-5 Uhr morgens (Lungenmeridian), 11-13 Uhr mittags (Herzmeridian) und 23-1 Uhr nachts (Gallenblasenmeridian).

Diese Übungszeiten sind für den durchschnittlichen europäischen Übenden allerdings so ungeschickt, dass sie kaum als verbindlich betrachtet werden können. Schließlich ist es ja nicht so, dass Sie Ihr ganzes Leben an die Qigong-Praxis anpassen müssen, sondern dass sich umgekehrt die Qigong-Übungspraxis so mühelos wie möglich in Ihren gewohnten Lebensablauf einpassen sollte. Wählen Sie also Ihre Übungszeiten so, dass Ihr Tagesablauf dadurch nicht durcheinandergebracht wird. Üben Sie, wenn Sie wirklich Zeit haben; oder nehmen Sie sich die Zeit. Es ist nicht sinnvoll, Qigong-Übungen unter Zeitdruck durchzupauken oder anschließend in Stress zu geraten, weil man zu lange geübt hat und deshalb „zu spät dran" ist.

Wenn diese Voraussetzungen erfüllt sind, können Sie folgende Ratschläge beherzigen:

- Üben Sie – wenn möglich – morgens. Nicht nur, weil die Luft morgens noch frischer ist, sondern auch, weil die meisten Qigong-Übungen die Energie aktivieren und somit sehr gut auf nachfolgende Aktivitäten, z.B. den Beruf, vorbereiten.

  Ein sinnvoller Tagesbeginn aus Sicht des Qigong wäre:

  - Duschen (äußerliche Reinigung)

  - Qigong-Üben (innerliche Reinigung und innerliche Energiezufuhr)
  - ein leichtes Frühstück (äußerliche Energiezufuhr)
  - Arbeiten
- Üben Sie möglichst mit leerem (aber nicht mit knurrendem) Magen, damit Ihr Körper zur Zeit des Übens keine Energie für die Verdauung benötigt.

  Eine gute Übungszeit ist deshalb für viele Menschen auch der späte Nachmittag, die Zeit zwischen getaner Arbeit und Abendessen.
- Da Qigong-Übungen meistens die Energie anregen, sollten Sie in der Regel nicht direkt vor dem Zubettgehen üben. Auf viele Menschen – vor allem auf Anfänger – wirkt spätes Qigong-Üben stärker als eine Tasse Kaffee. Dies trifft allerdings nicht auf alle Menschen und auch nicht auf alle Übungen zu. Es gibt durchaus Qigong-Übungen, die eine stark beruhigende Wirkung haben und sich ausgesprochen gut als Einschlafhilfe eignen. Hier ist, wie im Qigong generell, die Entwicklung Ihrer eigenen Sensibilität gefragt. Letztendlich müssen Sie in dieser Hinsicht selbst herausfinden, was Ihnen gut tut.
- Direkt nach dem Üben sollten Sie nicht duschen, da der Wasserstrom störend auf den Qi-Fluss wirkt und so den Übungseffekt verringern kann. Warten Sie mit dem Duschen 15-20 Minuten.
- Ebenso sollten Sie direkt nach dem Üben nicht zuviel essen, weil dadurch die im Körper kreisende Energie zur Verdauung in den Magen gezogen wird, so dass sie dem restlichen Körper nicht mehr für das Auffüllen etwaiger Energiedefizite zur Verfügung steht. Wohlgemerkt, es ist hier von „viel essen" die Rede. Es ist durchaus normal, dass sich durch das Qigong-Üben ein Hungergefühl einstellt, das man ohne Weiteres befriedigen kann.

Soll man während akuten Krankheiten üben?

Im Allgemeinen: Nein. Bei akuten Krankheiten braucht der Körper seine Energie, um die Krankheitsherde im Körper zu bekämpfen. Durch Qigong-Üben kann das heilende Qi von den Krankheitsherden abgezogen werden, weil das Üben den Qi-Fluss aktiviert.

Auch sollten Sie immer an die Grundregel denken, Ihre inneren Energiereserven nicht anzugreifen. Diese inneren Energiereserven werden vom Körper bei einer akuten Krankheit oft angezapft, um die Krankheit zu bekämpfen. Es hat keinen Sinn, sich in einem körperlich erschöpften Zustand durch Qigong-Übungen durchzuquälen und dadurch noch einen

Teil seiner Energiereserven anzuzapfen. Es schadet Ihrer Qigong-Praxis garantiert nicht, wenn Sie, um z.B. eine Erkältung auszukurieren, 5 oder 6 Tage nicht üben.

Qigong-Üben kann sehr effektiv sein, um Krankheiten zu vermeiden oder Krankheitsverläufe sanfter zu gestalten. Das aber ist der Effekt einer regelmäßigen Übungspraxis, nicht einer kurzfristigen Aktivierung des Qi durch Qigong-Übungen.

Eine regelmäßige Qigong-Praxis stärkt Wei-Qi, das „Abwehr-Qi", das vor allem an der Körperoberfläche fliesst und verhindert, dass Krankheiten in den Körper eindringen. Ein starkes Wei-Qi ist gleichbedeutend mit einem starken Immunsystem. Das Tonisieren und Stärken von Wei-Qi ist eine sinnvolle Sache, solange noch keine Krankheitserreger in den Körper eingedrungen sind. Stärkt man Wei-Qi in einem Augenblick, in dem die Infektion – z.B. bei einer Erkältung – schon in den Körper eingedrungen ist, hat das zur Folge, dass der Krankheitserreger sozusagen im Körper eingesperrt wird und nicht mehr entweichen kann. Die berühmte Schwitzkur, um eine drohende Erkältung abzuwenden, funktioniert nur im Anfangsstadium einer Infektion, in der Regel innerhalb der ersten 24 Stunden, solange die Krankheit noch nicht nach innen gedrungen ist. Auch aus diesem Grund sollte man mit übermäßigem Qigong-Üben während akuten Krankheiten schon im Anfangsstadium der Krankheit vorsichtig sein. Folgen Sie – wie bei fast allen Fragen in diesem Kapitel – auch hier Ihrer Intuition. Wenn Ihr Körper Lust hat zu üben, üben Sie. Aber glauben Sie nicht, Sie müssten jetzt unbedingt üben, weil Sie im Kopf wissen, dass Qigong gesund ist.

Gibt es Krankheiten – auch chronische -, die eine Qigong-Praxis verbieten?

Mir selbst ist keine chronische Krankheit bekannt, die eine Qigong-Praxis verbieten würde, aber das Heilen durch Qigong ist ein heikles Thema. Ich selbst beschäftige mich zwar intensiv mit der Traditionellen Chinesischen Medizin, aber ich bin weder Arzt, noch habe ich eine anerkannte medizinische Ausbildung. Deshalb würde ich einen Übenden, der mit einem Problem dieser Art zu mir kommt, auf jeden Fall an seinen Arzt verweisen, um dessen Rat einzuholen.

Zu Qigong als Heilmethode bei chronischen oder schweren Krankheiten lässt sich zweierlei sagen:

Erstens ist es in der Tat so, dass Qigong traditionsgemäß zur Vorbeugung und Heilung vieler chronischer Krankheiten angewendet wird.

Zweitens aber ist Qigong in den Konzepten der Traditionellen Chinesischen Medizin meist nur eine Komponente des Behandlungsplans. Qigong als Heilmethode wird heutzutage in China meistens mit

Akupunktur, Kräutermedizin oder auch mit westlichen Methoden kombiniert. Qigong hat in solchen kombinierten Behandlungsplänen meistens die Funktion des Ausgleichs und der Stabilisierung von Effekten anderer Heilmethoden. Ein extremes Beispiel für diese Tatsache ist die Verwendung von Qigong in einer bestimmten Krebstherapie. Hier dienen spezielle Qigong-Übungen nicht nur dazu, den Körper zu energetisieren und zu wärmen (Krebs wird in der chinesischen Medizin als „die kalte Krankheit" bezeichnet), sondern vor allen Dingen dazu, die Nebenwirkungen der parallel eingesetzten Chemotherapie möglichst gering zu halten.

Regelmäßiges Qigong-Üben wird der Gesundheit, auch und vor allem bei chronischen Krankheiten in den allermeisten Fällen förderlich sein. Es ist aber sicherlich nicht das alleinige Wundermittel, um mit Krankheiten aller Art fertig zu werden. Qigong wirkt sanft, langsam und nachhaltig und ist, so wie es an unserer Schule unterrichtet wird, eher ein Mittel zur Gesunderhaltung und zur Unterstützung von Gesundungsprozessen. Mit dieser Einschätzung, die meiner persönlichen Erfahrung und meinem persönlichen Verständnis entspringt, will ich nicht bestreiten, dass es – auch in Deutschland – sehr wohl Qigong-Lehrer gibt, die sich auf die medizinische Seite des Qigong und auf die Behandlung spezieller Krankheiten durch spezielle Qigong-Übungen spezialisiert haben.

Welche Krankheiten kann man mit Qigong selbst behandeln?

Wenn man ernsthaft krank ist, sollte man zu einem Arzt gehen. Es ist für den Laien schwierig genug, bei sich selber zu diagnostizieren, was ihm eigentlich fehlt. Noch schwerer ist es, sich im Falle einer Krankheit selbst zu heilen.

Abgesehen davon ist es in den allermeisten Fällen sicherlich eine weise Entscheidung, die Behandlung der jeweiligen Krankheit durch Qigong zu unterstützen. Allein schon der Entschluss, aktiv an der eigenen Lebensqualität zu arbeiten, ist lobenswert.

Dieser Entschluss sollte aber weder zur Überschätzung seiner selbst führen, noch zur Überschätzung der Heilwirkungen des Qigong. Wenn Sie aufgrund einer Krankheit mit dem Gedanken spielen, Qigong zu beginnen, informieren Sie erstens Ihren Arzt und fragen Sie ihn, ob er Bedenken gegen die chinesische Heilgymnastik hat, und vertrauen Sie vor allem Ihrem Qigong-Lehrer an, warum Sie zu ihm gekommen sind, was Sie sich vom Qigong erhoffen und an welcher Krankheit Sie leiden. Ein guter Qigong-Lehrer wird es Ihnen sehr schnell ermöglichen, den Effekt Ihrer Qigong-Praxis realistisch einzuschätzen.

Welche Bekleidung ist zum Üben sinnvoll?

Grundsätzlich ist beim Qigong-Üben eine lockere Kleidung sinnvoll, die die Bewegung nicht behindert. Im Normalfall tut es ein T-Shirt und eine einfache Jogginghose, solange bei dieser der Gummizug nicht zu stramm sitzt. Achten Sie darauf, dass im Bauchbereich, wo ein Gürtel normalerweise den Körper umschließt, die Kleidung nicht zu eng ist, so dass die Atmung nicht behindert wird.

Welche Bedingungen muss der Übungsraum erfüllen?

Die Hauptbedingung ist: Sie müssen sich in diesem Raum wohl fühlen. Üben Sie – wenn möglich – immer im selben Raum. So kann der Raum ein Teil Ihres Qigong-Übens werden und mithelfen, das „Ritual" des täglichen Übens einfacher und angenehmer zu gestalten. Ob und wie Sie den Raum gestalten, bleibt Ihrem Geschmack und Ihren Vorlieben überlassen. Denken Sie aber daran, dass die Gestaltung der äußeren Umstände der unwichtigere Teil des Übens ist. Wichtiger ist die korrekte Durchführung der Übungen und die innere Aufmerksamkeit auf die Übungsinhalte.

Zwei wichtige Dinge sollten Sie in Bezug auf den Übungsraum aber immer beachten.

Erstens: Üben Sie in gelüfteten Räumen. Qigong vertieft die Atmung. Ein Prinzip der Energiegewinnung im Qigong ist die erhöhte Sauerstoffaufnahme aus der Luft. Deshalb sollten Sie nie in verbrauchter Luft üben, sondern immer, auch im Winter, wenigstens kurz den Übungsraum lüften.

Zweitens: Üben Sie nicht in Zugluft oder in zu kalten Räumen. Qigong-Üben soll den Körper gleichmäßig erwärmen und dadurch auf der Ebene des Bewegungsapparats geschmeidig machen und auf der Ebene der inneren Organe deren Funktionstätigkeit anregen und Stoffwechselvorgänge regulieren. Partielle Zugluft, ein ausgekühlter Raum oder auch nur ein sehr kalter Fußboden verhindern die gleichmäßige Erwärmung und Qi-Zirkulation im Körper.

Kann zu bestimmter Musik geübt werden?

Das bleibt jedem selbst überlassen. Wenn Ihnen die Musik hilft, sich zu entspannen, sich auf das Üben einzustellen oder wenn sie einfach zu Ihrem Übungsritual gehört, dann hören Sie Musik beim Qigong-Üben. Wählen Sie keine abwechslungsreiche, spannende Musik mit vielen dynamischen Wechseln. So kommen Sie nicht in Versuchung, Ihr Hauptaugenmerk während der Übungszeit auf die Musik zu richten anstelle der Qigong-Übung. Das wäre vielleicht zwar sehr entspannend, ein solches Üben würde Ihnen aber wenig Fortschritte in der Qigong-Praxis bringen.

Beim Meditieren empfehle ich, keine Musik zu hören. Während der fortschreitenden Meditationspraxis verfeinert sich die Wahrnehmungsfähigkeit der inneren Achtsamkeit immer mehr. Beim Meditieren wird diese Verfeinerung der Aufmerksamkeit oft als „Sprung des Geistes" erlebt. Plötzlich stellen wir fest, dass unsere Aufmerksamkeit auf ein anderes Objekt gesprungen ist. Hatten wir unsere Aufmerksamkeit z.B. vorher bewusst auf die Atmung gelenkt, springt unsere Aufmerksamkeit – wenn Sie lange genug in einem entspannten Zustand bei der Atmung verweilt hat – auf etwas anderes. So sind wir plötzlich in der Lage, einzelne Energiefelder wie das Dantian oder Energiekreisläufe wahrzunehmen, ohne dass wir diese Energiefelder oder -kreisläufe vorher mit geistiger Anstrengung visualisieren mussten. Ein bedeutender Punkt in der Meditationspraxis ist der Augenblick, wenn die Achtsamkeit auf die Stille und die Leere springt.

Die Leere und Stille ist ein wichtiges Prinzip der Natur und des Menschen. Der Abstand zwischen Atomkern und den einzelnen, ihn umkreisenden Elektronen ist, im Vergleich zur Ausdehnung der Teilchen selber, unvorstellbar groß. Dazwischen ist – materiell gesehen – nichts. Im Prinzip bestehen wir aus einer Leere, die so umfassend ist, dass sie alles enthält. Deshalb ist es in der daoistischen Meditation auch so wichtig, diese Leere und Stille bewusst zu erfahren.

In dem Augenblick, in dem die Achtsamkeit auf die Stille und Leere springt, ändert sich nicht nur unsere Wahrnehmung vollständig, auch der geistige Fokus, der bis dahin sehr konzentriert auf eine Sache war, geht auf, so dass wir zu einer umfassenden, simultanen Wahrnehmung gelangen.

Dieser Sprung des Geistes in die Leere und die Stille ist nicht möglich, wenn im Hintergrund Musik läuft. Dabei ist es egal, ob es sich um sogenannte spezielle Meditationsmusik handelt, jeder gleichmäßige Geräuschpegel bindet die Achtsamkeit so sehr, dass die Erfahrung der Stille nicht eintreten wird.

Ist es sinnvoll, so viel wie möglich im Freien zu üben?

Es ist grundsätzlich gut, viel im Freien zu üben. Beim Üben im Freien ist gewährleistet, dass man qualitativ hochwertige Luft einatmet (vorausgesetzt natürlich, dass man im Stadtpark, im eigenen Garten oder auf einer Wiese übt und nicht zu der Sorte von Leuten gehört, die entlang der Bundesstraße joggen gehen).

Das Üben im Freien kann aber auch Nachteile haben. Sofern man nicht die Möglichkeit hat, in einem eigenen Garten mit blickdichter Hecke zu üben, ist man beim Üben im Freien immer den Blicken der Öffentlichkeit ausgesetzt. Auch wenn man wohl in den seltensten Fällen darauf angesprochen wird, was man denn da mache, bedeutet dieses Beobachtet-Werden doch eine Verlagerung der Aufmerksamkeit nach außen. Man muss schon ein sehr dickes Fell besitzen und eine außergewöhnliche Gabe zur Abgrenzung, wenn man sich beim Üben unter den Blicken der Öffentlichkeit genauso ungestört auf die inneren Prozesse beim Üben konzentrieren kann wie im Zimmer zu Hause.

Deshalb muss man nicht auf jeden Fall immer im Freien üben. Es kann sehr hilfreich für die Entwicklung der inneren Achtsamkeit sein, wenn man die schützende Atmosphäre seiner eigenen vier Wände dazu nutzen kann, sich vollständig in die Übung und sich selbst zu versenken.

Dazu noch ein Tipp: Wenn Sie in der Öffentlichkeit üben, üben Sie immer am selben Ort und immer etwa um dieselbe Zeit. Die Passanten gewöhnen sich so schneller an das ungewohnte Bild eines Qigong-Übenden in der Öffentlichkeit.

Ist es sinnvoll, mit Hilfe von Spiegeln zu üben?

Spiegel sind eine Korrekturhilfe, und es ist immer gut, eine Korrekturhilfe zu besitzen. Allerdings sind sie nicht die einzige Korrekturhilfe, die einem Übenden zur Verfügung steht. Deshalb sind Spiegel auch nicht immer die beste und nicht immer eine sinnvolle Korrekturhilfe. Man kann im Prinzip drei Korrekturhilfen unterscheiden, die einem Qigong-Übenden zur Verfügung stehen und die ihm helfen, seine Übungen innerlich und äußerlich korrekt zu machen. Die drei Korrekturhilfen sind: erstens ein Übungspartner, zweitens ein Spiegel und drittens das innere Gefühl für die korrekte Bewegung.

Der Blick in den Spiegel, um festzustellen, ob z.B. das Handgelenk exakt Schulterhöhe erreicht hat, oder die korrigierende Hand eines Lehrers oder Übungspartners, der die Hand in die richtige Position rückt, sind objektive Korrekturen, die von außen kommen. Dagegen ist das Vertrauen auf das innere Gefühl für die Bewegung subjektiv und stark von den Fähigkeiten zur Körperwahrnehmung abhängig.

Beides ist wichtig, beides muss gefördert werden. Sein subjektives inneres Gefühl für die Korrektheit der Bewegung so zu entwickeln, dass die Bewegung auch objektiv korrekt für einen Übungspartner erfahrbar wird, ist das Ziel von Qigong als Bewegungskunst. Der Weg dahin geht über äußerliche Korrekturen und die Entwicklung der Fähigkeiten zur Körperwahrnehmung.

Wenn die Benutzung von Spiegeln oder die direkte Korrektur eines Lehrers oder Übungspartners also Erfolg haben soll, müssen Sie nach der Korrektur in sich spüren und versuchen herauszubekommen, was sich nach der Korrektur anders anfühlt. Was hat sich im Gegensatz zu vorher geändert? Wie fühlt sich die Bewegung oder Körperhaltung korrekt an? Woran liegt es, dass sich immer nach diesen Korrekturen ein ähnliches Körpergefühl einstellt? Ihr Ziel beim weiteren Üben ohne Partner und ohne Spiegel muss es nun sein, dieses bei der Korrektur erfahrene innere Körpergefühl wiederzufinden und so „innere Kriterien" für eine korrekte Bewegung zu entwickeln.

Zurück zur Ausgangsfrage: Ja, es ist sinnvoll, mit Spiegeln zu üben, denn Spiegel sind eine wertvolle äußerliche Korrekturhilfe. Allerdings darf man sich nicht der Illusion hingeben, dass die Bewegung korrekt ist, nur weil sie im Spiegel korrekt aussieht. Sie sollten nach dem Blick in den Spiegel und nach der eventuell erfolgten Korrektur nicht das Spüren auf das innere Körpergefühl vergessen. Erst dadurch lohnt sich der Blick in den Spiegel, erst dadurch kann der Körper die äußerlichen Korrekturen nach und nach verinnerlichen.

In meinen Unterrichtsräumen habe ich Spiegel so gehängt, dass es einerseits möglich ist, dass sich die gesamte Übungsgruppe im Spiegel sehen kann (diese Möglichkeit nutze ich meistens bei rein äußerlichen Bewegungskorrekturen in der Mitte einer Unterrichtseinheit); andererseits kann ich die Übungsgruppe in meinen Räumen auch so stellen, dass kein einziger in einen Spiegel schauen kann (diese Möglichkeit nutze ich, wenn die Entwicklung der Körperwahrnehmung im Vordergrund steht, z.B. beim stillen, stehenden Qigong am Beginn einer Übungseinheit).

Wenn Sie also zu Hause einen Spiegel haben, den Sie zum Üben benutzen können, benutzen Sie ihn im oben erläuterten Sinn. Es wird Ihnen helfen, Ihre Bewegungsqualität zu verbessern.

Sinnvoller noch als ein Spiegel erscheint mir allerdings die Möglichkeit, mit einem Partner zu üben. Ein Übungspartner – auch wenn er noch genauso ungeübt und unperfekt ist wie Sie – kann Ihnen nicht nur den Spiegel ersetzen, sondern erleichtert Ihnen das gleichzeitige Spüren nach innen ungemein. Die Benutzung des Spiegels hat gegenüber der Korrektur durch einen Übungspartner außerdem den Nachteil, dass man dazu neigt, eigene Fehler im Spiegel zu übersehen. Das ist ganz natürlich, da einfach das Bewusstsein für den Teil der Bewegung oder Körperhaltung fehlt, den man noch falsch macht. Also kann man ihn auch schlecht beobachten. Auch habe ich die Erfahrung gemacht, dass Schüler, die gemeinsam üben, durch das gemeinsame Üben sehr schnell und sehr konkret auf Stellen stoßen, an denen die Übung beiden noch unklar ist. Es sind im Unterricht meistens sehr aufmerksame Schüler oder

Schüler, die viel mit Partnern üben, die intelligente und konkrete Fragen stellen.
Ich für meinen Teil schätze das Üben mit Partnern für den Fortschritt der einzelnen Übenden als so hoch ein, dass in den von mir geleiteten Aus- und Fortbildungsgruppen ungefähr die Hälfte der Unterrichtszeit auf Partnerübungen, Energietests oder Partnerkorrekturen verwendet wird. Dies schult gleichzeitig die Fähigkeit der Teilnehmer und angehenden Lehrer, später selber einmal sensibel und individuell auf die jeweilige Gruppe abgestimmt zu unterrichten.

Kann man Qigong aus einem Buch lernen?

Bücher sind gut für den Verstand; um Qigong zu erlernen und zu praktizieren, bedarf es des ganzen Menschen. Eine Sache intellektuell verstehen und sie in die Praxis umzusetzen sind zweierlei. Es ist durchaus möglich, als Anfänger ein Qigong-Buch zu lesen und den Inhalt auch verstandesmäßig korrekt nachzuvollziehen, aber es ist meiner Meinung nach unmöglich, die korrekte Bewegungsweise aus einem Buch zu erlernen. Dazu sind die zu erlernenden Bewegungen zu ungewohnt.

Ein Anfänger, der Qigong nur aus einem Buch lernt, wird in den allerseltensten Fällen die nötige Bewegungserfahrung und Sensibilität besitzen, um die Bewegungsanweisungen nicht nur äußerlich mehr schlecht als recht umzusetzen, sondern auch das nötige innere Gespür für die dem Qigong eigene Bewegungsqualität zu entwickeln. Dazu braucht es unbedingt der regelmäßigen Korrektur eines erfahrenen Lehrers.

Ein Buch mag Ihnen helfen, sich die erlernten Übungen zum Üben noch einmal zu vergegenwärtigen und Ihnen die Korrekturen des Lehrers noch einmal ins Gedächtnis zu rufen. In diesem Fall ist es eine Art Nachschlagewerk, das Ihnen hilft, unnötige Umwege beim alleinigen Üben zu Hause zu vermeiden.

Ein Buch kann auch einfach zur Information dienen, um sich über die Hintergründe des Qigong im Allgemeinen oder eine bestimmte Übungsreihe eines Qigong-Stils im Besonderen zu informieren. Dabei kann ein gutes Buch natürlich auch sehr motivierend und somit förderlich für Ihre Qigong-Praxis sein.

Wie dem auch sei, wenn Sie ernsthaft erwägen, Qigong zu praktizieren, sollten Sie sich einen qualifizierten Lehrer suchen.

Wie finde und erkenne ich einen guten Lehrer?

Das ist eine der Fragen, die für jemanden, der einen Lehrer sucht und selber keine Erfahrung mit Qigong besitzt, sehr schwer zu beantworten sind. Denn die Berufsbezeichnung Qigong-Lehrer (oder Chi Kung-Lehrer) ist nicht geschützt. Jeder, der irgendwo einen Wochenendkurs in Qigong belegt hat, darf sich Qigong-Lehrer nennen und öffentlich unterrichten. Es gibt zwar innerhalb Deutschlands einige Qigong-Organisationen, die bundesweit oder weltweit organisiert sind, so auch die von mir gegründete "IIDA" (International IDOGO Association), aber allgemein anerkannte Richtlinien über Ausbildungsdauer, Ausbildungsart und Prüfungsinhalte für Qigong-Lehrer existieren nicht, höchstens innerhalb einer Qigong-Organisation.

Welche Anforderungen Sie an einen Qigong Lehrer stellen, hängt natürlich auch von Ihrer persönlichen Situation und Motivation ab. Diese wird bei einem Krankengymnasten, der Qigong-Übungen zur Ergänzung seiner körpertherapeutischen Tätigkeit erlernen und einsetzen will, ganz anders sein als bei jemandem, der Qigong aus Gründen der Gesundheitsprophylaxe für sich selber üben will.

Aus diesen Gründen kann ich Ihnen in diesem Buch keine allgemeine Methode aufzeigen, nach der Sie mit Sicherheit einen guten Lehrer finden. Ich kann Ihnen aber einen kleinen Fragenkatalog an die Hand geben, anhand dessen Sie zumindest ein Stück weit einschätzen können, inwieweit welcher Lehrer geeignet für Sie ist.

- Wie lange übt der in Frage kommende Lehrer schon Qigong?
  Jemand, der Qigong unterrichtet, sollte die Übungen, die er unterrichtet, vollständig verstanden haben und nicht nur die Bewegungen einigermaßen korrekt ausführen können. Das Wichtigste am Qigong sind oft Kleinigkeiten der Körperhaltung und Bewegung sowie innere Bewegungsprinzipien, die von außen nur von erfahrenen Übenden erkannt werden können.
- Hat der in Frage kommende Lehrer eine spezielle Ausbildung zum Qigong-Lehrer oder gibt er weiter, was er in normalen Unterrichtssituationen erlernt hat?
  Es gibt in Deutschland mehrere Institutionen, die Ausbildungsgänge zum Qigong-Lehrer anbieten. Diese Ausbildungsgänge haben in der Regel gemeinsam, dass sie etwa über ein Jahr gehen, eventuell entsprechende Vorkenntnisse verlangen und mit einer Prüfung abschließen.
  Die Vorteile einer solchen Qigong-Ausbildung liegen auf der Hand. Die angehenden Qigong-Lehrer erhalten alle Informationen und Korrekturen aus einer Hand. Beides ist aufeinander abgestimmt und widerspricht sich nicht, wie es der Fall ist, wenn man mal einen Workshop hier und mal einen Workshop dort besucht. In diesen Ausbildungen werden im Normalfall nicht nur die entsprechenden Qigong-Übungen vermittelt, sondern auch ein Mindestmaß an Didaktik, Methodik und theoretischem Hintergrundwis-

sen, sodass die angehenden Lehrer auf Unterrichtssituationen vorbereitet werden.

- Bildet sich der in Frage kommende Lehrer selber noch weiter?
  Dies ist ein Punkt, dem ich persönlich große Bedeutung zumesse. Ein Lehrer, der nicht an seinem eigenen Fortschritt arbeitet, sondern sich auf einem einmal erreichten Niveau ausruht, wird von seinen Schülern recht bald eingeholt werden, was die Qualität des Qigong anbelangt. Ein Lehrer, der sich selber nicht bemüht, die Tiefen des Qigong zu erfassen, wird auch an seine Schüler oft eine oberflächliche Einstellung weitergeben.
  Aus diesem Grund biete ich für Lehrer, die die Taiji- oder die Qigong-Ausbildung bei mir gemacht haben, Fortbildungsgruppen an, bei denen sich regelmäßig viermal im Jahr alle Lehrer für ein Wochenende in meiner Schule treffen. Dort erhalten sie vier Stunden Unterricht pro Tag, der Korrekturen von bereits Erlerntem oder die Vermittlung von neuen, vertiefenden Techniken beinhaltet. Außerdem bleibt genügend Zeit, um gemeinsam zu üben und Erfahrungen über die Unterrichtstätigkeit als Lehrer auszutauschen.
  Dies erscheint mir eine angemessene Möglichkeit, bei den von mir oder Lehrern der IIDA betreuten Schulen nicht nur ein gutes Unterrichtsniveau zu gewährleisten, sondern dieses auch kontinuierlich zu verbessern.
- Kennt sich der in Frage kommende Lehrer mit mehreren Qigong-Systemen aus? Hat er sich auf ein System spezialisiert und kennt trotzdem andere? Unterrichtet er viele verschiedene Systeme?
  Leider trifft man im Bereich des Qigong und des Taiji immer wieder auf Übende und auch auf Lehrer, die – sei es aus Überzeugung oder aus Werbegründen – behaupten, ihr Übungssystem sei das alleinig richtige, das klassische, originale, authentische Qigong-System. Es gibt unzählige Qigong-Übungsreihen und Übungssysteme, die alle ihre Vorteile und ihre Berechtigung haben. Es gibt sehr wenige Qigong-Übungen oder Techniken, vor deren Ausübung ich warnen würde. Natürlich kann ich Ihnen die von mir ausgebildeten und betreuten Lehrer empfehlen, vor allem wenn Sie die in dieser Buchreihe vorgestellte Art des weichen Aufbau-Qigong anspricht; aber es wäre dreist von mir und außerdem unwahr zu behaupten, dass es außerhalb der IICA keine guten Qigong-Lehrer gebe.
  Es ist einfach, sich selbst für gut zu halten, wenn man nicht gelernt hat, über den Tellerrand der eigenen Qigong-Praxis hinauszuschauen. Ein guter Qigong-Lehrer hat sich wahrscheinlich auf ein bestimmtes Übungssystem spezialisiert und beherrscht dieses von Grund auf, aber er wird anderen Systemen tolerant und vorur-

teilsfrei gegenüberstehen und gegebenenfalls auch deren Vorzüge zu nutzen wissen.

- Welchen persönlichen Eindruck macht der in Frage kommende Lehrer auf Sie?
  Seien Sie sich im Klaren darüber, dass der Lehrer, den Sie sich aussuchen, Sie korrigieren, anfassen und Ihnen Anweisungen geben wird, wie Sie sich bewegen sollen. Deshalb sollte Ihr Lehrer jemand sein, den Sie menschlich akzeptieren können, vor dem Sie keine Angst, höchstens Achtung haben und dem Sie vertrauen. Vermittelt der in Frage kommende Lehrer in Ihren Augen entspannte Ausgeglichenheit, geistige Präsenz und gesunde Vitalität? Können Sie sich vorstellen, dass dieser Mensch die Qualitäten hat, Ihnen etwas zu vermitteln? Unterhalten Sie sich im Zweifelsfall mit den Schülern des in Frage kommenden Lehrers.

Anmerkung zur verwendeten Umschrift

Es existieren unterschiedliche Transkriptionssysteme, die der möglichst lautgetreuen Übertragung chinesischer Schriftzeichen in lateinische Buchstaben dienen sollen. Diese Übertragung stößt auf die unterschiedlichsten Schwierigkeiten. Einerseits verfügt die chinesische Sprachlandschaft über ungeheuer viele Dialekte, die sich zum Teil erheblich voneinander unterscheiden. Das Wort „Dao" wird in Peking wie deutsch: „Dau" ausgesprochen, wobei „a" und „u" verbunden werden wie etwa im deutschen Wort Tau, in Kanton spricht man es wie „Tou" und im Japanischen schließlich wie „Do".

Allein aufgrund dieser Tatsache sind unterschiedliche Transkriptionssysteme entstanden. So findet man für das chinesische Schriftzeichen, das in Peking ungefähr „Kun" (mit nasalem n) gesprochen wird und im Wort Qigong vorkommt, folgende Transkriptionen: K'ung, Kong, Kung, Gong, Koong, K'oong. Man fragt sich natürlich, warum die Transkription des Ideogrammes nicht einfach „Kun" ist, aber damit allein wäre das Problem noch nicht gelöst, denn ein Deutscher würde „Kun" sprechen, aber ohne Nasal, ein Franzose in etwa „Kün" mit Nasal und ein Engländer „Kan", wieder ohne Nasal.

Es gibt kein perfektes System zur lautgetreuen Übertragung der Aussprache der chinesischen Schriftzeichen. Im Laufe der Zeit haben sich aber zwei Transkriptionssysteme durchgesetzt. Die Wade-Giles-Umschrift in der vereinheitlichten Form des Chinesisch-Englischen Wörterbuches von Matthews 1931 ist vor allem in der englischsprachigen Literatur üblich. Sie wird auch von Auslandschinesen in Südostasien, Taiwan und im Westen benutzt und leitet sich von der früheren Amtssprache, dem Kantonesischen ab. Seit den achtziger Jahren wird von der chinesischen Regierung eine andere Umschrift propagiert und gefördert, die Pinyin-Umschrift. Sie ist am Han-Chinesischen ausgerichtet und entspricht dem heutzutage gesprochenen „Hochchinesisch", dem in der Umgebung von Peking beheimateten Mandarin-Dialekt.

So stehen wir vor dem Problem, dass sich Begriffe aus dem Chinesischen, die schon vor Beginn der achtziger Jahre in Europa bekannt waren, in der Wade-Giles-Umschrift oder in anderen Transkriptionen eingebürgert haben, während neuere Veröffentlichungen, besonders wenn sie sich auf die medizinische Schule der TCM beziehen, meistens die Pinyin-Umschrift verwenden.

Wir haben uns entschlossen, in diesem Buch grundsätzlich die Pinyin-Umschrift zu verwenden, die sich im deutschsprachigen Raum immer mehr durchzusetzen beginnt.

Die nachfolgende Tabelle führt Begriffe auf, die sich im europäischen Sprachgebrauch in der Wade-Gilles Umschrift eingebürgert hatten, die inzwischen aber sowohl in der Öffentlichkeit als auch in diesem Buch in der Pinyin-Umschrift wiedergegeben werden

Wade-Giles-Umschrift	Pinyin-Umschrift
Chi Kung	Qigong
Ching Kung	Jinggong
I Ging	Yijing
Kung Fu	Gongfu
Lao-tse	Laozi
Peking	Beijing
Tai Chi	Taiji
Tai Chi Chuan	Taijiquan
Tan tien	Dantian
Tao	Dao
Tao-te-King	Daodejing
Tong Kung	Donggong

Anmerkungen

1. Die Darstellung der Funktionen des Qi bezieht sich auf das Lehrbuch der Shanghaier Akademie für TCM.

2. Neben der Yin-Yang-Theorie existiert in der chinesischen Philosophie noch die Theorie der Fünf Elemente als System zur Beschreibung von Prozessen in der Natur. Siehe dazu auch Kapitel 2.4 Die Fünf Elemente.

3. Das Daodejing – in etwa zu übersetzen mit „Das heilige Buch vom Dao und der wahren Tugend“ – ist das grundlegende Werk des Daoismus. Es wurde als Spruchsammlung von Laozi im 4.Jhd.v.Chr. geschrieben. Die in diesem Buch zitierten Sprüche aus dem Daodejing beziehen sich auf die Übersetzung von Wolfgang Kopp.

4 Diese Darstellung der fünf Prinzipien von Yin und Yang geht in ihren Grundgedanken auf das Lehrbuch der Shanghaier Akademie für TCM zurück und wurde mit einzelnen Beispielen aus dem Bereich der Bewegungskunst ergänzt.

5 Dieses „nachgeburtliche Qi“ wird oft auch als „Ahnen-Qi“, als „Qi des Brustkorbs“ (weil es sich im Brustkorb sammelt) oder verwirrenderweise als „Atmungs-Qi“ bezeichnet (in diesen Systemen nennt man die hier mit „Atmungs-Qi“ bezeichnete Energiequalität zumeist „natürliches Luft-Qi“). Um Verwechslungen so weit wie möglich auszuschließen, sind den jeweiligen Bezeichnungen die chinesischen Originalbegriffe in der Pinyin-Umschrift in Klammern beigefügt.

Diese hier wiedergegebene Zuordnung und Benennung der unterschiedlichen Arten von Qi folgt im wesentlichen Stux, Grundlagen der Akupunktur. Diese Zuordnung wurde gewählt, weil sie die für den Zusammenhang dieses Buches wichtigen Funktionen des Qi für den Stoffwechsel einerseits und das Immunsystem andererseits deutlich zu Tage treten lässt. Die hier vorgenommene Aufzählung ist im Sinne der komplexen Systeme der TCM nicht vollständig, was die einzelnen Arten des Qi betrifft. Der interessierte deutschsprachige Leser sei hier vor allem auf Kaptschuk, Das große Buch der chinesischen Medizin verwiesen.

6 Hier gewinnt der für westliche Ohren so mystisch anmutende Begriff des „Qi“ ganz konkrete Bedeutung. Viel Qi zu bekommen und Qi zu pflegen bedeutet zuerst einmal, die Bedeutung der Atmung als des wichtigsten Energielieferants zu erkennen und zu nutzen. Unter diesem Aspekt ist die Atmung auch wichtiger als die Nah-

rung, da sie viel direkter Einfluss auf unseren Energiehaushalt nimmt.

7 siehe auch Flaws/Wolfe, Das Yin und Yang in der Ernährung.

8 In der westlichen Literatur wird neben dem alteingebürgerten Begriff „Fünf Elemente" auch der Begriff „Fünf Wandlungsphasen" gebraucht, da er die Tatsache berücksichtigt, dass das vorliegende Konzept von einem stetigen, natürlichen Wandel ausgeht.

9 Anmerkung zu der Tafel der Entsprechungen bei den Fünf Elementen:

Abschnitt Uhrzeit: Zur genauen Zuordnung von Organmeridianen und ihren Maximalzeiten siehe auch die Abbildung der Organuhr in Kapitel 2.5.

Abschnitt Himmelsrichtungen: Sobald die Zuordnung der Himmelsrichtungen Osten und Westen auf klimatische Einflüsse angewandt wird, müsste man eigentlich die beiden Himmelsrichtungen Osten und Westen für Europa vertauschen. In China liegt das Meer im Osten. Von dort her kommt in China auch der Wind, der den Regen bringt, während im Westen Chinas trockene Hochebenen und Steppen liegen. In Europa kommt der Wind und das feuchte Wetter aber meistens aus dem Westen, so dass hier eine Umkehr der Zuordnungen der Himmelsrichtungen zu den klimatischen Einflüssen sinnvoll erscheinen würde. Da die Himmelsrichtungen aber nicht nur Bezug zu den klimatischen Einflüssen, sondern auch zu Körperteilen und sonstigen medizinischen Gegebenheiten haben, haben wir uns in diesem Buch für die klassische chinesische Zuordnung entschieden.

10 Spätestens hier wird deutlich, dass die Behauptung, die chinesische Medizin würde psychologische Betrachtungsweisen des menschlichen Individuums außer Acht lassen, so nicht stimmt. Die TCM ist nur in einem Kulturkreis entstanden, in dem es üblich war, so genannte psychische Erkrankungen vorrangig mit körperlichen oder energetischen Begriffen zu beschreiben. Die TCM ist sehr wohl in der Lage, Depressionen oder chronische Angstzustände zu behandeln, auch wenn sie weder das Nervensystem kennt noch psychoanalytische Diagnosemethoden.

11 Das Huang Di Nei Jing ist das Basiswerk der TCM. Es entstand im zweiten Jahrhundert n.Chr. und stellt eine Zusammenfassung und Retrospektive der damaligen medizinischen Erkenntnisse und der Entwicklung der chinesischen Medizin dar. Alle folgenden theoretischen Schriften der TCM sind im Prinzip nichts anderes als Kommentare, Ergänzungen oder Erläuterungen zu diesem Basiswerk,

das auch heute noch Gültigkeit hat. Das Huang Di Nei Jing ist in Form eines Dialogs geschrieben, in dem der legendäre Gelbe Kaiser seinem Leibarzt Fragen stellt, wobei dessen Antworten die Konzeption der TCM enthalten. Dieses Werk wurde 1993 von Wolfgang G.A. Schmidt zum ersten Mal ins Deutsche übersetzt und trägt den Titel „Der Klassiker des Gelben Kaisers zur Inneren Medizin“. Auf diese Übersetzung bezieht sich das vorliegende Buch, wenn es das Huang Di Nei Jing erwähnt oder zitiert.

12 Das Yijing, auch als Buch der Wandlungen bezeichnet, gilt als das älteste der chinesischen Kultur. Es soll ca. 3000 Jahre alt sein. Es handelt sich um ein Orakelbuch, in dem mit Hilfe von 64 Hexagrammen, die bildliche Darstellungen enthalten, unterschiedliche Lebenssituationen und entsprechende Verhaltensweisen dargestellt werden.

13 In der europäischen Literatur zur Akupunktur wird der Milzmeridian oft als Milz-Pankreas-Meridian bezeichnet, da die Aufgaben, die die TCM der Milz zuordnet, aus der Sicht der westlichen Medizin vorwiegend von der Bauchspeicheldrüse (= Pankreas) wahrgenommen werden. In der TCM ist das Organ der Bauchspeicheldrüse dagegen nicht bekannt. Dieses Buch hält sich, da es sich nicht tiefgehend mit medizinischen Fragen beschäftigt, an die klassische chinesische Bezeichnung und an die Abkürzung „Mi“ (für Milz) für Punkte auf dem Milzmeridian anstatt „MP“ (für Milz-Pankreas).

14 Der Herzbeutelmeridian wird in der europäischen Literatur auch als Perikard-Meridian, Meister des Herzens oder Kreislauf-Sexus-Meridian bezeichnet. In der TCM bilden Herz und Herzbeutel eine funktionelle Einheit (beide werden dem Element Feuer zugeordnet), der Herzbeutel hat aber eine eigene Leitbahn, die vor allem zur Behandlung von psychosomatischen Erkrankungen und funktionellen Herz-Kreislauf-Störungen herangezogen wird.

15 Der Dreifache Erwärmer ist ein Meridian, der in der Anatomie keine Entsprechung hat. Seine Funktion ist es, die Energien der drei Körperbereiche des oberen, des mittleren und des unteren Erwärmers auszugleichen.

16 Dantian wird normalerweise mit Zinnoberfeld übersetzt. Dan bedeutet wörtlich zwar Zinnober, aber die Verwendung dieses Wortes im Zusammenhang mit einer Körpergegend kommt von dem Umstand, dass in alten Zeiten Kaiser und hohe Beamte zinnoberhaltige Medizinen zur Verlängerung des Lebens eingenommen haben, dem Zinnober also lebensverlängernde und andere wun-

derwirksame Eigenschaften zugeschrieben wurden. Dian bedeutet wörtlich Feld oder Lager, steht aber in der chinesischen Mythologie auch für ein Reich des Glücks hinter schneebedeckten Bergen, das Menschen nicht erreichen können und das den Göttern vorbehalten ist. So ist Dantian also die Bezeichnung für einen Ort im Körper, dem wundersame und übernatürliche Kräfte innewohnen. Im Allgemeinen werden wichtige Energiezentren mit diesem Begriff belegt.

Die meisten Schulen unterscheiden drei verschiedene wichtige Energiezentren, die sich entlang der Körpervorderseite befinden und alle den Namen Dantian tragen. Die Schulen sind sich aber dabei uneinig, welche Energiezentren als unteres, mittleres oder oberes Dantian bezeichnet werden. Die Unterschiede sind so beträchtlich, dass das hier beschriebene Dantian von den meisten Schulen zwar als mittleres beschrieben wird, es aber Schulen gibt, die es als unteres bezeichnen. Um dieser Quelle der Verwirrung und Unklarheit zu entgehen, wird in der vorliegenden Beschreibung nur das soeben beschriebene Energiezentrum mit dem Begriff Dantian belegt, während alle anderen Energiezentren, die für die Bezeichnung Dantian in Frage kommen, mit dem Namen des entsprechenden Akupunkturpunktes benannt werden.

17 Siehe auch Chinese Qigong, Shanghai 1990

Die eigentliche Quelle ist der chinesische Klassiker „Frühling und Herbst des Lü Bu We“ (Diederichs 1979, S.63) und die fragliche Textstelle lautet in der Übersetzung von Richard Wilhelm: „Im Anfang des Herrschers Tang Yao staute sich die Kraft in hohem Maße und sammelte sich in der Tiefe. Der Lauf des Lichten wurde so gehemmt, so dass es sich nicht mehr der Ordnung nach auswirken konnte. Die Stimmung des Volkes wurde trübe und träge. Die Sehnen und Knochen lockerten sich und gehorchten nicht mehr. Da erfand er den Tanz, um die Leute wieder zur Bewegung anzuleiten.“

18 Der Text der Jadeplättchen lautet nach der Übersetzung von Hellmut Willhelm („Eine Chou-Inschrift über Atemtechnik“ Monumenta Serica Bd. 13, 1948):

„Beim Atmen muss man so vorgehen: Man behält den Atem und er sammelt sich. Wenn er sich gesammelt hat, dehnt er sich aus. Wenn er sich ausdehnt, geht er nach unten. Wenn er nach unten geht, wird er ruhig. Wenn er ruhig geworden ist, wird er fest. Wenn er fest geworden ist, beginnt er zu keimen. Wenn er ausgekeimt ist, wächst er. Wenn er gewachsen ist, muss man ihn wieder zurückdrücken. Wenn er zurückgedrückt ist, erreicht er den Scheitel.

Oben drückt er dann gegen den Scheitel, unten drückt er abwärts. Wer dies befolgt, lebt; wer das Gegenteil tut, stirbt."

19 Die folgende Beschreibung der unterschiedlichen Schulen folgt im wesentlichen Dr. Yang Jwing-Ming, The Secret of Chi Kung Training.

20 Konfuzius war ein Beamter, Lehrer und Philosoph des chinesischen Altertums und lebte wahrscheinlich von 550 bis 479 v.Chr. Sein eigentlicher Name war Kong Qui; er wurde von seinen Schülern aber auch Kong Fu Zi (das bedeutet soviel wie „Alter Meister Kong") genannt. Seit vor ca. 300 Jahren sein Werk auch in Europa durch vier Jesuitenmissionare bekannt wurde, hat sich im Westen die lateinisierte Form seines Namens, Konfuzius, eingebürgert.

21 Die Klassenstruktur der konfuzianischen Gesellschaft umfasste vier reguläre Schichten:

1. Scholaren als Beamtengelehrte
2. Bauern
3. Handwerker
4. Geschäftsleute

Soldaten und z.B. Schauspieler galten als gesellschaftliche Außenseiter, die in dieser Liste der ehrbaren Leute gar nicht erst vorkamen. Zum Stellenwert des Arztes und der Medizin im alten China siehe auch Schmidt, Die alte Heilkunst der Chinesen, S. 41f.

22 Laozi ist neben Konfuzius wohl die bedeutendste Persönlichkeit in Chinas Geistesgeschichte. Laozi lebte wahrscheinlich im 4.Jhd.v.Chr., obwohl er auch oft als Zeitgenosse von Konfuzius ins 5.Jhd. datiert wird. Er war Geschichtsschreiber am Kaiserhof und zog sich aufgrund eines zunehmenden sittlichen Verfalls im Reich in die Berge zurück, um dort im Einklang mit dem Dao leben zu können. Als er dabei, auf einem Büffel reitend, die Grenze des Landes passierte, bat ihn ein Grenzwächter, seine Erkenntnisse über das Leben und die Welt aufzuschreiben. Laut der Legende entstand so das „Daodejing", das Basiswerk des Daoismus.

23 Bildlich stellt das Schriftzeichen für Dao eine Wegkreuzung dar, in früheren Ideogrammen schließt es außerdem das Zeichen für Kopf mit ein, so dass Dao auch im Sinne von „schrittweise vorwärtsgehen" oder „rhythmische Bewegung" verstanden werden kann; siehe auch Watts, Der Lauf des Wassers, S. 72.

24 Das chinesische Schriftzeichen für Unsterblichkeit stellt bildlich einen Menschen auf einem Berg dar. Damit wird die Tatsache verdeutlicht, dass sich die damaligen daoistischen Weisen auf ihrer

Suche nach „Unsterblichkeit" zumeist vom Treiben der Welt in die Einsamkeit der Natur zurückzogen. Diese Weisen und Heiligen waren oft Angehörige einer bevorzugten Schicht, vor allem des Beamtentums, die sich um ihren Unterhalt in der Regel nicht zu sorgen brauchten; siehe auch Schmidt, Gelber Kaiser, S. 27/28.

25 Bodhidharma, im chinesischen auch „Pu ti da mo" oder nur kurz „Damo" genannt, war ein indischer buddhistischer Mönch, der im indischen Buddhismus eine bedeutende Stellung einnahm. Er war der 28. Nachfolger Buddhas in direkter Linie. Durch sein Auswandern nach China im Jahre 523 n.Chr. kam der indische Buddhismus in Berührung mit dem Daoismus. Beide philosophischen Systeme beeinflussten sich gegenseitig erheblich. Der indische Buddhismus wurde dadurch zum Chan-Buddhismus, der sich später nach Japan ausbreitete und dort zum Zen-Buddhismus wurde. Aus diesem Grund haben Zen-Buddhismus und Daoismus auch diese für den westlichen Menschen offensichtlichen Gemeinsamkeiten. Im Japanischen ist Bodhidharma auch unter dem Namen „Daruma" bekannt.

26 Diese Tatsache erscheint uns bei der schon damals sehr fortschrittlichen Medizin Chinas fast unglaublich, verwundert aber weniger, wenn man sich vor Augen hält, dass die chinesische Gesellschaft nie das Wohlergehen eines Individuums in den Vordergrund stellte, sondern dem Kollektiv den Vorrang gab. Auch werden in den alten medizinischen Schriften Krankheiten fast ausschließlich als Folge einer individuell falschen Lebensweise dargestellt, sodass Mitleid alleine fehl am Platze erschien. Ein Zitat aus dem Neijing, dem Klassiker des TCM, mag diese Einstellung, auch wenn es aus dem Zusammenhang gerissen ist, verdeutlichen: „Deshalb haben die Weisen auch nicht die Menschen behandelt, die bereits erkrankt waren, sondern sich auf die Unterweisung derjenigen beschränkt, die noch gesund waren. Sie wollten nämlich nur jene unterweisen, die der Natur keinen Widerstand entgegensetzen".
(Schmidt, Gelber Kaiser, S.55) Dazu siehe auch Schmidt, Die alte Heilkunst der Chinesen, S.45f.

27 Siehe auch: The Wonder of Qigong, China Sport Magazin Los Angeles, 1985

28 Siehe Schmidt, Gelber Kaiser S. 55.

29 Die auch heute noch in China übliche Unterteilung der Kampfkünste in sogenannte innere und äußere Kampfkünste wird meist damit erklärt, dass die äußeren Kampfkünste Muskelkraft, Schnelligkeit und Ausdauer benutzen, während die inneren Kampfkünste

mit der inneren Energie Qi arbeiten. Manche Autoren halten es aber auch für möglich, dass diese Bezeichnungen davon herrühren, dass die inneren Kampfkünste meistens daoistischen Ursprungs und in China selbst entwickelt worden sind, während das Entstehen der äußeren Kampfkünste, deren Wiege das buddhistische Shaolin-Kloster ist, erst durch den „Import" dieser Religion ermöglicht wurde. Unbestreitbar bleibt aber die Tatsache, dass viele der so genannten äußeren Kampfkünste Muskelkraft auch mit Hanteln und Gewichten trainieren, während z.B. im Taiji Krafttraining oder Bodybuilding als kontraproduktiv zur Übungspraxis angesehen wird.

30 Die Acht Brokatübungen sind in China unter dem Namen „Pa Tuan Chin" bekannt. „Pa" ist dabei das chinesische Zahlwort für acht, „Tuan" bedeutet der Teil oder Abschnitt eines Ganzen und „Chin" ist die Bezeichnung für eine Wandverkleidung in ihrer kostbarsten Ausprägung, dem Brokat. Diese Bezeichnung hat die Übung wohl dadurch erhalten, dass die Bedeutung dieser Übungen für ein langes und vitales Leben mit dem prachtvollen Brokat verglichen wurde, der den Wohnräumen den entsprechenden Glanz verlieh. Pa Tuan Chin ist in Deutschland auch unter einigen anderen Namen bekannt. So wird diese Übungsreihe manchmal auch die „Achtfache elegante Bewegungsreihe", „Der achtfache Brokat" oder „Die acht Seidenweberübungen" genannt. Der Ursprung der Acht Brokatübungen liegt in der Jahrtausende alten Tradition chinesischer Kampf- und Bewegungskünste. Die Zusammenstellung in der heute noch existierenden Form geht auf einen General und Meister der Kampfkünste aus dem zwölften Jahrhundert zurück. General Yüeh Fei (1103-1142) hat diese Übungsreihe als Aufbautraining für seine Soldaten eingeführt und dabei Bewegungen aus der Kampfkunst mit traditionellen daoistischen Gesundheitsübungen kombiniert.

31 Wei hat unter anderem die Bedeutung von „sein, tun, machen, üben", in einer anderen Form des Schriftzeichens bedeutet es „falsch, unecht, nachgemacht". Im Kontext der daoistischen Schriften muss man es wohl mit „zwingen, künsteln, sich einmischen oder gegen den Strich handeln" übersetzen. Wu bedeutet eine Verneinung. Wu Wei bedeutet also wörtlich „nicht zwingen, nicht gegen den Lauf der Dinge handeln". Siehe auch Watts, Der Lauf des Wassers, S. 116.

Literaturverzeichnis

Anders, Frieder: Taichi - Chinas lebendige Weisheit
Köln 1985

Blofeld, John: Der Taoismus oder die Suche nach Unsterblichkeit
Köln 1986

Capra, Fritjof: Das Tao der Physik – Die Konvergenz von westlicher Wissenschaft und östlicher Philosophie
Bern, München, Wien 1988

China Sports Magazine: The wonders of Qigong – A Chinese Exercise for Fitness, Health and Longevity
Los Angeles 1985

China Spotlight Series: Traditional Chinese Fitness Exercises
Peking 1984

Chinese Qigong Therapy – Shandong Science and Technology Press
Jinan (VR China) 1985

Das neue chinesisch-deutsche Wörterbuch
China 1985

Dr. Yang Jwing-Ming: The root of chinese Chi Kung – the secret of Chi Kung training
Jamaika Plain (Massachusetts/USA) 1989

Faller, Adolf: Der Körper des Menschen – Einführung in Bau und Funktion
Stuttgart, New York 1984

Flaws, Dr. med. Bob / Wolfe H.Lee: Das Yin und Yang in der Ernährung
Bern, München, Wien 1992

Fundamentals of traditional chinese Medicine
Foreign Languages Press Beijing 1992

Illustration of Meridians and points for Acupuncture and Moxibustion and Qigong
Changsa (VR China) 1992

Kaptschuk, Ted J.: Das große Buch der chinesischen Medizin – Die Medizin von Yin und Yang in Theorie und Praxis
Bern, München, Wien 1993

Lao-tse: Tao-Te-King – Das heilige Buch vom Tao und der wahren Tugend

(Übersetzung von Wolfgang Kopp)
Interlaken 1988

Lu K'uan Yü: Taoist Yoga – Alchemy and Immortality
London 1976

Saso, Michael: The Gold Pavilion – taoist ways to peace, healing and long life
Boston 1995

Schmidt, Wolfgang G.A.: Der Klassiker des Gelben Kaisers zur Inneren Medizin (Deutsche Übersetzung des Nachdrucks des Huangdi Neijing Suwen Ji Shanghai 1959)
Freiburg 1993

Schmidt, Wolfgang G.A.: Die alte Heilkunst der Chinesen – Ihre Kultur und ihre Anwendung
Freiburg 1992

Sobotta, Johannes: Atlas der Anatomie des Menschen Band 1+2
München, Wien, Baltimore 20., neubearbeitete Auflage 1993

Stux, Gabriel: Grundlagen der Akupunktur
Berlin, Heidelberg 1992

Watts, Alan: Der Lauf des Wassers – Eine Einführung in den Taoismus
Bern, München, Wien 1976

Wilhelm, Richard / Jung, C.G.: Das Geheimnis der Goldenen Blüte – Das Buch vom Bewußtsein und Leben
München 1986

Wong, Eva: Cultivating Stillness – a taoist manual for transforming body and mind
Boston 1992

Zhang Enqin (Hrsg.): Chinese Qigong
Publishing house of shanghai college of traditional chinese medicine
(ohne Erscheinungsjahr)

Zhang Mingwu / Sun Xingyuan: Chinese Qigong Therapy
Jinan (China) 1985